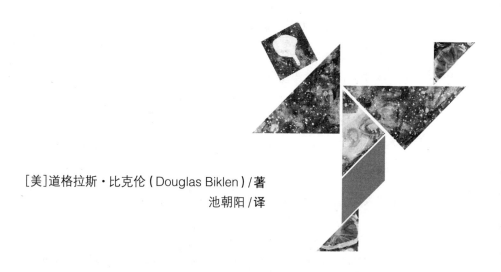

[美]道格拉斯·比克伦（Douglas Biklen）/著

池朝阳 /译

虚构的孤独者
孤独症其人其事

AUTISM AND THE MYTH OF
THE PERSON ALONE

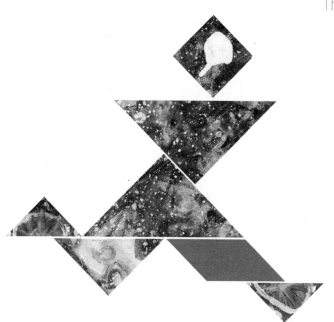

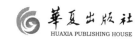

华夏出版社
HUAXIA PUBLISHING HOUSE

图书在版编目（CIP）数据

虚构的孤独者：孤独症其人其事 /（美）比克伦著；池朝阳译.
—北京：华夏出版社，2015.1
书名原文: Autism and the myth of the person alone
ISBN 978-7-5080-8297-4

Ⅰ. ①虚… Ⅱ. ①比… ②池… Ⅲ. ①孤独症—研究
Ⅳ. ①R749.4

中国版本图书馆 CIP 数据核字（2014）第 265860 号

北京市版权局著作权合同登记号：图字 01-2013-1829

虚构的孤独者：孤独症其人其事

作　　者　[美] 道格拉斯·比克伦
译　　者　池朝阳
责任编辑　刘　娲

出版发行　**华夏出版社**
经　　销　新华书店
印　　刷　三河市少明印务有限公司
装　　订　三河市少明印务有限公司
版　　次　2015 年 1 月北京第 1 版
　　　　　2015 年 1 月北京第 1 次印刷
开　　本　720×1030　1/16 开
印　　张　19
字　　数　246 千字
插　　页　9
定　　价　49.00 元

华夏出版社　　地址：北京市东直门外香河园北里 4 号　　邮编：100028
网址：www.hxph.com.cn　　电话：（010）64663331（转）
若发现本版图书有印装质量问题，请与我社营销中心联系调换。

致萨莉·诺普·比克伦

Contents
目录|

致 谢

南希·卢里·马克斯基金会（Nancy Lurie Marks Foundation）提供了一笔资金，使我得以抽出一个学期的时间，放下手头教学工作，前往特邀作者所在国家，与他们当面会晤，汇集稿件。此后，雪城大学（Syracuse University）又准予我一个学期，专事本书写作资料的分析整理与编辑。这两所机构对我完成本书创作给予了莫大支持，而它们一向就对我的研究工作支持有加，对此，我不胜感激。我很感谢雪城大学的历任校长和院系领导：黛比·弗罗因德（Debbie Freund）、南希·坎托（Nancy Cantor）、肯尼思·肖（Kenneth Shaw）、史蒂文·博塞特（Steven Bossert）、科琳娜·史密斯（Corinne Smith）、埃米莉·罗伯逊（Emily Robertson）和路易丝·威尔金森（Louise Wilkinson）。没有他们的鼎力支持，我无法持续从事我研究工作中令人振奋却又时而面临争议的课题。感谢南希·卢里·马克斯（Nancy Lurie Marks）为我的工作提供的个人支持；感谢凯茜·卢里（Cathy Lurie）和埃里克·库欣（Eric Cushing）鼓励我完成这一写作计划；还要感谢克拉伦斯·舒特（Clarence Schutt）和肯·法伯（Ken Farber）为这一计划提出的意见和建议。

我要真心感谢一直以来与我共同在沟通和孤独症领域进行各项研究的同事们。特别感谢：玛丽莲·查德威克（Marilyn Chadwick）、迈耶谢文（Mayer Shevin）、克丽丝蒂·卡萨－亨德里克森（Christi Kasa-Hendrickson）、克里斯·克利韦尔（Chris Kliewer）、笠原赤几（Maho Kasahara）、朱莉娅·怀特（Julia White），克丽丝蒂·阿什比（Christy Ashby）、金健熙（Keonhee Kim）、阿曼达·穆索利诺（Amanda Musolino）、瓦莱丽·史密斯（Valerie Smith）、戴维·斯马克莱尔（David

Smukler）、艾丽西亚·布罗德里克（Alicia Broderick）、卡特里娜·阿恩特（Katrina Arndt）、帕特·英格利希 – 桑德（Pat English-Sand）、尤金·马库斯（Eugene Marcus）、扎克·罗塞蒂（Zach Rossetti）、池朝阳（Zhaoyang Chi）、沈庆（Qing Shen）和保拉·克拉思（Paula Kluth）。

非常感谢迈克尔·格雷（Michael Gray）为拉里·比索内特（Larry Bissonnette）的画作所拍摄的照片。感谢帕斯卡尔·克拉韦迪 – 程（Pascal Cravedi-Cheng）协助我与拉里进行接触，并在各种场合与他当面交流。我还希望对安妮·唐纳伦（Anne Donnellan）表示特别感谢，是她介绍我与蒂托·穆霍帕德耶（Tito Mukhopadhyay）相识。谢谢吉洛拉·西西拉（Gilola Sisera）和帕特里齐亚·卡代伊（Patrizia Cadei）帮助翻译了阿尔贝托所著的章节。真心感谢特邀作者的每一位亲人在此书筹备过程中为特邀作者以及我本人所提供的支持和帮助：你们为我提供住宿，到宾馆、火车站和机场迎接我，开车接送我与你们的儿女进行会面、访谈，备好菜肴对我盛情款待，为我翻找诊断证明这样的文件和资料，更邀请我参与你们的家庭生活……没有你们所做的这一切，这本书或许根本无法面世。

多谢罗伯特·波格丹（Robert Bogdan）和珍妮特·波格丹（Janet Bogdan）与我共同探讨这一写作计划。多谢萨莉·诺普·比克伦（Sari Knopp Biklen）一如既往的支持——每当我与她谈及此书，她总是乐于倾听，积极响应。多谢杰拉尔丁·乌兹伯格（Gerardine Wurzburg）欣然同意为本书的特邀作者之一苏·鲁宾（Sue Rubin）拍摄了一部纪录片。我还希望向纽约大学出版社心理学质性研究丛书的总编辑米歇尔·法恩（Michelle Fine）和珍妮·马雷切克（Jeanne Marecek）表达诚挚的谢意。我的责任编辑詹妮弗·哈默（Jennifer Hammer）给过我很多鼓励和建议，在此我要表示感谢。另外，还要感谢纽约大学出版社的审稿人，他们为本书的初稿提供了大量宝贵的意见和建议。

道格拉斯·比克伦

纽约州，锡拉丘兹

导 论

研究方法初探

  《虚构的孤独者：孤独症其人其事》是一部质性研究（qualitative study）的著作。这本书的主要撰稿人是几名被划归为孤独症的人士。他们都曾被专家认为冷漠孤独、智力落后。与以往的研究不同的是，这项研究从孤独症人自身的视角和体验出发，并将整部著作的着眼点置于批判性残障研究（critical disability studies）的理论框架中。这本书的一个基本前提是：被划归为孤独症的人，即便无语言能力，也是能够思考，可以感知生活，对自身与外部世界的关系有想法的人。我将此种认识称为**"能力假设"**（presumption of competence）。这一观点的独到之处将在书中各位特邀作者所撰写的章节中得到更为清晰的诠释——书中每一位作者都将孤独症描述为社会建构的产物，在这背后有着个人与社会之间复杂多样的关系。《虚构的孤独者：孤独症其人其事》以乐观主义的态度探索孤独症的多重含义，探究孤独症人士融入社会的可能性和现实性。它将挑战人们对于孤独症的一个最基本的认识，一个由**"孤独症"**一词本身带来的含义，即：被划归为孤独症的人性本孤独，且乐在其中。

  这本书以两年多的质性研究工作为基础，研究方式包括征集自传性叙述、访谈、对话、电子邮件通信往来，以及参与性观察（Spradley, 1980; Bogdan, Biklen, 2003）。全书八个章节中有两章由访谈内容构成；四章记述了特邀作者就某些议题与编者历时几个月，有些甚至是几年的探讨。尽管这些论述中含有民族志学的要素——作者们在特定的文化背景下（例如，不同国别，如印度、英国、意大利、澳大利亚和美国；不同机构，如寄宿护理院和公立学校）对孤独症这一分类以及他们自身的经历进行了反思，但他们所表述的并不代表特定的孤独症文化，也不是某些特定文化中孤独症的含义。的确，"个人经历以及日常生活"，即威利斯所指的"民族志学的面包和黄油"，是本书中所有论述的侧重点。然而，这本著作并非要系统阐述已日臻成熟的民族志学（Willis, 2000, p.viii）的理论；实际上，这本书汇集了几位作者的第一人称叙述，读者通过作者本人的记述了解他们的日常生活和重大事件，以及他们对诸如孤独症、残障、正常与非正常、接纳与排斥等文化建构理念的批判性的认识和诠释。

作为编辑，我与几位特邀作者共同构思过他们所著章节的基本内容，但文章全部由作者本人所写——有些内容取材于作者在参与此次写作计划之前所撰写的文章。除去特邀作者所著章节，我在这本书的第一章着重探索孤独症的含义，回顾并剖析公众以及专业领域对孤独症的理解和表述。在每篇特邀作者所著章节前，我加入了简介，说明本章的由来以及编辑过程。本书最后一章探索并总结了特邀作者对孤独症的看法带来的实践意义。

目前，学术界主要是从生物医学和神经科学的角度研究孤独症，并大多采用准实验（quasi-experimental）研究法。这本书呈现的是孤独症人士本人的第一手叙述资料，因而它与占主导地位的孤独症文献有很大区别。但是读者会发现，本书所讨论的一些主题与通过主流研究方法正在探索的一些问题有很大关联（既有可能证实或扩大，也有可能否定后者的发现），比如，运动计划障碍、智力活动、强迫性思维和行为、焦虑以及感知觉的极度敏感等问题。然而，也许更为重要的是，《虚构的孤独者：孤独症其人其事》为孤独症领域的研究文献，包括已有的自传文献，展开了新的篇章。本书特别强调孤独症人士本人的观点和体会，而很可能由于他们从表面看只会说单个的词语或短句，不能进行自然的交谈，并且需要他人的帮助才能参与日常社会生活，传统上这些个体的所思所想还从未被发表过。

我是带着作为现象学家所特有的假设开始这本书的研究工作的，亦即，从某种意义上说，人们无法从绝对客观的角度去认识孤独症。这和对任何其他事物的理解是一样的。举例来说，如果我看到一位三十岁的孤独症人士，怀里紧抱着一摞书，然后，一边哼哼着一边一本本快速翻动着书页，看上去对周围的人和正在发生的事都没有任何反应，那么我能由此对孤独症得出什么样的结论？这个人是不是紧张？这个人是不是在进行某种重复而又无意义的活动？这摞书是不是相当于这个人钟爱的一条毯子？这个人是不是在阅读或浏览书里的内容，还是只是在倾听书页哗哗翻动的声响？她嘴里发出的哼哼声是为了屏蔽掉有可能引起焦虑的外界干扰吗？紧抱着书的行为，是否类似于一个吸烟者一支接一支不停地抽烟，或是像一个教授在教师会议上神经质地用手指头敲腿？这里要说的是，我们可以对孤独症的一系列症状、行为和表现加以研究和讨论，但孤独症本身并不会就此成为一个既定事实。它必然总要经过人们的诠释才能被认识。质性研究者致力于寻求多样化的真相。也就是说，我可以研究孤独症在某一特定的时刻，对某个特定的人，于某种特定环境下意味着什么；但我很清楚，我的理解可能会由于了解了其他观点或受到新的经验和环境的影响而发生改变。当复杂性甚至是矛盾性出现的时候，也尽在情理之中。总而言之，我认为孤独症具备多面且主观的特性。最重要的是，我想要知道被诊断为孤独症的人，他们是如何阐释自己以及外部世界的。

大多数有关孤独症的研究和表述均采用演绎分析法，而这部著作则通过质性研究法的应用呈现了另一传统研究方法——归纳法。具体实施的方法包括：实地调查；系统地收集数据（例如，做访谈，查阅文档）；同参与者直接接触；对所发生事件寻求多方位解释；对数据进行编码、整理和分析；与文化观念相结合阐释数据；以及提出假设、在研究过程当中质询假设，并最终发展形成理论上的认识。质性研究着重强调人们赋予某些概念与现象的意义（例如，孤独症，能力，沟通，独立与依赖，感知觉意识等）。尽管特邀撰稿人在叙述中提出的一些问题涉及或反映了心理学界和医学界的研究内容，但是我的着眼点则在他们自传体的叙述本身，其他人对先前发表的自传的解释，以及孤独症的文化表象或文化认知。基于此种分析和认识，我在结尾一章总结了这些叙述为教育、康复、公共事业以及一般性社会交往所带来的启示。这样做并非要赋予孤独症人的叙述以任何特殊意义——尽管我的确把他们置于最显著的位置，这很重要，因为孤独症这一分类给他们带来的影响最大，而在专业论述中，他们的声音也往往极为缺失——这样做的目的是要听取他们的亲身体会，在目前有关孤独症的流行观念中考察他们，并为未来实践取得经验教训。

质性研究是一种社会科学研究方法，在其发展早期，格拉泽和施特劳斯（Glaser and Strauss, 1967）在他们的著作《扎根理论的发现》（*The Discovery of Grounded Theory*）中将之称为"扎根研究法"。这一研究理念所指的是：研究者要在日常的自然环境中搜集资料；要在他人的叙事背景下理解分析资料；形成假设；收集新的数据来质疑或修订已形成的假设；最终发展成为理论。也就是说，研究者可以自下而上地建立起对所研究内容的理解（Strauss and Corbin, 1998）。近年来，扎根理论研究法被运用于多学科领域广泛的研究当中，例如，围产期对强效可卡因的使用（Prusley-Crotteau, 2001），内战对萨尔瓦多社区社会关系网络产生的影响（Oakes and Lucas, 2001）；妇女对艾滋病病人的看护（Bunting, 2001）；波斯尼亚难民在美国的重新安置（Matsuo, Garrow, Koric, 2002）；以及后父将继子视为己出的经历（Marsiglio, 2004）。克利韦尔曾讨论过质性研究方法所关注的"本土知识"（参见

Kliewer, 1998），他指的就是通常在演绎法研究中缺失的声音。由于使用扎根理论研究法可以捕捉到文化背景以及日常实践，它也常被称为"民族志"（ethnography）研究法（Atkinson, 1990; Willis, 2000）。另外，研究者通常是作为研究场所中的一分子，在参与现场活动的同时进行观察和记录，因而，这一调查研究方法又得名为"参与观察法"（participant observation, Bogdan, Biklen, 2003）。综上所述，这部著作包含了许多传统研究理论和方法的要素，而它更主要是作为一部第一人称自述专集呈现给读者。书中每一位撰稿人都对孤独症这一残障类型进行了诠释。他们是从多重角度阐述自己所理解的孤独症的：通过在生活中感受到的点点滴滴；通过所面对的受各项制度制约的公共服务体系和国家政策；通过对孤独症和残疾所谓主流的、专业的、科学的理解和表述所造成的弊害的体会；通过他们自己与家人、朋友以及陌生人之间建立的社会关系；还通过他们对自己的个性特征所进行的反思。由此，他们的著述也丰富了认同理论的研究文献（Vryan, Adler, Adler, 2003）。

从事质性研究要求实践者能够认识到这样一个难点：**在进行描述和解释时，要避免物化（objectifying）他人，或代替他人说话。** 至少从表面形式看来，这本书有可能避免了这一问题，因它为人们创造了一个通过自己的叙述来表达自己心声的渠道。但事情远非如此简单。这本书遇到了会伴随任何一项质性研究的那些难题。首先，我并未假定一个被划归为孤独症的人的想法即所谓"真正"的孤独症人的想法。因为，作为一个个体，这名孤独症人和其他任何一个人一样，生活在这个世界上，置身于既有的观念和话语体系中，并不会比另一个人更能脱离环境的影响。即便一个人叙述的是他切身的生活经历，也并不能就此断定它所反映的是绝对客观的"真实"情况（即非主观的），或它完全脱离于"大众"的理解，是"内部"与"外界"的一种对立（Atkinson, Coffey, Delamont, 2003, p.139）。正如阿特金森等人所指出的，"个体对于'经验'的表达从未脱离过与他人共享的文化框架"
（Atkinson, Coffey, Delamont, 2003, p.140）。所以，重要的是，我们不
能将贴有某一残障标签的人的个人表述当成格外"正确的"事实，或
他们自身不可或缺的经验。然而同时，倾听这些甚少被关注的观点是
非常必要的——它实际上促进了边缘思想与主流思想的对话，因而它
事关平等。而残障人士维权团体的一句口号恰恰表达了这一理念："没
有我们的参与，不要做关于我们的决定。"（Nothing about us without
us. Charlton, 1998）

　　同样，在第一章、第八章以及每章介绍特邀撰稿人的部分，我也
并不认为自己的著述是某种程度上的中立。我同样也置身于**特定的环
境**中；我也必须要问"我与特邀作者之间是什么样的关系"这样的问
题。我在探究孤独症这一概念的过程中，是否能够避免再次建立类似
于医生与病人、教师与学生、科研人员与被试主体之间的不平等的临
床式关系？我希望如此，也试图在这样做。但我知道，我必须要不断
地质疑自己：我是如何将那些受特定文化主导的孤独症观念接纳成为
事实的？我该如何诠释特邀作者们的文字？我所引用的文献，选择强
调的问题以及得出的结论又为整本书提供了一个什么样的背景？我使
用什么手段来建立我论证的权威性？还有一个问题是，我是如何决定
该将谁包括进这本著作的？特邀撰稿人所采用的叙述形式也是个问题。
另外，是谁决定作者们要阐述什么话题的？特邀撰稿人和我这个编者
之间的编辑程序是如何操作的？最后，读者将会如何解读这些著述？
在我计划和撰写编辑这本书的手稿时，这些问题一直萦绕着我，而我
猜这些也正是读者心中想要问的问题。为此，我想简略描述一下这本
书的著述过程——你也可以称之为"方法"。

　　一个突出的问题是"这几位特邀作者代表的是谁？"我不想让读
者认为他们是孤独症谱系障碍，甚至是孤独症某一特殊子类型人群中
的典型代表。同时，我个人并不认为这几位作者和我可以采访到的其

他人就必定会有什么本质上的不同。然而，在我请他们来参与这个写作计划的时候，他们确实符合我心目中既定的一些标准。我将在第一章以及他们各自所写章节的引言部分对他们进行更全面的介绍，而他们也会通过自己的文字让大家对他们每个人都有进一步的了解。我选择的一些标准使我最终确定了这几位人选（在此之前，我和他们当中的几位并未曾见过面）。例如，我很明确，我想要采访的是经自我判定或正式诊断被确定为患有孤独症的人；是曾几何时被认为具有严重智力缺陷，以致在教育和参与智力生活方面预后不良的人。值得注意的是，尽管大多数专家没有觉察到他们的智力能力（intellectual abilities），有一部分专业人员，当然还有一些家长，却看到了。这几位作者将在他们自己的章节中揭示各自独特的背景和经历。如我稍后所述，我想要找的参与者还得是有创造性成就的人（例如，作家、演说家或艺术家）。但同时，所有作者都在日常生活中的很多方面面临着种种困难，需奋力挣扎——尽管从其他方面看，他们颇有造诣。我并未期望着要去发现孤独症概念的一个特殊"真相"，但通过我与这几位特邀撰稿人的接触，通过他们写作这本书的过程，我希望世人能够了解被划归为孤独症的一类人在世界上找寻和确立自己位置的方式。通过分析，我还希望我们能够调整对孤独症、融合以及文化表征现有的认识，进一步开拓新思路。

这几位特邀撰稿人并非随机选入这个写作项目的。相反，他们是被专门挑选出来的。我所设定的人选标准比较严格，因而选择该书作者的人群范围也相对狭小。其中的几位作者是我在以前参加的会议上认识的，还有一位是我在做另一项研究时接触到的，其他人是我从周围从事孤独症研究的同事那里获悉的。

和任何作家一样，这几位特邀作者以某个特定历史时期和社会传统为背景，因而读者不能期望他们的论述是绝对的。正如加拉格尔所述，"话语共同体（discursive community）语境的复杂性是无形的"

（Gallagher, 1999, p.76），因而批判性研究的目的就是要将无形现于有形。无疑，特邀作者们阐述的是他们与残疾以及残疾标签共存的生活，但同时这些叙述也表达了他们对所处生活环境，所遇社会势力，所浸润的文化以及所经历的种种现实的理解。例如，有几位作者在少年初期培养出通过打字与人沟通的能力。如果他们在小时候就会说话，就能与人交谈，或许他们现在的阐述会是另一番模样。除一人之外，这几位作者在小学年龄阶段都曾被普通学校拒之门外，不能与同龄非残疾儿童一起接受学校教育，学习正规文化课内容。于是，他们和我们可能都不禁要问，如果那时有融合学校接受他们，为他们提供支持和帮助，他们如今的叙述又会有多么的不一样？与其说他们在自述中所表达的对社会公平的诉求是对自身残疾特殊性的反映，不如说，这正体现了他们对所经历的偏见、成见以及歧视的一种反思。

讲述这几位特邀作者是何许人也，使我借机有所停歇。在介绍他或她的章节时，我可以在脑海中一一回想对他们的印象（例如，我们共享的一些时刻），但我的困境在于如何将几位作者的形象不加"物化"地呈现出来。

我挑选特邀作者的一个重要标准是，他们必须是发展出独立交流方式的人——不论是通过说话，还是通过书写或打字。我想让读者确信他们读到的是被划归为孤独症的人所说的话，而不是经由我或其他人诠释过的文字。[①] 有两位作者在早些时候即已能书写词语和短句，能按要求指认字母，还能大声说出或读出字词。还有一位作者说他能

---

① 原注：对孤独症人能否通过打字进行交流历来就存在争议，特别是当他们需要身体辅助才能打出要说的话时。无须身体辅助的独立打字能力，以及边打字边说出所打词句的能力是这个领域里的两个衡量标准；如果两者兼备或具备其中之一，即被视为所打内容的确出自打字者本人的证据。有关这方面的研究以及针对这一问题的扩大和替代性沟通（ACC）方面的文章可参考伯克曼和米伦达（Beukelman, Mirenda, 1998）以及温（Wing, 2000）的论述。

挪移塑料字母拼成字词，也能用词汇卡片拼成句子，还能通过指认字母、数字和词语回答作业中的问题。其他作者最终能通过指认单词和字母或在电脑和其他沟通工具上打字与人交流。通过**扩大及替代性沟通系统**（augmentative and alternative communication, AAC, 有时简称为辅助沟通系统；Beukelman, Mirenda, 1998; Crossley, 1994）的使用，他们能够传达单用口语无法表达也无法让他人理解的复杂信息。一些作者描述他们学会了辅助交流法（facilitated communication, FC）。这是一种借助身体辅助，帮助那些不具备稳定指认技能的孤独症人或其他有发育障碍的人通过指认进行沟通的方法。其他人则通过由家长和老师自创的非常规方法学会与他人沟通。比如，指认卡片上的字母和单词；他们记得能先通过指认作选择，或在沟通板上选字母和单词，之后能逐渐在电脑或沟通工具（比如，莱特打字机，Lightwriter）上熟练地打出字来，甚至于能独立书写。

　　围绕辅助交流法的争议一直萦绕不绝。因为曾有资料显示，辅助者对打字者的手或胳膊进行的身体接触可能会影响后者的指示动作。另外，有一些研究也没能验证出所打内容的原创者身份（Bebko, Perry, Bryson, 1996; Bomba et al., 1996; Cabay, 1994; Crews et al., 1995; Eberlin et al., 1993; Klewe, 1993; Montee, Miltenberger, Wittrock, 1995; Moore et al., 1993; Regal, Rooney, Wandas, 1994; Shane, Kearns, 1994; Smithand Belcher, 1993; Szempruch, Jacobson, 1993; Wheeler et al., 1993）。[1] 上述每一项研究都使用了一个基本的评估方式，即信息传递。被试被要求传递辅助者不可能知晓的信息。而另外一些研究则运用了一系列的测试条件，外加语言分析和无辅助的打字记录。这些研究成功证实了打字内容的原创者身份（Broderick, Kasa-Hendrickson, 2001; Calculator, Singer, 1992; Cardinal, Hanson, Wakeham, 1996; Emerson, Grayson, Grif-

---

　　[1] 原注：本书作者中无人参与过这一系列研究中的任何一项。

fiths, 2001; Janzen-Wilde, Duchan, Higginbotham, 1995; Niemi, Kärnä-Lin, 2002; Rubin et al., 2001; Sheehan Matuozzi, 1996; Tuzzi, Cemin, Castagna, 2004; Weiss, Wagner, Bauman, 1996; Zanobini, Scopesi, 2001）。卡迪纳尔及其同事进行的研究（Cardinal, 1996），希恩和马图奥兹的研究（Sheehan, Matuozzi, 1996），还有韦斯等人的研究（Weiss, Wagner, Bauman, 1996）也都包含了信息传递的试验，但与许多无法证实辅助交流法使用者原创身份的评估不同的是，这些研究中有大量的测试环节，可能使受试主体对试验焦虑产生了脱敏反应。上述其他成功证实个体作者原创性的试验研究，运用了对受试人员没有直接硬性要求的评估方法，比如语言分析，词汇选择的统计分析以及对辅助打字阶段之后的独立打字所进行的观察和分析。对辅助交流法的争议从未间断过。一些评论者声称该方法毫无益处且可能有害（例如，Mostert, 2001）；而其他人则争辩说，对此方法的批判实质反映的是残障领域内将口语语言能力与智力水平划等号的倾向（Borthwick, Crossley, 1999; Mirenda, 2003）；还有人为家长和从业者该如何看待有争议的教育方法和沟通训练提出了建议（Duchan et al., 2001）。鉴于对辅助交流法的争议，这本书包含的个体均能不借助身体辅助进行打字，或者，能够在打字前、打字时及打字后说出他们所打的文字。伯克曼和米伦达曾说，"世界上有一小群人，他们开始能够通过辅助交流法进行沟通与交流，而现在他们要么能独立打字，要么仅仅需要触碰肩膀这类极轻微的辅助……毫无疑问，对他们来说，[辅助交流法]①是'有效的'。这一方法第一次为他们打开了沟通之门……争议于他们而言已经结束"（Beukelman, Mirenda, 1998, p.327）。本书的几位作者已发表了有关他们独立打字情况的叙述（Blackman, 1999; Mukhopadhyay, 2000; Rubin

---

① 译注：方括号中内容为引用文献者（即本书作者）所加，而非原作者所写内容。同样，作者在编辑特邀撰稿人的稿件时，也将他所改动、添加的内容用方括号标出。

et al., 2001）。有一位作者是一篇学术论文的主角，论文研究的是他在学会打字之后开始学会说话的现象（Broderick, Kasa-Hendrickson, 2001）。唯一一位不符合这条能够独立打字或能用口语表达打字内容标准的作者是艺术家拉里·比索内特（Larry Bissonnette）。在写这本书时，他能够通过辅助者将手放在他的肩上再拿开的辅助方式来打字，这样做可以给他自信心，并使他更专注。但他画画时并不需要任何身体辅助。他的画作是他所著一章的核心；他的写作部分包含了画作的名称以及对这些画作简短的自传式评论。

选择本书作者的另一标准是地点。我希望有来自不同国家的人参与进来。如此，既可扩大审视孤独症的社会文化背景范围，又能使人认识到孤独症话语（autism discourses）并不局限于国别。特邀作者们分别来自澳大利亚、英国、印度、意大利和美国。他们当中有两名在校大学生，一名即将进入大学学习，一名高中生，一名由于不被传统学校接收而在家上学的学生，一名大学毕业后继续深造的在读研究生，还有一名艺术家。我想要邀请的作者是已发表过其他著述的人，而那些作品必须可以与本书稿件内容产生关联。有四位作者，包括比索内特都曾是几部纪录片的主角（Wurzburg, 2004; Kasa-Hendrickson, Broderick, Biklen, 2002; Terrill, 2000; Mabrey, 2003; Biklen, Rossetti, 2005），因而人们能亲眼目睹他们交流的能力。另外，所有的特邀作者都曾在专业的或其他类型的会议上做过演讲，他们很有可能将继续这么做，读者也许会有机会看到和听到他们的演说。除了有目的地选择特邀作者，我还遵循了所谓的"乐观法"（optimistic approach）（Bogdan, Biklen, 1998, pp.220–221）。运用此方法的研究人员刻意关注被他人称为成功的范例，并从中吸取经验。然而很多研究者可能会问"孤独症人有学习能力吗？"或者"融入学校和社会是个好主意吗？"从乐观方法的角度看，对这些问题无法给予经验性的答复，而即使答案可以基于经验证据，这些问题也"问得并不恰当"（Bogdan, Biklen,

1998, p.220）。这些是怀疑性的问题。而彰显乐观的问题应当是这样的提问："孤独症人如何才能得以融合？融合的方式是什么样的？"或者，"孤独症人士学习阅读或学习与他人交谈的经验是什么样的？"我的主要问题则相当宽泛。简单说，我想要知道：从人们陈述的这些行之有效的经验中，我能对孤独症以及孤独症人士融入学校和其他社会环境有何认识。希望所选的这几位颇有成就的特邀作者能帮我们获取，至少可以为我们提示，理解孤独症的新方向。

邀请到这几位撰稿人之后，我便开始从事质性研究人员的工作：进行参与性观察，做大量访谈，录入访谈内容并诠释这些内容。我系统地研究了他们早期的写作以及与我的通信往来，从中探究所呈现的主题。在这个过程中我也借鉴了他人的自述，并参考了最早将孤独症作为临床分类来进行描述的先驱研究者们的观察和叙述（例如，Kanner, 1943/1985; Asperger, 1944/1991）。这本书的本意并非要强加特别的理解，而是要找出特邀撰稿人的著述中所产生的话题与主题，并阐释它们与其他理念之间的关系（例如，其他的研究，有关孤独症的专门理论，文化表征等）。

在孤独症这类被高度医学化了的领域从事质性研究是相当具有挑战性的。因为这个领域所使用的语言指向的都是对一个可观察现实的公认的标准的认识。通常对孤独症进行的科学化描述，都多少将它看作一个相对固定的概念。比如，研究人员会将孤独症描述为在社会交往、语言交流与想象力三方面存在缺陷的三联征（Frith, 1989）。或者他们会依据美国精神病协会在 DSM-IV 中给出的定义来描述孤独症："（1）在社会交往中存在质的缺陷"，表现为在非语言交流，如面部表情，目光对视，待人接物，以及兴趣或快乐分享方面的缺陷；"（2）在语言交流上存在质的缺陷"，表现为口语沟通能力的滞后或缺乏，主动交谈上存在问题，语言机械刻板或异常，缺乏适合其年龄的想象或模仿游戏；"（3）范围狭隘，重复刻板的行为、兴趣和活动"，表现为对一种或几种看似刻板的活动的沉迷，固守日常常规，执着于看似无意义的生活习惯，仪式性行为或刻板行为，如晃手，以及"持久沉迷于身体部位"（American Psychiatric Association, 2000, p.75）。在这里，也许原本意图用于描述性的词语实则带有评判性。将某种活动称为"仪式性的"跟将它描述为"一贯坚持的"是不同的；同样，说一个活动是"持久的沉迷"与说它是"强烈的兴趣"也完全不同。说想象力缺乏或受损更为不妥，因为这意味着说这话的人能知道他人在想什么。甚至说一个人是"孤独样的"也可能成问题——如果本人并没有选择这一标签，或贴上标签就意味着孤独症是一个切实的物质存在。所以，从民族志研究的角度来看，谈论孤独症也变得困难了。

　　我是在写作这本书的过程中才对此有所了解的。一位特邀撰稿人强烈反对我使用"有孤独症的人"或"孤独症人"之类的措辞，而希望我用"被划归为孤独症的"或"被诊断为属于孤独症谱系"的说法；他想要强调这样一个认识：孤独症这一概念是**发展应用而来的，而非被人们发现的一个客观存在**。因此，在手稿进行后期编辑时，我找到所有我写作的有关部分，对这些用语逐一进行了修改。我知道有些人接受**患孤独症的**（autistic）或**孤独癖**（autie）的说法，就像有的肢体残疾人士接受**残废**（crip）一词一样。所以，我知道人们对什么才是最恰当的用语并无统一意见。但我决定，我自己最好不要去给人贴标签。我更愿意用他人自行应用的标签作为参考。我认为每个人都有给自己命名的权力，特别是当一个标签可能携带蔑视性释义时。在整个研究过程中，我发现我必须经常提醒自己不要总是将一些现象或行为解释为孤独症的表现，尽管这一确定性的还原理论似乎一直存在于医学化的孤独症领域。正如加拉格尔（Gallagher, 1999）所解释的那样，从批判性的角度看，"一个话语共同体（discourse community）的主流语汇"是"社会产物"，就其本身而言，它是我们所承袭的"造意体系"的一部分。我们要做的就是将这些语汇看成是**非自然的**，是**社**

会建构的产物。一个民族志学者的责任就是要尝试在"个体和集体的环境中"理解生活以及生活赋予人们的意义,并将此理解上升为理论(Cole, Knowles, 2001, p.11)。作为一名质性研究者,我探究的是他人的视角和他人对事物的理解。这一方法有效地防止我将自己的,或许更糟的是,将孤独症领域占主导地位的阐释强加于某些现象或行为上;我不会声称自己已能完全避免这样的做法,但这是一个持续的目标。

以我和蒂托·穆霍帕德耶的一次接触为例——当时我发现他害怕乘车。我力图想象到底是什么让他感到害怕,也许是从步行变成乘车这一常规的改变,也许是汽车行驶的速度,也许是迎面而来的车流。我不得而知,除非他自己想明白并告诉我。我对于他乘汽车这事感到特别困惑,因为与他明显害怕汽车相反的是,我跟他和他妈妈在乘坐那种露天机动三轮车穿行于班加罗尔街头时,他显得如鱼得水;但这样的交通方式于我来说比乘坐汽车要不可靠得多,极没安全感。然而,任何我对蒂托经历了什么和感受到了什么所做的假设都只能是假设。更糟的是,如加拉格尔(Gallagher, 1999)在分析学生行为时所述,外界观察者会有强加解释的倾向,而这些解释则源自于话语共同体中的主流叙述。例如,来自学校心理学家和他们的研究文献。加拉格尔解释说,"一个行为对学生本人意味着什么可能被看成是不重要的,因而被忽略或边缘化"(p.79);这使人联想起法恩对学校退学学生的分析,她发现学生自己对为什么离开高中的解释与学校官员的理解差之千里。学生们常感到不受欢迎,而且是被推出门去的,是"被强制性地排斥在校外"(Fine, 1991, p.79)。法恩指出,同样令人担忧的是,那些留在学校的被认为守规矩的学生,或像法恩的研究中一位教师所描述的"安静"(p.137)的学生,可能已到了"不敢为他们自己的共同利益发声"(p.137)的地步。至于说到蒂托惧怕乘车出行,他后来解释说,当各种车辆飞也似的从相反方向纷至沓来时,他的深度知觉让他觉得受不了;他还说,汽车外面空气飞驰而过的呼啸声也令他感到烦躁不安。

从定义上来看，民族志学者的职责就是要收集而非压制和忽略他人对事件的解释。迪尚认为，针对孤独症而言，这一职责的履行意味着："在任何情况下都不应将对一个行为的描述看成是对该行为的唯一可能'真正'的解释。"（Duchan, 1998, p.108）她告诫说，即便是所谓的描述也未必是"客观的报告"，因为在这一过程中，观察者本身也会"根据盛行的理论模式和话语结构进行选择和诠释"（p.102）。迪尚提醒我们说，孤独症"和其他类型的残疾一样，也是基于特定的、起伏波动的现实建构，会随人们的目标、受众，判断标准以及观念的不同而变化"（p.108）。

为了设定一个讨论孤独症的背景，本书包含了对当今流行的孤独症理论的分析，介绍了这一概念的历史渊源，也谈及了相对没有言语缺陷的孤独症人的自述。这些分析参考了准实验和民族志学的论述，并引用了多种正式的孤独症定义，包括由官方机构制定的诊断信息。然而，我实际上试图借用这些传统的信息，通过探究他们隐含的假设，批判性地剖析它们。我不仅想探索孤独症的概念是如何形成和应用的，我还想知道有哪些隐喻随之而诞生，孤独症的概念又是为何以及如何转变的。我意图不去推定现在所用语言以及定义的正确性，也不想把它们视为攫取现实的客观论断。因而在阅读有关孤独症的文字时，我带着审视的目光去看待作者所做的描述。当一位专家说"大多数孤独症孩子似乎都缺乏认知能力"（Baron-Cohen, 1996, p.77）或带有孤独症标签的孩子都"不幸缺乏心理状态术语（mental state terms）"时（p.84），我会再三思索这些话的内涵。在回顾众多不同的论述时，我发现显而易见的一点是，在谈到孤独症的概念时，研究者通常会陷入为被贴上标签的人代言的情形。这实际上在最初对孤独症进行定义的尝试中即已显现——凯纳（Kanner, 1943/1985）宣称一个病童"没有注意到有人进来还是出去了"（p.12），一个病童"对人不太关注"，一个病童说的话并不是"为了想要与人交流"（p.24），一个病童"与人没有情感连接"（p.24），一个病童不能"将他的不当行为与惩罚联系起来"（p.12），还有一个病童害怕"外来的噪声或动作会打扰到他的孤独，或具此潜在威胁"（p.44）。与此相似，阿斯伯格（Asperger，1944/1991）在谈到他的病人弗里茨时说，他对其他孩子"不感兴趣"，他"对任何人都没有真正的爱"，他也并"不懂得尊重是什么意思"（p.40）。在阿斯伯格概述被他归类为孤独样的人时总结说，"他们在对他人的理解上存在着真正的缺陷"（p.81）。没人能知晓另一个人的感受或想法，除非那个人能表达出自己的内心体验。基于此种认识，这本书邀请带孤独症标签的人士亲自来说明和描述他们自己的经历和感受。这些当事人的阐述（亦即，被划归为孤独症或孤独症合并其他残疾的人士所著的自传）便能与孤独症的专业诠释齐头并进。这是许多民族志学研究中所采用的一个标准方法：研究者探寻当事人的看法，并将它们与正式的论述相比较，以期暴露那些必将浮出水面的矛盾，甚至虚构不实之处。

　　汇集和报告访谈以及自传性陈述，需要撰写编排符合某些特定传统的内容，同时挑战或改变另外一些传统的内容。有时这些叙述会显得似曾相识，而有时则显得遥远而陌生，带有明显的旁观性，像是来自局外人的观点。有些地方的文字会遵从预期的思路，例如，随时间进程发展的一系列事件，或那些熟悉的，看似与孤独症领域热点相吻合的相关话题。总而言之，一个不争的事实是，尽管这本书可能会带来新的看法，它也必然会重塑或者顺应既存文献中表述过的某些主流观点。然而，自始至终，我遵从阿特金森在《民族志的想象力》（The Ethnographic Imagination, Atkinson, 1990）中所提出的建议，试图扮演好现象学者应扮演的角色，尽量批判性地去观察，去探究到底是什么使人们总是要追随某些特定的模式或喜欢谈论某些特殊的话题。

　　自然，在那些以访谈形式呈现的章节中，我必须要制造一个作者们可以分享他们观点的氛围。在这些访谈对话中，我所提的问题要么涉及撰稿人在写作之前自己提出的议题，要么涉及其他自传中的论述。作者们提供他们的叙述后，我再通过跟踪提问继续探索特殊的主题。例如，如果一个作者说她经常因为运动障碍而无法完成某些事务，我会请她提供这些事务的具体例子，并请她描述她所说的"运动障碍"指的是什么。我的编辑工作主要是问一些问题，以使特邀作者所陈述的内容更加明晰——通常是询问更加具体的、说明性的例子。这是一名质性研究人员典型的角色；研究者力图不去假设他人意图，而是要求当事人提供足够多的细节以使自己对叙事内容有进一步的解释，在读者看来足以置信。

正如我在各位特邀撰稿人自传章节的介绍部分中所指出的那样，有些稿件需要我编辑的部分并不太多。也就是说，我对措辞的附加解释或改变要求很少。但对另一些稿件，我的编辑工作及参与程度则要复杂得多。组稿期间，我提了很多问题，作者们实际用了近两年半的时间进行写作和再写作。我在相应章节的介绍部分对此有所阐述。但是，本书的每个自传章节都是作者本人撰写和编辑的。为了每一章的撰写，我在各位作者的家乡和社区与他们会面，与他们商谈本书的写作计划以及他们的稿件。另外，在编辑过程中我也和每位作者保持邮件往来，交换意见。

在这个写作项目不断取得进展时，我问自己，读者是否会认为这些叙述真实有效地再现了被划归为孤独症的人本来的样貌。换个角度来说：眼见是否必定为实？对这个问题，读者很可能不会有太多疑问。特邀撰稿人在各自文章中谈及的很多问题都与其他人在孤独症人身上所观察到的情形相符合。因而，对于这几位作者是不是被界定为孤独症的人应不再有疑问；对于他们的叙述是否翔实也不会存在太大的争议。除去这两个需要考量的基本点之外，作为现象学家，对于有效性这一概念进行定义时还会考虑其他标准。具体说来，正如夸尔（Kvale, 1995）所解释的那样，质性研究人员也许会从实用性的角度去看待有效性。也就是说，研究者想要知道一项所谓有效的研究"是否能带来有用的理解和认识？"是否具有沟通的意义，是否明白易懂，是否坦率开放（即对读者来说是清晰透明的），不带偏见。

理想的情况是，研究人员能够意识到自身的主观性，尽力避免强加意识形态立场，同时努力去认识和听取他人的观点。彻里霍尔姆斯将此种尝试称为"视点"转换，即研究者的"视点改变了控制和权力在研究中的位置——从研究者转至于研究对象"（Cherryholmes, 1988, p.109）。在此种研究中，研究者甚至被认为不应"施加各类观察"，而是要学会倾听他人（在此即为特邀撰稿人）是如何谈论他们"对世界的感受和理解的"（Cherryholmes, 1988, p.108）。这类研究也被称为"批判性研究"（critical research）。即，研究者在反思甚至批驳他人观点的同时也在质疑自己的观点。如果说我对这本著作有什么期望的话，那就是，在不久以前还被认为无法说出他们是如何感受这个世界的孤独症人士，那些经常被人代言，被人诠释的人，如今也被见证到可以大声、尖锐、智慧地表达自己的观点。我个人并非想要"扯平"（Shakespeare, 1996, p.116）特邀作者和我之间的关系；实际上，他们的言辞本身已能证实这一平等关系。特邀作者们确立了他们自己可供理解和欣赏的权威性。

参考文献

American Psychiatric Association（2000）. Diagnostic and statistical manual of mental disorders. 4th ed. Washington, D.C.: APA.

Asperger, H.（1944/1991）. "Autistic psychopathy" in childhood. In U. Frith（ed. and trans.）, *Autism and Asperger syndrome*（pp. 37–92）. Cambridge: Cambridge University Press.Originally Asperger, Hans（1944）. Die autistischen Psychopathen. In *Kindesalter, archiv. fur psychiatrie und nervenkrankheiten, 117*, pp. 76–136.

Atkinson, P.（1990）. *The ethnographic imagination: Textual constructions of reality.*

London: Routledge.

Atkinson, P., Coffey, A., and Delamont, S.（2003）. *Key themes in qualitative research.* New York: AltaMira.

Baron-Cohen, S.（1996）. *Mindblindness*: *An essay on autism and theory of mind.* Cambridge: MIT Press.

Bebko, J., Perry, A., and Bryson, S.（1996）. Multiple method validation study of facilitated communication: Individual differences and subgroup results. *Journal of autism and developmental disabilities, 26,* pp. 43–58.

Beukelman, D., and Mirenda, P.（1998）. *Augmentative and alternative communication*: *Management of severe communication disorders in children and adults.* Baltimore: Paul H. Brookes.

Biklen, D., and Rosetti, Z.（producers）（2005）. *My classic life as an artist*: *A portrait of Larry Bissonnette.* Video documentary. Available from Syracuse University, 370 Huntington Hall, Syracuse, New York.

Blackman, L.（1999）. *Lucy's story*: *Autism and other adventures.* Redcliffe, Queensland, Australia: Book in Hand.

Bogdan, R. and Biklen, S.（1998）. *Introduction to qualitative research in education.* Boston: Allyn and Bacon.

——（2003）. *Qualitative research for education.*4th ed. Boston: Allyn andBacon.

Bomba, C., O'Donnell, L., Markowitz, C., and Holmes, D.（1996）. Evaluating the impact of facilitated communication on the communicative competence of fourteen students with autism. *Journal of autism and developmental disorders, 26,* pp. 43–58.

Borthwick, C., and Crossley, R.（1999）.Language and retardation. *Psycholoquy, 10,* #38. Viewed on July 13, 2004, http: //psycprints.ecs.soton.ac.uk/archive/00000673/.

Broderick, A., and Kasa-Hendrickson, C.（2001）. "Say just one word at first"：The emergence of reliable speech in a student labelled with autism. *Journal of the association for persons with severe handicaps, 26,* pp. 13–24.

Bunting, S. M.（2001）. Sustaining the relationship: Women's caregiving in the context of HIV disease. *Health care for women international, 22*, pp. 131–148.

Cabay, M.（1994）. A controlled evaluation of facilitated communication with four autistic children. *Journal of autism and developmental disorders, 24*, pp.517–527.

Calculator, S., and Singer, K.（1992）. Preliminary validation of facilitated communi-cation. *Topics in language disorders, 12*, p. ix.

Cardinal D. N., Hanson, D., and Wakeham, J.（1996）. An investigation of authorship in facilitated communication. *Mental retardation, 34*, pp. 231–242.

Charlton, J. I.（1998）. *Nothing about us without us.* Berkeley: University of California Press.

Cherryholmes, C.（1988）. *Power and criticism.* New York: Teachers College Press.

Cole, A. L., and Knowles, J. G.（2001）. *Lives in context: The art of life history research.* Walnut Creek, CA: AltaMira Press.

Crews, W., Sanders, E., Hensley, L., Johnson, Y., Bonaventura, S., and Rhodes, R.（1995）. An evaluation of facilitated communication in a group of nonverbal individuals with mental retardation. *Journal of autism and developmental disorders, 25*, pp. 205–213.

Crossley, R.（1994）. *Facilitated communication training.* New York: Teachers College Press.

Duchan, J. F.（1998）. Describing the unusual behavior of children with autism. *Journal of communication disorders, 31*, pp. 93–112.

Duchan, J., Calculator, S., Sonnenmeier, R., Diehl, S., and Cumley, G.（2001）. A framework for managing controversial practices. *Language speech and hearing services in schools, 32*, pp. 133–141.

Eberlin, M., McConnachie, G., Ibel, S., and Volpe, L.（1993）. "Facilitated communication": A failure to replicate the phenomenon. *Journal of autism and developmentaldisorders, 23*, pp. 507–529

Emerson, A., Grayson, A., and Griffiths, A. (2001) . Can't or won't？ Evidence relat-
ing to authorship in facilitated communication. *International journal of language
and communication disorders*, *36* (suppl.) , pp. 98–103.

Fine, M. (1991) . *Framing dropouts.* Albany: State University of New York Press.

Frith, U. (1989) . *Autism*: *Explaining the enigma.* Cambridge, MA: Blackwell Publishers.

Gallagher, S. (1999) . An exchange of gazes. In J. L. Kincheloe, S. R. Steinberg,
and L.E. Villaverde (eds.) , *Rethinking intelligence* (pp. 69–83) . New York:
Routledge.

Glaser, B., and Strauss, A. L. (1967) . *The discovery of grounded theory.* Chicago:
Aldine.

Janzen-Wilde, M., Duchan, J., and Higginbotham, D. (1995) . Successful use of
facilitated communication with an oral child. *Journal of speech and hearing research*,
38, pp. 658–676.

Kanner, L. (1943/1985) . Autistic disturbances of affective contact. In A. M. Donnellan
(ed.) , *Classic readings in autism* (p. 11–50) . New York: Teachers CollegePress.

Kasa-Hendrickson, C., Broderick, A., Biklen, D. (producers) , and Gambell, J.
(director) (2002) . *Inside the edge.* Video documentary. Available from Syracuse
University, 370 Huntington Hall, Syracuse, New York.

Klewe, L. (1993) . An empirical evaluation of spelling boards as a means of Com-
munication for the multihandicapped. *Journal of Autism and developmental disorders*,
23, pp. 559–566.

Kliewer, C. (1998) . *Schooling children with Down syndrome.*New York: Teachers
College Press.

Kvale, S. (1995) .The social construction of validity. *Qualitative Inquiry*, *1*, pp. 19–40.

Mabrey, V. (producer/director) (2003) . *Breaking the silence.* Documentary. *60
Minutes II* (United States) .

Marsiglio, W. (2004) .When stepfathers claim stepchildren: A conceptual analysis.

Journal of marriage and family, 66, pp. 22–39.

Matsuo, H. Garrow, S., and Koric, A.（2002）. Resettlement process of refugee im-migrants from Bosnia and Herzegovina in St. Louis: Finding material and emotional niches. Conference paper, International Sociological Association（ISA）, Brisbane, Australia.

Mirenda, P.（2003）. "He's not really a reader . . . " : Perspectives on supporting literacy development in individuals with autism. *Topics in language disorders, 23*, pp. 271–282.

Montee, B., Miltenberger, R., and Wittrock, D.（1995）. An experimental analysis of facilitated communication. *Journal of applied behaviour analysis, 28*, pp.189–200.

Moore, S., Donovan, B., Hudson, A., Dykstra, J., and Lawrence, J.（1993）. Brief report: Evaluation of eight case studies of facilitated communication. *Journal of autism and developmental disorders, 23*, pp. 541–552.

Mostert, M. P.（2001）. Facilitated communication since 1995: A review of published studies. *Journal of autism and developmental disorders, 31*, pp. 287–313.

Mukhopadhyay, T. R.（2000）. *Beyond the silence: My life, the world and autism.* London: National Autistic Society.

Niemi, J., and Kärnä-Lin, E.（2002）. Grammar and lexicon in facilitated communica-tion: A linguistic authorship analysis of a Finnish case. *Mental retardation 40*, pp. 347–357.

Oakes, M., and Lucas, F. (2001). How war affects daily life: Adjustments in Salvadoran-social networks. *Journal of social work research and evaluation, 2,* pp.143–155.

Prusley-Crotteau, S. (2001). Perinatal crack users becoming temperant: The social psychological processes. *Health care for women international, 22,* pp. 1–2.

Regal, R., Rooney, J., and Wandas, T. (1994). Facilitated communication: An Experi-mental evaluation. *Journal of autism and developmental disorders, 24,* pp.345–355.

Rubin, S., Biklen, D., Kasa-Hendrickson, C., Kluth, P., Cardinal, D. N., and

Broderick,A. (2001). Independence, participation, and the meaning of intellectual-ability. *Disability and society, 16,* pp. 425–429.

Shakespeare, T. (1996). Rules of engagement. *Disability and society, 11,* pp. 115–119.

Shane, H., and Kearns, K. (1994). An examination of the role of the facilitator in "facili-tated communication," *American journal of speechlanguage pathology,* September, pp. 48–54.

Sheehan, C., and Matuozzi, R. (1996). Investigation of the validity of facilitated com-munication through the disclosure of unknown information. *Mental retardation, 34,* pp. 94–107.

Smith, M., and Belcher, R. (1993). Brief report: Facilitated communication with adults with autism. *Journal of autism and developmental disorders, 23,* p. 175.

Spradley, J. P. (1980). *Participant observation.* Orlando, FL: Harcourt.

Strauss, A., and Corbin, J. (1998). *Basics of qualitative research techniques and procedures for developing grounded theory.* 2nd ed. London: Sage Publications.

Szempruch, J., and Jacobson, J. (1993). Evaluating facilitated communications of people with developmental disabilities. *Research in developmental disabilities, 14,* pp. 253–264.

Terrill, C. (producer/director) (2000). *Inside story: Tito's story.* Documentary. London: BBC.

Tuzzi, A., Cemin, M., and Castagna, M. (2004). "Moved deeply I am." Autistic language in texts produced with FC. *Journées internationals d'analyse statistique des données textuelles, 7,* pp. 1–9.

Vryan, K. D., Adler, P. A., and Adler, P. (2003). In L. T. Reynolds and N. J. Herman-Kinney (eds.), *Handbook of symbolic interactionism* (pp. 367–390). Walnut Creek, CA: AltaMira Press.

Weiss, M., Wagner, S., and Bauman, M. (1996). A validated case study of facilitated communication. *Mental retardation, 34,* pp. 220–230.

Wheeler, D., Jacobson, J., Paglieri, R., and Schwartz, A. (1993). An experimental assess-
    ment of facilitated communication. *Mental retardation, 31,* pp. 49–60.

Willis, P. (2000). *The ethnographic imagination.* Malden, MA: Blackwell Publishers.

Wing, L. (2000). Foreword. In T. R. Mukhopadhyay, *Beyond the silence: My life,the
    world and autism,* pp. 1–3. London: National Autistic Society.

Wurzburg, G. (producer/director) (2004). *Autism is a world.* Documentary. Atlanta:
    CNN.

Zanobini, M., and Scopesi, A. (2001). La comunicazione facilitata in un bambino
    autistico. *Psicologia clinica dello Sviluppo, 5,* pp. 395–421.

第一章　构建孤独症

道格拉斯·比克伦

一、身体内的那个人

佐阿利镇位于意大利北部的地中海沿岸。阿尔贝托·弗鲁戈内（Alberto Frugone）与母亲和继父就住在镇子一端的一所房子里。2003年，已年届二十四岁的他仍在上中学。但那年他参加了意大利的高等教育入学资格考试，并很有可能成为意大利第一位无语言能力的孤独症大学生。

几年前我第一次见到阿尔贝托时，他刚刚开始学习通过打字与人交流。现在他仍在用这种方法与人沟通：一个字母一个字母地，缓慢地打出每一个字。阿尔贝托有一只眼睛失明。他用右手食指打字的时候要眯着左眼看。当他第一次用这种方式表达自己想法的时候，他需要别人在他打字时稳住他的手臂，并在他打完每一个字母的时候提示他把手臂收回来。不过现在，他打字时已经不需要任何身体上的辅助了，尽管他仍要母亲或老师坐在身边看着他打；他说有母亲或老师在场可以帮他保持注意力。他的话虽然打得慢，但却明白无误。

阿尔贝托是本书七名特邀作者之一；这七名作者均被认为患有孤独症。六月底的一天我们见面时，天气相当炎热。我此行是为和他商讨共同写书的事宜。阿尔贝托身材矮小，深棕色的头发理得很短，下颌方方的。夏日里他的皮肤晒得黝黑，穿着白色T恤衫、蓝色短裤和凉鞋。在过去的八年里，我们曾见过很多次面，所以我知道他不是那种能够主动走上前来和我握手的人。和以往一样，还是由我先说"你好",伸出手,手心朝上,等他过来把手放在我的手上面,然后我握了握我们两人的手。我们在他家游廊上的桌边坐下,从这里可以俯瞰大海。他家在伊兹拉庞德街。这条依山而建的街巷是以一位作家的名字命名的。他曾在某个时期居住在不到一公里外的一栋别墅里,从我们坐着的地方可以望得到它。阿尔贝托的母亲帕特里齐亚·卡代(Patrizia Cadei)把阿尔贝托的电子打字机拿出来摆在他面前。她把打字机的包垫在下面,使打字机向阿尔贝托稍稍倾斜。这时,阿尔贝托把大拇指放进嘴里开始吮吸。他母亲叫他把手指从嘴里拿出来,并伸出手去轻轻拍打了一下他的手,像是催他赶快照着她的话去做。打字机摆在了眼前,阿尔贝托开始打字。他打得很慢但很有节奏。他打意大利文,由他母亲翻译成英文。

"很高兴能和你共同探讨问题",他打字说道。他震颤似的摇晃着头,眯起一只眼,用右手食指打着字,速度缓慢。"我们是只审查手稿中的错误,还是也要检查一下我所描述的活动?"他母亲把这些话从意大利文翻译过来后,我微微一笑。我猜我当时一定是在微笑,看到他打出这些话确实令人感到兴奋。尽管阿尔贝托从动作和表现上看有明显的残疾,他打出的文字内容却具有很强的交流功能。他人很瘦,从打字到行走,他的一举一动都表现得蹒跚迟缓。但我不得不承认,在那天下午我们的谈话过程中,一直是阿尔贝托在控制谈话的方向。

他的那份稿件已经写了十多页,并在几个月前发给了我。我加了评语,请他澄清或举例说明他的某些观点。我们互通电子邮件进行交流。他做了些修改,但我现在很想让他阐述得更详细一些。我请求阿尔贝托提供更多的细节来表明自己的观点,这很像我在大学里对学生们的要求。他的东西写得极为抽象,在阐明观点时往往遗漏或忽略具体的例子。"给我些细节,"我请求他说,"我需要能够形象化地看到你告诉我的事情。"阿尔贝托并不是我的学生,但那天他就像是我的一个学生。因为我想对他说,"细节,细节,细节。对我来说,你写得多详细都不过分。"我常用来说明所需要的细节程度的一个标准就是，想象你的读者是个电影导演，只有剧本提供了足够详尽的具体描述，导演才能创造出编剧想要的画面场景。我希望阿尔贝托能让读者"看到"，孤独症对于他来说意味着什么。

根据阿尔贝托自己的描述和我的观察，身体动作，特别是程序化的动作行为，比如，拿一杯水，进食，或拿出打字机，对他来说都很困难。并非阿尔贝托患有某种麻痹或瘫痪。他没有。只不过他行动迟缓，看上去有些笨拙。抓握勺子的时候，阿尔贝托会把它攥在手指和手掌间，而不是用大拇指和食指握住它。如果饭桌上有肉，同桌吃饭的人就得替他把肉切好。尽管他能拿着勺子在锅里搅几下，但像做饭这么复杂的活儿他却干不了。几乎所有需要一连串动作的行为都会使他处于困境。他行走很缓慢——"我独自行走的时候会迈很机械的步子（短小的步子），但如果有人拉着我的手或胳膊，我可以正常行走。"在没有别人帮助的时候，他移动缓慢。这在某种程度上很像一个人摸黑前行，边走边小心翼翼地感觉着路况。阿尔贝托有时会在左眼旁轻弹手指，而且经常短促地呼吸。他在焦虑时就会这样。用他的话来讲，这叫"换气过度"。

多数孤独症专家，或许还有公众都会认为，阿尔贝托属于贴有孤独症标签的人群中残疾程度最为严重的那一类。谁都能看到他行动上的极大障碍；谁都能观察到他不说话；而且你只要跟他待上一小会儿就会发现，如果没有摆在他眼前的打字机，除了把母亲或别的什么人拉到他可能想要的东西跟前，或是除了做出一个简单的手势，他与别人交流的方式非常有限。"二十四岁时，我尚未成熟，我学会了用点头摇头来表示赞成还是反对。但当别人要求我专门去做这些动作时，我却很难记住该怎么做；我做起来会很费劲。"然而，这些蹒跚、笨拙、令人产生困惑的举止以及做手势的艰难到底意味着什么？很多人在看到阿尔贝托后也许会假设说，身体的笨拙与受损的智力之间多多少少会有某种关联，但他们的说法是错误的。如果有谁能同时体现常见于孤独症的矛盾性，那个人可能就是阿尔贝托。

阿尔贝托说他的困难并不在于思考和认知，而在于做事和行动。看看他打出的句子，你不得不承认，他的一系列的躯体障碍，语言上的，行动上的，以及其他任意一个行为上的，都不能作为他智力能力高低的证明。他的困难似乎体现在执行方面。当我让阿尔贝托给我举例，哪些事他觉得难做，哪些事他觉得容易些时，他用意大利文回答道，"Elementare Watson"。他打出来，他母亲翻译成英文。根据他的解释，这句话从字面上说是"每件事都难"。除少数例外情况，他无法完成任何需要一个动作或一个步骤以上的行动。是的，他的确已经学会了刷牙，但那要经过无数次的重复练习和许多提示，一步一步地进行，"拧开牙膏盖。把牙膏挤到牙刷上。拿起牙刷。"

在他考虑完成高中学业进入大学深造时，日常生活中需要的身体动作仍会最令他感到气馁。事实上，几乎在生活当中的每一个方面，他都必须依赖别人。例如，每次他妈妈出趟门办个事，他都得跟着，这事让他感到恼火。不久前，阿尔贝托的妈妈帕特里齐亚要上街买东西，她坚持要他一起去。那是个星期五的下午，没有别人能跟他留在家里——阿尔贝托的继父在上班，而平时照看他的人那天下午休假。"我没办法，"帕特里齐亚告诉我，"没人能陪他。"她虽然同情他，知道他很恼火，但不得不跟他说，"你要么学会在家看护好自己，要么跟我一起去。"自然，他很生气。之后的那个星期天，他把她拉到打字机前，拼写道："咱们谈谈。每次你出去的时候，必须把一扇窗户打开，还要把录音机留给我。""要录音机干什么？"他妈妈问他。"你把你喊救命的声音录下来"，阿尔贝托回答道。"你教我怎么用录下来的声音"，他在打字机上写道。帕特里齐亚心存疑虑，立刻和他争论说，"你能在惊慌失措的时候做这个？你为什么要这么做？这太复杂了。""他就是缺乏实际经验"，帕特里齐亚跟我说。她觉得，因为有行动上的障碍，他有时候会冒出些稀奇古怪的想法。不过，经过进一步的探讨，他们倒真确定了一个想法，就是让阿尔贝托学会使用电话上的紧急警报键。尽管她觉得他自己的那个主意有点儿太复杂，但仍很欣赏他能抓住这个问题。现在，阿尔贝托的确已经能够一个人在家里一次待上几个小时了。

尽管阿尔贝托比本书大部分特邀撰稿人在行为表现方面显得更为吃力，其他作者也都有显著的行动困难。这使他们在很多场合自己觉得或是看上去让别人觉得，不仅笨嘴拙舌，还笨手笨脚。这就引出一系列的重要问题：遇到阿尔贝托的人该如何看待他？他的身体行为是否一向不能代表他的思考能力？如果这些行为有时**确实**反映了他的意图，那么观察者怎么知道什么时候反映了什么时候没有？这些实践中的问题又引发出更为广泛的理论问题。例如，如果行为不一定反映思维，这对于智力障碍以及智力本身的含义在学术上的建构意味着什么？能力的构成是什么？独立的身体行动能力是否是智力能力的一个组成部分？另外，对于那些力图以异于所谓正常的方式参与社会生活的人，什么才是公平和公正的待遇？

二、本书特邀作者

到目前为止，孤独症领域的自传作者几乎全部是被人们认为"高功能"的人，包括威廉姆斯（Williams, 1989, 1994）、格兰丁（Grandin, Scariano, 1986），还有巴伦（Barron, 1992）。**高功能**并不是一个专业术语，但在圈内圈外的讨论中，都常用它来形容那些显示出口语语言能力，能够通过口语进行对话的人。这是一个很成问题的术语，它暗示说，那些能够进行口语交谈的人是具有一定智力水平的，反之则不然。然而，会有人把斯蒂芬·霍金这样的人说成是"低功能"吗？把人归类为"低功能"带有潜在的失败假设，即便我们想要帮助一个人参与学校的文化课学习，参与社区的社会生活，这类假设也很可能会妨碍到我们的努力。

　　阿尔贝托和本书其他撰稿者被一些人认为是处在孤独症谱系的"低功能"① 一端。在他们成长中的某个阶段，都曾得到过悲观的预测。尽管可能会有个别老师、顾问或诊断医生曾对他们的能力和潜力给予过乐观估计，但除两个人外，其他特邀撰稿人都在主要成长阶段被主流教育所拒绝。一位撰稿人在九岁时通过了州里的数学考试，并且具备同级阅读水平，但他还是没有被主流教育课堂接受。阿尔贝托具有进入普通课堂的合法资格，但多数教育工作者认为他不具备学习普通文化课的能力，因而他不会受益于主流教育。教育工作者们通常认为本书这几位撰稿人不大可能发展出读写能力，不大可能学会基本自理能力以外的更多东西，更不大可能决定他们自己的未来——尽管他们中的一些人已经表现出了这些能力。在发展早期，他们都曾有过这样的处境，一些教育者、诊断医生、顾问看到了他们的能力，但这些个别评估被教育系统的惯性压制了。教育系统往往会将他们抛置一旁，认为他们没有接受正规学科教育的价值。在他们的成长过程中，除一人外，其他人都不能用一般语速进行语句复杂的口语谈话；然而如果允许说话与打字方式相结合，他们中有几位也能像普通人那样与人交谈。其中一人，只要他能慢慢地说——基本上是一个音节一个音节地说，而且，只要听者习惯于他的发音（听者有时需要请他重复，或者拼写出一些难听懂的词），现在他已经能够脱离打字直接用会话语句来进行交流了。

---

　　① 原注：像高功能和低功能这类术语本身就存在问题。例如，威廉姆斯和格兰丁现在可能会被某些人归类为高功能，但她们都说，在发育早期，她们想说什么词语时很难通过口语表达出来。甚至直到威廉姆斯的第一本书出版时（Williams, 1989），她都要让记者们事先准备好要提的问题，她打字作答，再念出所打的文字内容并在此基础上进行延伸。所以，高功能和低功能这类术语并未能抓住孤独症个体乃至其他任何人在交流方式上表现出的复杂性。

本书的每位作者都像阿尔贝托一样，以他们各自的方式取得了公认的"突破性进展"，从而获得了主流文化极大程度的接纳和尊重。蒂托·拉贾什·穆霍帕德耶（Tito Rajarshi Mukhopadhyay）出生在印度，他在母亲、一名语言治疗师和其他人的大力支持下学会了说话和写作。十一岁时他写了本书，《超越静默》（Mukhopadhyay, 2000），由英国国家孤独症协会出版；同年，BBC 以他为主角拍摄了一部纪录片（Ter-rill, 2000）；2003 年他上了美国电视节目《60 分钟访谈 II》（Mabrey, 2003）。他在印度上家庭学校（homeschool），在自己家里受教育，因为没有普通学校接收他。苏·鲁宾（Sue Rubin）生长于南加州，现在是一名大学生。但在十三岁以前，她一直被诊断为孤独症合并重度智力低下，被认为不具备学习普通文化课的能力。如今，加州的公共广播电台已为她录制了好几段纪实节目；她还在《洛杉矶时报》上发表过两篇评论文章。理查德·阿特菲尔德（Richard Attfield）住在英格兰，在那里他写作，并不时进行有关孤独症的演讲。他被一所大学接收，成了一名在校生。十五岁时，他赢得了生平第一个写作奖——那是有三万人参加的"青少年作家大奖赛"（1993）①。在儿时和少年时代早期，除去幼儿园他就只上过特殊学校，因为他被认为与所谓的非残疾学生在一起受教育对他没有益处。在接受隔离教育的过程中，他们也教过他一些"基础文化课程，例如认时钟，算算术，读和写，科学知识——重复我在家学过的东西"。之后，在十五岁时，他们开始给他上"生活技能"课。而就在此时，他要求学习普通文化课内容。在上学期间，一直是他母亲帮助他交流。杰米·伯克（Jamie Burke）住在纽约州的雪城，他在那里念高中。从三岁起他就在普通学校接受融合教育。2002 年，他编写了一部关于他如何在学习打字交流之后又

---

① 原注：英国桂冠诗人特德·休斯（Ted Hughes）担任此次竞赛的评审主席。W. H. 史密斯集团董事长西蒙·霍恩比（Simon Hornby）爵士，为获奖选集的图书珍藏版《灵活的手》撰写了序言。

学会说话的纪录片（Kasa-Hendickson et al., 2002），并在此片中担任旁白。之后有学者就同一主题对他进行了研究，并撰写了论文（Broker-rick, Kasa-Hendrickson, 2001）。拉里·比索内特（Larry Bissonnette）住在美国东部，是一位画家，他通过打字和他的绘画与外界交流。他的作品被 CNN 的新闻报道过，并在纽约市、他居住的佛蒙特州以及欧洲等地的艺术展与画廊中展出（Sellen, 2000）。露茜·布莱克曼（Lucy Blackman）住在澳大利亚的昆士兰，她在那里是一个研究生和作家。1999 年她写了一本自传，《露茜的故事：孤独症历险记》（*Lucy's Story: Autism and Other Adventures*）。

在他们各自撰写的章节里，撰稿人讨论了孤独症是如何影响他们的说话能力的，他们平时都是如何与人交往的，以及他们的身体究竟能做些什么。在这里，我不想试图总结每个人能做什么，或者某些人的障碍在哪里，因为他们都是复杂的个体，在不同环境下会显示出不同的能力——这些将在他们各自的章节里有所阐释。直至今天，只有一个撰稿者能够不先打出他想要说的话就进行连贯的互动交谈。一些人在打字前或打字过程中可以说出他们打出的字词，但相对于他们听到并要做出回应的其他人快速流畅的话语而言，这些人的交流速度相当缓慢。拿阿特菲尔德来说，从两岁起他就**能说**也**确实在说**句子，但他打出来的语句要复杂得多。通过打字他能够进行更为完整丰富的交谈。他大声说出的句子有："我太生气了；我要问问妈妈；我当然喜欢；我可以吃午饭吗；我不在乎；我想吃些葡萄；这全是我的错；我想说话；电话响了；也许是门铃。"在好几周里他说的就是这些话。"可就像你说的，"他告诉我，"这样无法进行交谈。"有人跟他说话时，他就只能说这样的句子来回答。

尽管撰稿者们取得了明显成就，但我不想暗示他们是所谓孤独症人群里与众不同的人，是本已分类有序的残疾人里的特异者。如果他们在某些方面显得独特，这种独特也许是很普通的。如果他们之间有共性，那么就应使人领悟到解释孤独症的其他途径。例如，很显然，阿尔贝托的身体不易服从自身意向的特点，在其他叙述者那里就有过不同方式的重复描述。其他作者则谈到如何开始用口语进行交谈，如何区分有意义的话语与"不自觉的"无意识的话语，焦虑，强迫性的日常规范，想象，感知意识，自残和行动障碍等话题。在结论一章里，我会全面讨论这些叙述能够为教育实践带来何种启示，但首先回顾一下孤独症这一概念的起源，应对我们理解孤独症有所帮助。

三、孤独症的概念起源与能力构想

利奥·凯纳（Leo Kanner）是约翰·霍普金斯医院的一名医生，是他最先描述并命名了孤独症。从 1938 年至 1943 年，他在约翰·霍普金斯医疗中心观察到十一例病童个案。他根据这些个案的临床笔记及家长报告建立起孤独症分类的想法，并在一篇名为"孤独性情感交往障碍"（Kanner, 1943/1985）的文章中提出了这一概念。凯纳认为，他的病人所共有的一些特质构成了一组"独特的'综合征'，是以前从没有报告过的"；他们不是"弱智"，也不是"精神分裂"（Kanner, 1943/1985, p.41）[1]。对这十一个孩子，他描述并推测了不同寻常的特征。这些特征包括"自发行为的显著局限性"；"手指的刻板活动……在空中交叉手指"；旋转物体；缺乏主动；需要提示；表现出"对谈话没有兴趣"；不"擅长合作游戏"；惧怕机械性物品，例如"真空吸尘器……电梯……陀螺"；并具有使物品保持固定次序的强烈愿望（pp.13-19）。他得出结论说，"带有'特殊病征'的根本性障碍是，这些孩子从生命之初就**没有能力按照正常方式建立起自身与他人以及环境之间的关联**"（p.41, 凯纳原文黑体）。这是最主要的问题。凯纳将这一核心障碍称为"**先天孤独性情感交往障碍**"（p.50, 凯纳原文黑体）。

---

[1] 原注：这里引用的是凯纳论文 1985 年的重印版。

孤独症分类由此诞生。

在大洋彼岸，汉斯·阿斯伯格（Hans Asperger）在奥地利维也纳的孤独症临床报告，与凯纳的在很多方面相类似。例如，阿斯伯格注意到他的观察对象具有运动功能障碍，而凯纳观察到他的一些病人"在步态与大运动功能方面表现笨拙"（Kanner, 1943/1985, p.47），两者之间没有太大不同。阿斯伯格描述的一个名叫弗里茨的病人，具有"运动功能关键期"发育迟滞的现象（1944/1991, p.39）。他描述弗里茨在体育活动方面表现笨拙，"从来没有身体上的放松"，并且缺乏节奏感。阿斯伯格总结说，弗里茨"不能控制他的身体"（p.44）。他发现另一个叫哈洛的孩子书写很差，"正如他在各个方面都表现出笨拙一样"（p.55）。阿斯伯格猜测哈洛只有在对肌肉施以"有意识的努力"时（p.57），才能够活动它们。接着，阿斯伯格写道，由于运动功能障碍，另一个孩子（恩斯特）的表情是有限而"僵硬的"，尽管他并没有面部痉挛。阿斯伯格断定，一般来说，那些他称为孤独症的孩子"极为缺乏面部和肢体表达"（p.69）。"就算被带领着进行体育活动，恩斯特的姿势动作，"阿斯伯格回忆道，"也都是既难看又僵硬的……从来都不是……自然的……自动的"（p.57）。恩斯特在体育课上的"行为是难以置信的糟糕"，他看上去完全跟不上集体指令——搁在现在，他也许会被认为患有运用障碍。阿斯伯格总结说恩斯特既行动笨拙，又缺乏训练（p.61）。同样，一个名为赫尔穆特的病人"几乎接不住球"，他在试图接球或抛球时，看起来"非常滑稽"（p.66）。[①] 阿斯伯格认

———————

① 原注：虽然，我见到过很多孤独症人接不住球，但我也见到过能接住球的——如果把球直接扔给他们，而他们又能下意识做出接球的动作。但如果把球抛向空中，好比一个腾空而起的球，需要跑过去才能接得住，他们就觉得做不到。他们当中有些人似乎可以执行机械的、无意识的行为（即不需要思考行动步骤的行为），但完成刻意的、有意识的行为（即需要思索行动步骤的行为）就很成问题。

定，对他的观察对象来说，获得一系列自动的运动技能是非常困难的。恩斯特到底是非常聪明（"超常"）还是"弱智"（p.63）[①]，对此，阿斯伯格百思不得其解，未免为此感到有些气急败坏。

阿斯伯格识别出孤独症的很多特征，包括有些人使用边缘视觉的倾向；强迫性思维和行为的表现，例如，把物品按特定方式排列；口语交流障碍；以及显著的注意力不良。像凯纳一样，阿斯伯格确信他的病人都有一个主要特征，社会交往上的失常："孤独症人只有他自己"，阿斯伯格宣称，"尽管置身于一个庞大的有机体内，且不断与之产生交互影响，但他并不是其中活跃的一员"（p.38）。他认为，"孤独症本质上的异常在于，个体与整个环境之间缺乏活跃的关系"（p.74）。说到缺乏"活跃的关系"，阿斯伯格似乎是指外在的表现，而不一定是个体的思想或感觉。因为他对这些个体的很多评论表明，他认识到了他所观察的对象对环境有强烈的感觉，也有明确的智力上的反应。他还不由自主地注意到他们在学业上表现出的参差不齐的能力，但这种能力表现上的差异，不代表个体不具备复杂的思考能力。

在凯纳或阿斯伯格的头脑中，社会交往障碍并不一定是智力损伤（impaired intellect）的结果——此类智力损伤在美国即为通常所指的智力低下（mental retardation），在澳大利亚即被称为智力残疾（intellectual disability）。他们对孤独症有更为具体的理解。首先，在他们观察的个体身上几乎一直存在着外在表现上的矛盾。凯纳表明尽管他的病人大都曾在某个阶段被宣称为"弱智"，他发现他们"全都无可争议地具有良好的认知潜能"（Kanner, 1943/1985, p.41）。就算他们不一定都能显示出自己的认知能力，他也感到他们都是有希望的。他列举了

---

① 原注：近年来，阿斯伯格这一名称用来特指这样一些具有孤独症特征的孩子："即使他们的语言发展开始得较晚，又即使他们的语言在用来交流时明显显得怪异，他们通常能在五岁前开始流利说话；而在互动交往中，他们总会表现出社交上的笨拙。"

些例子，说有的病童表现出了非凡的词汇量，有的"具有超强的机械记忆，能记住很多诗歌和人名"，还有的能精确回忆复杂图案，他认为这些都是智力能力的具体表现（p.41）。他还描述说他的病人看上去都很严肃认真。

凯纳对他在病人身上观察到的矛盾特点感到着迷。例如，他描述的十一个观察对象中的第一个人唐纳德，具有很多如今被视为典型孤独症特征的行为。唐纳德会面带微笑地走来走去，喃喃自语，低声哼唱，脑袋晃来晃去，旋转"所有他能抓到手的东西"（p.13）。六岁时，他穿衣吃饭还需要帮助。有回他爸爸试图教他"是"和"不"这两个词，于是告诉儿子，要是想让爸爸把他放在肩膀上，就要说"是"。从那以后，唐纳德似乎就用"是"来要求爸爸把他放在肩膀上。看起来就好像他并不理解"是"的通常含义。而当他被问到 10 减 4 得多少时，唐纳德回答"我要画个六角形"（p.17）。凯纳觉得难以理解，为什么唐纳德看起来不能掌握"是"和"不"的用法，却**能够**以比喻的方式回答抽象的数学问题。这是个愚钝与天才的奇怪的结合体。

凯纳的另一个病人（十一个案例中的第九个），查尔斯，在十八个月大时能够辨别十八首交响乐，会跟着贝多芬的乐曲跳上跳下（p.33），但查尔斯只发展出一种交谈方式——模仿别人说过的词和短语。他不会用语言进行交流，但会命名像"长方块"、"菱形"、"八角形"这样的物体（p.33）。他会一边回答这是什么的问题一边重复"这是什么？"这颇有些令人啼笑皆非。

这些矛盾的失衡的表现使凯纳下结论认为，智商测试（例如比内测试）明显不能有效评估孤独症孩子的能力。凯纳认为，他的病人虽然不能完成"比内及同类测试"（p.47），这与不能进行复杂思考还是有所不同的。阿斯伯格在说明这一点时提供了更为详细的资料。在一个评估辨别能力的测试中，他的病人弗里茨几乎回答不出什么内容来。对"树木和灌木"，他只会简单地回答"有一个区别"（Asperger,

1944/1991, p.45）。对"苍蝇和蝴蝶"，他回答说它们的名字不同。然而，当问到他 3 减 5 等于几时，他回答"负 2"（p.45）。一个病人有可能在学校课堂上快速解答出复杂的数学问题，但又完全不能掌握基本的算术技巧。阿斯伯格认为，在这样的孩子身上，看似为自发性质的行为表现要比被人要求按照某种指定的方式去执行的行为表现好得多。他断定，这种不平衡就是"'孤独症智力'的特殊体现"（p.62）。在阿斯伯格看来，一旦下指令提要求，几乎所有的事都做不成，这也就造成了普遍性的测试困难。但如果一个题目，问题或评论引起了特别的兴趣，病人通常就能很快地回答。有时他们可以理解问题或题目，但却无法意会言传自己的意思。阿斯伯格引用了一个病人的话，"'这个我说不出来，只能在脑子里想。'他想说他明白了……但口头上表达不出来"（p.71）。他进一步指出，他定义为孤独症的人似乎对教师的个性格外敏感。"只有那些真正理解他们，真心关爱他们的人才能引导得了、教育得了他们"（p.48）。他认为，教师的态度和内心真实的想法会不知不觉传递给学生（p.48）。阿斯伯格觉得那些被称为孤独症的人对他人意图有着出色的洞察力："他们知道谁对他们好，谁对他们不好，就算那个人假装也没用。"（p.73）

20 世纪 70 年代，罗莎琳德·奥彭希姆（Rosalind Oppenhim）得出了类似的结论。她是一个被诊断为孤独症的孩子的家长。在帮助儿子的过程中，她成了教师和其他家长的顾问。最终，她开设了一所专门教授孤独症孩子的学校，并写了一本书，名为《孤独症儿童及青少年有效教学法》（*Effective Teaching Methods for Autistic Children and Youth*, 1974）。奥彭希姆观察到，同一个学生能够在积极鼓励的环境中表现得非常能干，而在不被看好的环境中表现得完全无能。她描述了一个学生，有一年他很轻易就做出了统计计算，而另一年却好像连最简单的加法都不会做。她把这前后的悬殊表现归因于教育环境以及教师的期望，而不是学生自身的改变。她建议教师一定不要给学生设置过于简单的课程。她解释说，如果学生没能对某课程做出预期的反应，往往不能说明该生缺乏理解能力，而很可能表明的是学生没有积极参与。更难、更复杂、更具挑战性的任务反而可以激发学生的回应。

奥彭希姆提出，那些很多时候，甚至是大多数时候，看起来没有能力的人，也许具备很强的能力。这一观点很难得到证实，因为这需要研究每一个个体，每一种环境。而对于那些不能说话的人，那些还表现出历来就与智力残疾挂钩的特点的人，要想让人们应用此观点，尤为艰难。模仿的言语；说话不符合场合；脾气暴躁；行动笨拙；难以完成序列性任务，例如铺床、布置桌子、穿衣服；强迫性思维和行为——这些都使一个人**看起来**那么脱离现实，那么"迟钝"。但是，假如阿尔贝托·弗鲁戈内的成就是一种对他人也可有所作为的启示，那么实际上，在帮助孤独症人——那些无语言或仅有高度无序的模仿语言①的人时，能力假设就应用来作为一个工作的前提。

四、后凯纳 / 阿斯伯格时代：寻找构建孤独症的框架

如果就此认为，现在孤独症领域的人士都很支持拥护这一能力假说，那就错了。事实上，本书中特邀作者们遇到的专家对孤独症持有两种相互矛盾的理解，其中一种远比另一种更为悲观。一方面，一些专家认为孤独症完全是个人内在的一个病症，表现为一系列固有的特征（请参考 Duchan 1998 年就此议题的论文综述：专家们在有关孤独症的论述中是如何经常将行为表现归因于内在特征的）。另一方面，孤独症也可以被看作一个人所拥有的众多特质中的一组，而由这些特质带来的个人体验是在与环境的交互作用中产生的，它们只有被放置于

---

① 原注：**仿说的**（echoed）和模仿语言（echolalia）经常用于孤独症领域，指一个人重复别人所说的语言这一现象。这指的有可能是对刚刚听到的一个短语的重复，或者是对一段时间之前，甚至是几年前，听到别人说的一个短语或一句话的重复。

复杂的社会文化背景中去理解才有意义。前一种理解，即视孤独症为内在病症的观点，倾向于在某种程度上将孤独症人看作静态的——此人不仅仅具有某些特定的神经生理学的特点而且受其所限定。后一种理解，则视孤独症为动态的；孤独症人被看作具有某些特殊特点并永远处于与环境互动的状态中，因而不断在产生复杂的变化。

从某种角度来说，凯纳1943年对孤独症的最初描述也促成了孤独症是内在病症的观点。他论述说，这些儿童"从降临人世便缺乏一种内在的能力，使他们无法同他人建立正常的生物本能的情感联结，就像某些儿童一出生就有先天的身体或智力残疾一样"（Kanner, 1943/1985, p.50）。同样，阿斯伯格（1944/1991）也认为被诊断为孤独症的人，他们最本质的特点是与外界隔绝，沉浸于自我，对他人视而不见："孤独症儿童极度自我中心。他们只依自我的意愿、兴趣和自发的冲动而行事，从不考虑外界施加的限制或指令"（p.81）。然而也是在他们的论文中，凯纳和阿斯伯格都描述了他们的研究对象如何在有些时候的确能和某位教师、家长或其他人建立明确的情感联结，也确实能对他人做出应答，还会对旁人的存在表现出敏锐的意识——尽管这一切可能是以非常规的方式或在非常规的时间里呈现。所以，除生物基础之外，环境也至关重要。[1]凯纳和阿斯伯格假设，孤独症是内在的病理因素与个人所处环境，包括所经历的社会经验，协同作用的结果。

可以说，孤独症领域近年来已就某一点达成了共识，即被诊断为孤独症的人与非残疾人之间存在脑神经差异。这涉及脑干和小脑的异常（Hashimoto et al., 1995; Courschesne, 1995; Courschene et al., 1994;

---

[1] 原注：对质性研究者来说，凯纳和阿斯伯格关于孤独症的解释还是颇具吸引力的，因为他们采用归纳法来理解他们的病人。当然，在一定程度上说，他们是不得已而为之。他们没有现成的框架可以用来描述他们观察到的这些孩子。他们意识到如果现行的残疾类别都不适用，而他们又想取得一个新的实用的诊断类别，唯一可行的手段就是细心的观察，以及带保留性质的判断、分析和阐释。

Bauman, Kemper, 1986; Bauman, Filipek, Kemper, 1997）；边缘系统
（Bauman, Kemper, 1990）；海马联合区和杏仁核等大脑组织（Bauman, Kemper, 1995）。库尔谢纳总结了脑成像研究中的一些发现，他写道，"大脑—行为方面的证据证实了一个一般性的假设：孤独症涉及小脑、大脑以及脑边缘区域功能组织广泛性的功能障碍和变异；而这些缺陷明显造成了多种认知行为方面的不足"（Courchesne, 2002）。研究者们在某些问题上仍存在分歧，比如，这些发现中哪些准确描绘了孤独症，哪些则可能是研究控制不良造成的结果；到底何时发病（比如，是在怀孕期间还是在后来的发展过程中）；孤独症到底在多大程度上与基因相关；还有哪些因素被证明会影响孤独症的发病。尽管在这些方面意见不一，如今很少有哪位孤独症专家会否认孤独症有其神经基础。

为行为提供神经学的解释比较微妙且相当令人费解，尽管有些人会毫不犹豫地认为这一联系是非常直接、明显和具体的。特雷瓦森等人（Trevarthan, Aitken, Papoudi, Robarts, 1998）的论述便是例证："孤独症的原发性起因与控制儿童的思维发展以及经验学习方式的脑发育指令相关。"（p.4）他们进一步指出："他们中的大多数在注意力和智力方面存在显著缺陷"（p.2），并且，"很典型的一点是，他们与他人建立联系的核心动机总是'缺失'或难以被触及"（p.3）。诚然，有些研究者在做相关描述时则更为谨慎。例如，鲍曼等人（Bauman, Filipek, Kemper, 1997）阐述说：

> 越来越多的证据表明小脑在调节情感、行为、学习以及语言方面的重要性。而且，在孤独症人小脑上观察到的神经解剖异常很有可能是引发这一病症所特有的异常行为和信息处理紊乱的原因。然而，这些发现所具有的更精确的功能上的意义……仍有待说明。（p.382）

特雷瓦森及其同事论述中的"脑发育指令"（Trevarthan et al., 1998, p.4）代表了一种象征性的说法。显然，鲍曼和她的同事们对直接做出类似的结论持保留态度。他们认为神经解剖学上的发现与行为表现之间存在着有可能的关联；而特雷瓦森及其同事则宣称二者之间存在特定的因果关系。

不幸的是，象征性的说法在孤独症领域无所不在。比如，很多孤独症专家会将孤独症与智力联系在一起，这种做法实际上体现了孤独症表征的文化建构。在这里，这个特定的表征暗示孤独症人的智力有着天生的、生理学上的起源，无须任何证明。临床文献通常认为至少一半（更多时候认为是大多数）被诊断为孤独症的人**是**智力低下的。例如，洛娜·温（Lorna Wing）写道，测试类似于凯纳在 1943 年描述的那批儿童发现，"大约三分之一有重度至中度的学习障碍［英国的'学习障碍'相当于美国所指的'智力迟钝'］，三分之一有轻度障碍，还有三分之一具有中下等或稍好的智力水平"（Wing, 2001, p.46）。拉潘认为，75% 被诊断为孤独症的人都是弱智，"他们的认知水平与他们的孤独症症状的严重程度密切相关"（Rapin, 1997, p.99）。同样，雅各布森等人（Jacobson, Mulick, Schwartz, 1995）把"一般性的语言发展迟缓或语言功能缺陷"与"一般性的智力发展迟缓或缺陷"联系在了一起（p.757）。根据福尔克马尔和科恩的说法，"这些人［即，被诊断为孤独症的个体］通常都会表现出语言及认知上的缺陷"（Volkmar, Cohen, 1985, p.47）。"毋庸置疑，"卡彭蒂耶里和摩根写道，"绝大多数的孤独症儿童遭受到了实质性的认知损伤。确切地说，这个比例可能高达 75%……"（Carpentieri, Morgan, 1996, p.611）。他们所使用的"遭受"一词意指孤独症是一种创伤。另外，卡彭蒂耶里和摩根还认为，与参加同等认知能力 / 认知障碍水平测试的个体相比，被诊断为孤独症的人更多地表现为语言推理能力上的缺陷，以及更为严重的日常社交和交流技能上的障碍（p.611）。

在这些论述中（例如，Rapin, 1997; Jacobson, Mulick, Schwartz, 1995; Volkmar, Cohen, 1985; Carpentieri, Morgan, 1996），一些象征性的说法出现了。语言和行为表现上的问题被推测是由大脑损伤引起的，就"好像"这个人的思维被抑制了（亦即，迟钝的、弱智的），而这些叙述总是对缺陷指向的象征乐此不疲，将其视为现实。拉潘（Rapin, 1997）所指的"认知水平"，雅各布森等人（Jacobson, Mulick, Schwartz, 1995）所说的"智力发展的迟滞或缺损"，福尔克马尔和科恩（Volkmar, Cohen, 1985）所谈的"认知缺陷"，以及卡彭蒂耶里和摩根（Carpentieri, Morgan, 1996）提到的"实质性的认知损伤"都意指确切的事实，从而将象征真实化。

支持孤独症是内在病症观点的还包括这样几个流行理论：**心盲**（mindblindness）理论、**中央统合**（central coherence）理论，以及**执行功能**（executive function）理论。象征在这里又一次被呈现为现实。首先来看心盲理论，它亦被称为心理理论（theory-of-mind, ToM）。巴伦－科恩（Baron-Cohen）描述了佩纳等人（Perner, Frith, Leslie, Leekam, 1989）所做的实验，以说明心盲理论的基本概念。在这个实验中，一名研究人员给一名儿童看一个聪明豆糖果盒（圆筒状）并问，"'你认为这里面装的是什么？'这个孩子自然回答说'聪明豆'。研究人员打开糖筒给孩子看，原来里面装的是铅笔"。（Baron-Cohen, 1996, p.71）实验操作人员接着会问这名儿童两个信念问题：在给你看糖果圆筒盒里装的其实是铅笔之前，你一开始时认为盒子里装的是什么；如果另外一个孩子还没有看到糖果盒里面装的是铅笔，那么那个孩子会以为聪明豆糖果盒里装的是什么。佩纳和他的同事在研究报告中称，参加实验的非残疾儿童对这两个问题的回答都是"聪明豆"，而大多数受试的孤独症儿童回答的都是"铅笔"。佩纳和同事据此做出结论说，带有孤独症标签的儿童"是根据他们自己已经知道的盒子里面装的是什么的事实来回答问题的，而不是根据自己先前的错误信念或另外一个人现在的错误信念来回答问题的"（p.71）。这些研究人员因而推断"患有孤独症的人完全缺乏理解他人不同想法的能力"（p.71）。

心盲理论者的论点是，非孤独症人天生具有"掌控心理状态表征的功能"，因而，随着年龄的增长，逐渐具备了识别"假装和诚恳"的能力（Frith, 1991, p.19）。相反，他们认为被诊断为孤独症的人缺乏心理理论的**功能**。弗里思假设说，"大脑的这个特定组成部分是有缺陷的"（Frith, 1991, p.19），而**缺乏**这一功能导致人们发展"社会想象和交流技能"的能力受到了局限（p.19）。她还声称，对于孤独症人来说，这一缺陷可能还同时伴有"恶化因素，比如其他残疾"，从而使他们在社会参与中遇到的问题更为严重（pp.20-21）。

大众流行文化中有著述表明，心盲这一"功能"造就了个体独特的存在方式。例如，帕克描述她的女儿说，由于缺乏"'心理理论'，她不能从另一个角度看待事物"（Park, 2001, p.148）。她进一步解释说，所以，她女儿"会刮掉乘客座位那边，也就是她自己那边挡风玻璃上的冰，而丢下驾驶座那一侧的玻璃不管，就让它那么被遮着。她认为我能看到她所看到的一切；如果她知道些什么，她就认为跟她说话的人也知道那些东西"（p.148）。

至于孤独症会同时伴有智力低下的说法，它表明心盲理论表述中所体现的象征本质并未受到关注。弗里思和其他研究人员实际上并未真正找到其生理机制。因而当提及某种功能，某"大脑组成部分"（p.19）或他人"所想"（Park, 2001, p.148）时，都只能是象征性的说法。自然，如果存在其他的可能性，读者也许就会对心盲理论的说服力好好考虑一下了。在刮冰碴那个例子中，帕克的女儿杰茜，可能确实想的是她自己，想象着她自己从车窗看出去的效果，于是她便刮掉她自己那边的冰，根本没去注意她妈妈那边的挡风玻璃。然而，这并不能证明杰茜**不能**设想她妈妈也需要透过清晰的车窗才能望到外面，只是，她还**没有**那么去想或去留意。帕克在她的著作《终结涅槃》（*Exiting Nirvana*）的结尾处暗示了这后一种可能性。她描述了杰茜在悼念一个同伴的追思会上的悼词。杰茜回顾说是这位体贴周到的伙伴帮她举办了第一次个人画展，还带她去纽约画出了熨斗大厦的素描。杰茜讲话时"平静而悲伤"（p.207）。

被诊断为孤独症或自我诊断为孤独症的人更是对心理理论这一构想颇有异议。他们批评它含义不清，具有误导性，且不甚准确。我最初意识到这点是在与唐娜·威廉姆斯（Donna Williams）的一次接触中。我邀请她来纽约的雪城参加一个会议，并安排她在会上做主题演讲。大约在会议举办前的一个月，她打电话告诉我说，因为家里有要紧事，她可能无法来做演讲了。我非常失望，竭尽全力地劝说她。我知道，四百多名与会者中有很多人都极可能因为她是发言人才特地来参加会议的，旁听会议其他内容都是次要的。她当时住在英国，建议我们安排一个卫星传送，通过卫星转播她的演说。我承认可以这样做，但认为替代效果远不如她本人亲临会场的好。我对她说我理解她的困境，但希望她仍能设法参加会议。第二天她给我回了个电话，解释说她已经处理好家里的紧急事务，终于能前来演讲了。之后她说，"瞧，我还是有同理心的。"我乐了。身为一名孤独症人，她对自己人这个小小的自嘲，就等于在说，无论关于孤独症的正式定义是如何表述的，孤独症人是**能够**理解他人可能有不同于自己的感受的，也是**能够**想象那些感受的。

还有更多的孤独症人士也对心盲理论提出了质疑。作为孤独症国际互助会（Autism Network International, ANI）的成员，布莱克本等几位（Blackburn, Gottschewski, McElroy, Niki, 2000）自定义为孤独症的人士就在孤独症欧洲代表大会（Autism Europe's Congress）2000 年会议之前的格拉斯哥（Glasgow）报告会上提出了一系列的批评。他们从自身的经验出发争论说，心理理论的研究要求参与者具备语言能力、注意力及注意力转换能力、信息处理能力，还有模仿非孤独症人的诸多能力。一位发言人声称"节拍"是他们身上另一个与众不同之处，她解释说，"我可能跟不上交往中的某些环节，直到我对它们纠缠上几个小时甚至是几天之后。所以，在实际场合中，我就会表现出有缺陷的社会认知，会出现很多问题，而在其他时候，我却可能看上去对人有很好的洞察力。"另一位发言人谈到，"我不是个能随机应变的人。"他解释说他不能同时既考虑自己的想法又兼顾到别人的，"特别是当他自己在说话或是在专心致志倾听别人说话的时候"。还有一个人说，她常常同时关注一个人的讲话方式和讲话内容，她注意到有些人"说话的节奏会比较慢"，而有些人则"会像快马加鞭一般"，快得"让我浑身不舒服"。因为会注意到这些，她"不太确定自己试图要处理的是他们发出的什么信息"，是他们的"行为"，还是"他们本人"。

考虑到这样的复杂性，心理理论让人感觉很不成熟，它并没能捕捉到人们体验世界的多种不同方式。一位发言人不无遗憾地以《盲人国》（*Wells*, 1911/1997）的比喻方式来描述这个理论："ToM 理论在 NT[①] 之间有效，针对的都是 AC［即：孤独症人和他们的同类，也就是那些有相关残疾的人］时也有效，但如果应用于 AC 与 NT 之间的互动交往，则失去效应。"（Blackburn et al., 2000）因而，从现象学的角度来看，合理的解释并不是带有孤独症标签的人有缺陷，或缺乏一

---

① 译注："NT"是"Neurotypical"的简写，可直译为"神经发育正常的人"。这个词由孤独症人士发明，用来特指所谓的"正常"人。20 世纪 90 年代，在孤独症权益运动（Autism rights movement, ARM）兴起之际，孤独症人士创造了"神经发育正常的人"（neurotypical）、"神经发育多样性"（neurodiversity）等词汇，提出孤独症是神经发育多样化的一种表现，而非内在的病理缺陷；提倡将孤独症视为一种"不同"（difference）来尊重，反对将其视为疾病或障碍去进行治疗；希望社会能更加接纳孤独症人的行为表现，理解他们对周围世界的体验，并支持他们以自己的方式融入社会。

个关键"功能"，而很可能是他们感受世界的方式与所谓的神经发育正常的人不同。①

关于孤独症的第二种解释是，被划归为孤独症的人很难将细节与整体联系起来；他们被认为没有能力建立具体细节与更广泛的认知理解之间的关系。弗里思（Frith, 1989）提出，尽管孤独症主要表现为温和古尔德（Wing, Gould, 1979）所称的三联征——社会交往障碍、沟通障碍和想象力障碍，但对这一残障的本质应该还会有更加根本的解释。弗里思假设说，"三联征"全部都和中央处理功能（1989, p.97）

---

① 原注：这一结论似乎被发表在《大脑与语言》（*Brain and Language*）杂志上的一项研究所证实。在该项研究中，科研人员修改了心理理论实验的测试条件，他们让孤独症人打出自己的应答，而不是说出来。在这篇题为"孤独症人的交流能力：注意力缺损之证据"的论文中，研究人员（Bara, Bucciarelli, Colle, 2001）报告说他们招募了"20名年龄在七到十八岁之间［平均年龄：十一岁，根据DSM-IV诊断标准］，被诊断为孤独症的男性聋童"。他们都能通过打字进行交流（p.226）。在进行真正的"心盲测试"研究之前，实验人员让每一位孤独症被试和对照组成员（非残疾人士）参加了"认知测验"，包括按顺序给图片排序，以及让"被试注视一个序列的图片，并用一套卡片中的一张完成图片排序"，以检测记忆力和注意力（p.227）。在这些预试中，孤独症被试比非残疾对照组成员的表现差很多。然而，在做真正的心理理论测试，被问及莎莉和安妮类型的问题时，孤独症被试实际上比非残疾被试表现得还要稍好一些。巴拉和同事引述了其他证实孤独症人得益于"计算机指令和互动游戏"的研究（例如，Heimann et al., 1995），认为他们自己研究中的被试之所以能在心理理论的测试任务上有成功表现，可能是使用了电脑打字和书写形式的结果，这样能帮助这些"儿童将注意力集中在他们所要完成的任务上"（p. 233）：

可以确定的是，在常规情况下，孤独症人的交流表现受到了极明显的干扰；然而，一旦获得注意力和情感上的支持，他们的表现即可得到复原。我们的实验结果否定了孤独症人缺乏交流能力的假设。（p. 234）

虽然，巴拉及其同事所提供的解释不如在格拉斯哥会议上进行演讲的孤独症人所表述的更为细致入微，但二者的推论却如出一辙。

有关，反映的可能是对泛化价值的漠视和忽视，而这是源于她所说的"弱中央统合驱动力"（p.107）。她认为，问题并不在于被划归为孤独症的人陷于对细节的无休止的关注，即常言所说的只见树木不见森林，也不是"他们太擅于辨别细节"（p.106），问题也许在于，他们显示出"没有能力看到泛化不同事物的需要"（p.107）。弗里思指出，带孤独症标签的人可能在一件事情上保持很长一段时间的兴趣，而"一个正常儿童只会短暂地注意它，而且对它产生的兴趣只是一个更大的行为模式的组成部分"（p.109）。弗里思谈到，孤独症人"受损伤的大脑"是以中央统合（即归纳、泛化）与"周边系统"的相"脱离"为特征的（p.117）。当然，交流严重依赖于一个人将一系列复杂的细节与普遍性联系起来的能力。一旦卡在一个或几个细节上，在任何对话交流中，一个人都会错过对话的情节。继而，由于更复杂的原因，诸如考虑其他人的观点——亦即弗里思所指的"心理化"和巴伦－科恩所称的心理理论——带有孤独症标签的人甚至会处于更加不利的情形中，因为思考别人可能在思考什么要求能够抓住并理解大量的细节以形成一个整体概念。在一个以"成年高功能孤独症或阿斯伯格综合征人士"为测试对象，专为检验"中央统合"理论而设计的三部组合系列实验中，乔利夫和巴伦－科恩（Jolliffe, Baron-Cohen, 1999）取得了一个比中央统合观点更为谨慎的结论。他们的研究并没有证实孤独症人不能处理加工口语和书面语言以获取其含义的说法。相反，他们提出这样一个可能性，"患有孤独症谱系障碍的个体不得不付出远远超出常人的努力来处理信息以理解其意义，结果是，他们往往不能充分彻底地处理信息，除非他们被要求这样做，或除非他们自己有意识地决意要这样做"（p.166）。

　　近年来影像技术在实践中的应用，似乎为检验中央统合理论以及其他孤独症理论的相关性提供了契机。但是要想检查中央统合，研究人员究竟该查些什么呢？贝尔蒙特等人注意到，孤独症研究中有对下述一些现象的论述和分析：在听觉与视觉通道之间同时分配注意力时表现出困难的个体会在"校正注意力的范围和焦点"上遇到障碍；他们同时还会表现出由于"缺乏迅速转换注意力的能力而导致的操作僵化"（Belmonte, Yurgelun-Todd, 2003, p.651）。贝尔蒙特等人对六名被他们描述为在"孤独症谱系上"的、"非智力低下"（p.653）的成人进行了一项实验研究。实验要求被试径自注视"两个刺激位置中其中的一个，忽略另一个"（p.654），并保持对目标的凝视；参与者执行任务时眼球运动受到监测并同时接受神经造影检查（MRI）。当被试察觉到目标刺激（一个彩色方块）时，要求他或她就要将注意力转换到另一个位置上并等待下一个目标刺激。在转换注意力时，被试还需"按转换方向移动优势手的食指"（p.654）。研究人员发现孤独症被试显示了与控制组不同的大脑激活模式，因而研究人员提出：

> 有一种信息流动模式是以以下三个要素为特征的：①过度觉醒，即初级感觉的处理异常激烈，并在大脑不同解剖区域和身体不同功能系统中极度泛化；②在相关刺激初始选择上的障碍……③导致高阶处理过程的超负荷（Belmonte, Yurgelun-Todd, 2003, p.660）

这一论点进一步指出，如果刺激引发亢奋，并导致超负荷，以至于高级思维无法有效进行，尚未成熟的处于发育期的大脑"很可能会发展出一种偏重于低级特性的认知方式"并"避免对整体模式的依赖"（p.660；还可参考 Belmonte et al., 2004）。贝尔蒙特等人还认为这可能是"高阶缺陷"的下行效应（p.661），也或许涉及其他的因素，比如，处于实验环境中的焦虑。另外，他们在研究的引言部分阐明了这样一点，不涉及快速注意转换的有关注意力的研究显示，在孤独症谱系上的人会表现出"正常或接近正常的水平"（p.652）。

巴拉等人（Bara, Bucciarelli, Colle, 2001）提出"中央统合"的概念太过宽泛。所谓的弱中央统合也有可能反映的是其他更为具体的障碍，比如与感知觉、注意力、环境等相关的障碍。在他们自己的研究中，他们发现有些能力，比如泛化或凭直觉感知他人意图的能力，可能极大程度地受到环境影响。因而表明，在某一场合中显示为中央统合障碍的表现在另一场合中可能就会消失。巴拉等人假设有个比如像注意力障碍这类单一的更为狭窄的损伤，可能会影响一系列其他认知功能，因而使一个人在高级思维方面看上去有缺陷，而问题实际上是在特定条件下的表现问题（Bara, Bucciarelli, Colle, 2001, p.219）。为证明这一观点，巴拉和同事们否定了关于在个体内存在着全面缺陷的假设，提出一个更为复杂的看法，认为个体特性总是受制于社会环境，而社会环境可能会对个体表现产生极大的影响。也许，在他们分析中最为重要的一点是特定条件。比如，当他们让实验中的被试在电脑上做一个心理理论的测评时，可能会帮助这些个体克服像注意力转换这样的特殊障碍。如果他们要求被试口头完成测试题目，而不是通过电脑这一媒介，他们可能也会发现被试在执行心理理论任务时一败涂地。

这并不是说电脑可能就是能用来拯救孤独症人的灵丹妙药。更确切地说，这是一个注意力上的问题。正如本书特邀作者之一苏·鲁宾在她早前的一篇文章中所阐明的，与注意力的较量会涉及与多种因素之间复杂的交互影响。她描述她自己有"强迫性思维和行为"，会使她"卡在某些想法和行动上"（Rubin et al., 2001, p.421）。对于自己不自觉的言语仿说，她解释说，"我说出一个词或发出一个音，然后就无法停止或换成一个不同的声音"（p.421）。然而，上课时，因为能"参与认知活动"，她的仿说现象就消失了（p.421）。简而言之，一个有条不紊的教师或其他因素，包括一台电脑，都可能有助于注意力的提高，进而促进行为表现。

第三个对孤独症的象征性解释是执行功能理论。**执行功能**这个词是指计划序列行动的能力，亦即一个人从最初的步骤开始继而贯彻执行一系列的动作，并从始至终协同操作，直至达到接近意图的最终结果（Damasio, Maurer, 1978; Welsh, Pennington, 1988）。在某一层面上说，这个词语看上去基本只是描述性的，它涉及这样一些功能，"计划、思维和行动的灵活性，定势转换、抑制，以及维持一个正常运行或在工作记忆状态的心理表征"（Griffith et al., 1999）。简而言之，它描述了为实现一个特定目标所采取的一系列行动。但它是否诠释了孤独症？

和任何一个宽泛的概念一样（例如，心盲和中央统合），将执行功能视为一个对孤独症全方位的解释（亦即，它的成因）可能会导致将"不同或障碍"与"无能"相混淆。格里菲思等人（Griffith, Pennington, Wehner, Rogers, 1999）总结说，"孤独症的执行功能障碍假说存在着严重的值得质疑之处。"因为，在他们的研究中，学龄前孤独症儿童在被认为是执行功能基础的很多方面表现出了能力。这其中包括了记忆力，在执行任务期间将信息保存一段时间，应用和操作信息，在不同的信息组之间转换关注点，以及抑制反应（p.830）。如果缺乏执行功能可能是孤独症的一个成因，那么年幼的孤独症儿童就不会展现这些能力。在最近一项针对年龄稍大儿童的研究中，约瑟夫等人（Joseph, Tager-Flusberg, 2004）发现执行功能的能力与交流功能相关，但指出相关性并不代表因果关系。另外，他们并未发现执行功能技能与"交互式社会功能"（p.151）之间存在关系。因而他们认为"执行功能……与孤独症症状的严重程度……之间没有太大关联"（p.152）。

在更为基础的层面上，研究人员自问（Miyake et al., 2000）：在被称为执行功能的这一构想中，那些被确认为是它的重要构成的能力之间是密切相关的，还是完全独立、毫不相干的？或者在学习一种能力时（比如记忆力），另一项能力（比如抑制力或注意力）是否是种干

6

扰？宫生及同事发现"定势转换"、"监控力"和"抑制力"（他们的研究对象是非残疾的大学生）可能是既相互关联但又"明显可拆分"的能力（Miyake et al., 2000, p.49）。

宫生和同事以及格里菲思和同事（Griffith, Pennington, Wehner, Rogers, 1999）提出的问题，揭示的是寻求对孤独症的某种全能解释时带来的问题。首先，一个事实是，执行功能是一个象征性的建构，是一种假说，而不是一个切实存在的、可确认的功能。其次，这一概念假设的是被划归为孤独症的人具有内在的、整体性的缺陷。但是在执行某一特定任务时有困难的人（注意，并非每一个带有孤独症标签的人都会在下列例子中遇到困难），比如，按照事先观察到的范例中的次序，将一套碟盘摆在一个 CD 架上，是否就代表此人真的想不出实现行动所需的动作和步骤？是否此人真的缺失了认知功能？此人是真的看不见理解不了不同信息组合，也当真不明白它们与行动之间可能存在的关系吗？还是说，其实是某一个或几个因素妨碍了成功的表现？与此类似，这一执行问题是否在每一个情境中都会存在，还是说，行为表现的不同或障碍在某些特定场合下会体现得更为突出？例如，延迟的注意力转换可能会影响行为表现；而焦虑，包括环境引发的焦虑也会有影响；把握时机的困难；排序存在的问题；本体感受不良；或其他任何对取得全面成功来说必不可少的特殊要素。

每一个有关孤独症成因的所谓根本性解释，包括心理理论缺失假说、弱中央统合假说，以及执行功能障碍假说，均暗示孤独症在本质上可理解为个体内在的特质。从这个意义上讲，此类诠释代表的是有关智力的争论（Hayman 在 1998 年的著述中对此问题进行了颇为有益的讨论）中持**天性论**的一方。"天性"观点主张人是天生聪明或不聪明的，从而否认了社会不公，比如贫困和教育机会的欠缺，对一个人的发展有可能造成的阻碍。以此类推，当一个理论认为孤独症基本或完全是一个内在的状态或特征时，它可能暗示的是生物决定论，尽管这可能并非是刻意的。先不说科学根本不可能治愈一个带有假设内在缺陷的人，这样的理论在本质上是基于悲观主义立场的。它认为"有障碍"的人都或多或少被自己的内在特征所束缚或限定，极少或不可能有取得任何"进步"（亦即变得更加"正常"）的机会。洛娜·温似乎就代表了这种观点，她写道："没有表现出任何良好认知能力迹象的儿童，几乎不太可能通过任何教育方法真正发展出什么能力。"（Wing, 2000, p.2）如果一个人确实取得了巨大的进步，持"孤独症是内在特质"观点的人会解释说，教育可能起了重要作用，但个体本身一定是不同寻常的［例如，洛娜·温（Wing, 2000, p.2）曾将蒂托·拉贾什·穆霍帕德耶描述为"不同寻常"的］。在关于孤独症解释的"大理论"框架中，一个表现出巨大变化的个体，很可能被认为是统计异常值，或如洛娜·温所述的"不同寻常"。因而，个别的相反例证并不会对孤独症的主流观点有任何触动。

智力争论中的持**培育论**的一方认为，被划归为孤独症的人**像任何人一样**，是可塑的。孤独症不是一个人的全部定义。阿尔贝托·弗鲁戈内或上述格拉斯哥演讲者们的经历证实了这样一个主张：任何人的表现都与环境因素相关。在孤独症人的自传于近些年问世之前，德什·洛里耶（Des Lauriers, 1978）就在他的个案研究中表述了这一观点。他描述了自己对凯纳最初的十一个病人之一克拉伦斯所做的研究。他发现克拉伦斯明白，自己的社会交往通常与常人（normate）①所期望的有很大程度的不同，尽管如此，他的表现也是受环境所左右的。克拉伦斯担心新技术的出现会使他丢掉工作，还担心是否能在性生活

---

① 原注：汤姆森（Thomson, 1997）在她的《离奇古怪的身体：美国文化及文学中的肢体残疾塑造》（*Extraordinary Bodies: Figuring Physical Disability in American Culture and Literature*）一书中首次使用**常人**一词，意指社会构建的"正常人"的概念。我在这里以及本书其他部分采纳此词用法，为的是提醒人们注意，"正常"是一个纯粹的人为构建的观念，它的创造和应用极为主观，它的含义也在不断变化着。

上满足妻子——德什·洛里耶指出这些也是非孤独症人会担心的事，比如，一个人将要从单身步入到婚姻殿堂时也许会紧张得产生"轻度阵发性恐慌"（p.227）。德什·洛里耶总结说，尽管孤独症也许能标示出克拉伦斯在主观性上与他人的不同，但无疑，克拉伦斯取得了很多成绩，这受益于他早期能够置身于社会交往环境中以及他所受到的教育。他能够清楚地认识并阐明自己的状况，并强调机会，认为机会是自己能够发挥潜在价值的关键。

五、自传作者以及"孤独的"孤独症人

孤独症领域，我是指专家、研究人员、父母、教师及其他撰写过孤独症文献的人所组成的这个领域，看待孤独症人的角度与孤独症人看待自己的角度是不同的。从外人的视角，永远无法绝对了解另一个人经历了什么或理解了什么。外人其实总是处于这样一个位置，他需要问自己："我亲眼所见的是什么？眼前这一切意味着什么？"在这个领域里，对这类问题构造出的答复一直倾向于缺陷指向。在这个缺陷模式中，外人从常人角度出发，发展形成假说或理论（比如心理理论、认知缺陷理论），并将它们在所谓的残疾人身上进行应用和检验。这无异于是在说：带有孤独症标签的人缺少哪些"正常"人所拥有的？另一个立场则是去识别和发现。通过探寻和引发被划归为孤独症的人自己的看法，了解个体主观的认识或设想；将带有孤独症标签的人自己的想法置于首位，通过他们的视角去理解和解释孤独症的多重含义。后一立场可称为批判现象学模式，它假设关于孤独症的观点取自多重渠道，通常折射出的是被定义者与定义者之间的权力关系。它会随时间而变化，并与社会和文化背景息息相关。

本书的特邀作者效仿的是孤独症领域近些年来才开始形成的一个论述形式——自传，代表人物是格兰丁（Grandin, Scariano, 1986; Grandin, 1995）、威廉姆斯（Willams, 1989; 1994）和巴伦（Barron,

Barron, 1992）。显然，格兰丁 1986 年的著述《浮出水面：贴上孤独症标签》①具有划时代的意义，被诊断为孤独症的人开始现身说法，从内部视角来解读孤独症人的经历。在她的自传中，格兰丁并未展示证据，将自己描述为是残损不完整，或是遥不可及，与周围世界基本完全隔绝的（表现为孤独，对外界不感兴趣）；与此相反，格兰丁揭示的是一个不断进步的，与社会环境不断相互交融的生活。

格兰丁是一位博士、研究者、顾问、动物食槽设计者，同时在孤独症方面著述颇丰。但不难预料的是，专家学者往往会从缺陷角度看待格兰丁。哈佩曾研究过格兰丁的写作，将之称为"出众的，任何人都会引以为豪的成绩"（Happé, 1991, p.213）。她找出了一些特殊段落，格兰丁在这些段落中谈到了她的友谊，她的想象游戏，她用以赢得游戏的策略——与其他孩子进行智力配合，还有"假装无辜，撒谎说什么事是谁干的"以逃避惩罚。在哈佩看来，这些表现对于一个被诊断为孤独症的人来说都是不同寻常的。她引用这些例子作为证据，说明它们体现的是一种"操作他人想法和情感的"能力（p.209），借此表明，格兰丁是孤独症人中非典型的一员。换句话说，格兰丁的叙述与那些特定的众所周知的孤独症缺陷不相符合。

哈佩发现这些描述中有一些太过出色，因而令人生疑。格兰丁的第一本书《浮出水面》（Grandin, Scariano, 1986）有一位合著者，这招致了怀疑。哈佩特地指出"尤其是那些最有趣，对我们的孤独症观点又最具挑战性的段落"（p.208）。哈佩似乎坚信笛卡尔的哲学观点，认为自我可以独立存在于实体世界之外。从这一观点出发，孤独症可以被理解成为个体的特质（包括假设的缺陷），在某种程度上是独立于外界影响的——实际上，就存在于自主个体内部。为了对格兰丁的孤独

---

① 译注：《浮出水面：贴上孤独症标签》原书名为 *Emergence : Labeled Autistic*，又译为《星星的孩子》。

症进行"可靠的"分析，哈佩写道，有必要对"孤独症作者本人"进行单独考察（p.209）。

哈佩描述说，格兰丁那些没有"代笔"痕迹的作品中，有"很多地方比较难以理解"（p.209），意思是说，她开始与斯卡里亚诺合写的那本书基本上是"有人捉刀"。似乎是为了要将格兰丁拖回到孤独症之心理理论的框架中，哈佩指出有些地方"话题转换得让读者感觉突兀，不那么流畅"（p.210）。在她认为格兰丁突然掉转话题的地方，"从她的挤压机一下就转到如何对付那些牛"（p.210），她看到了孤独症的缺陷。哈佩抓住这一点说，"好像她［格兰丁］没能意识到她的读者并不知道她所知道的那些重要背景信息"（p.210），意指格兰丁不能区分哪些知识是共享的，哪些知识只是她个人知晓的（p.215）。在这里，就算说是通过暗示，她也是给出了一个相当明确的指向：心理理论的构想。她说，格兰丁在某处介绍了她有个挤压机（格兰丁设计的，帮助她自己处理感知意识的装置），但在写了好几页之后才对它进行了切实的描述，她认为格兰丁这么做让读者感到很困惑（p.210）。

如果说这些例子可能起到了支持孤独症心理理论这一缺陷说的作用，它们在同样程度上也削弱了这一说法。毕竟，对作者来说，特别是新手，必须进行多次编辑才能理清所要表述的内容。这是很司空见惯的事，包括我自己也需要这样做。比如，事件发生和描写事物的顺序，段落之间的起承转合，观点的逐步形成，适当的背景信息，以及为达到读者的期望值所做的其他一系列调整，等等。那为什么对一个带有孤独症标签的人来说这就有所不同了呢？格兰丁经常进行孤独症方面的演讲。任何听过她演讲的人都知道，她已发展成为一个非常有趣，又极富想象力的发言人。像其他作者一样，如果她的写作风格经年累月也没有改变，那很好，显示了她在写作方面经验丰富，与他人协同合作也游刃有余。但实际上她逐步在改变。在《浮出水面》（Grandin, Scariano, 1986）出版十年后，格兰丁又撰写了一本书——

《用图像思考》①。奥利弗·萨克斯认为这是"一部新的，更加深思熟虑，更为流畅贯通的记叙文集"（Oliver Sacks, 1995, p.12）。对格兰丁来说，这样的评论不足为奇。

现在，从批判现象学的角度来看看格兰丁的著述。在她的第一部自传中（Grandin, Scariano, 1986），格兰丁描写了妈妈如何在她每天放学后跟她一起阅读，她如何通过反复尝试终于慢慢开始了解了自己。她描述了诸多行为表现方面的问题，比如，她对触摸的反应，她想说的话与自动（即，不是有意的）从她嘴里冒出来的词之间的矛盾，以及当她想有节奏地拍手时遇到的困难。通读她的叙述，不由得人不承认，作者描述的是自己活生生的切身经历。格兰丁分享了自己在走向成熟的过程中所经历的种种细节，她确信那些没有孤独症经历的读者，还有那些对世界有不同理解的人，会对这些内容感兴趣。

近年来问世的孤独症人自传体著述，不但远没有证实缺陷模式，没能印证带孤独症标签的人是所谓孤僻的、冷漠的，相反，这些叙述揭示的是这些人在寻求与外部世界的连接。诚然，巴伦（Barron, Barron, 1992）承认被自己的强迫行为搞得筋疲力尽，比如三番五次地将蜡笔扔进家里的暖气通道，就为看每支消失的方式是否会重样。他还描述了自己痴迷于将厨房用具扔到树上去，每次都想看它们到底能被扔多高，看它们可能会打到树的什么地方，听它们碰撞树叶和枝干时发出的沙沙声，再看它们从高处坠落下来，一遍又一遍。他喜欢各种图案，于是便没完没了地研究它们。然而，和格兰丁一样，巴伦在叙述中描述了他为取得和外界的连接所付出的种种努力。他谈到，为了获得社交技能，使自己在非残疾人当中能被当成一个参与者，他想了种种策略。尽管别人并不知道他强烈地渴望去改变，去学习，去交

---

① 译注:《用图像思考：与孤独症共生》（*Thinking in Pictures: My Life with Autism*, Grandin, 1995）中文简体版 2014 年由华夏出版社出版。

往——换句话说，在结交他人的同时也被他人看作可结交的对象，他
一直在为此作出努力。他解释说，他为自己感到骄傲，因为他知道美
国所有五十个州的州名。只要一有机会，他就会问他父母的朋友，问
他们是否造访过某些州，比如，蒙大拿、西弗吉尼亚或肯塔基。通过
点名来询问这些州，他可以炫耀他知道这些地方。他说他喜欢谈论这
些州，因为这给了他一个交谈的结构，还能让他感觉是他在控制谈话。
回顾往昔，他认识到，那时他"引导的谈话都是破碎零散又互不关联
的，根本不会有什么结果"。但他原谅了自己，因为他需要走出这一
步以逐步达到沟通的目的（p.107）。他写道，那个时候"最关键的是，
这么做让我感觉多少更像个正常人。我能得到认可。至少，当我按照
自己的意愿驾驭着谈话的时候，我感到自己还挺强大的"（p.107）。对
那些不得不坐在那儿听他说这些话的人来说，这样的交谈想必是要多
烦人有多烦人；他们也给了他同样的回报——把他甩在"正常"谈话
之外。"他们每个人都能毫不费力地进行交谈，"他解释说，"谈话那么
顺畅，就像潺潺流淌着的小溪。我却感到非常无能，被撇在外边，无
足重轻"（p.104）。肖恩·巴伦历数各州的叙述方式，表明他是可以交
谈的。这类话语，虽然是台词式的，事先预设好的，但也的确是他想
说的话。而且，他在表达上也越来越好了。所以说，孤独症并没有使
他变得对世界或对他人的想法毫无兴趣。而且，即便他有自己极为固
执的程序，也并不意味着，他认识不到其他人看待这个世界有不同的
角度。而恰恰是那些他意识到的别人的不同观点，使他感到痛苦。回
想当时的情形，他认为，即便他对那些州到底什么样知之甚少，到遥
远的地方去旅行这一话题使他进入一种幻想，帮他抑制自己对"目前
状态的痛苦感受"（p.106）。

　　巴伦将孤独症视为他本性的一部分，但他本性到底如何并不能简
单地用孤独症来标识。例如，极度焦虑，是他认为孤独症为自己带来
的一个特点。但无论它的神经基础是什么，巴伦对焦虑的感受会在他

应对现实生活中种种不同状况时发生变化。他描述在高中时上了一门演讲课，当他试图在全部同学面前讲话时，真的会因为裹挟在恐惧里，而去狠掐自己的胳膊。但后来，先是他的老师帮他转移注意力，让他去看自己紧握的双手，然后是多加练习，渐渐地，他变得更加放松也能更好地当众讲话了。在他成长后期，巴伦全家搬到了另一个社区，他和妹妹上了所新高中。巴伦将此视为树立新形象或至少是获取新声誉的契机。他与其他学生交谈时比以往更加成功。就好像是新环境给了他一个尝试新技能的许可证，他不用担心其他人会如何根据以往接触时产生的印象来界定他。这还真是有效。

跟尝试当众讲话一样，他用同样蓄意的方式让自己发展出了幽默感。他决定他也得有种幽默感——他在别人身上观察到过。事实上，让他"痛恨的现实是，其他每个人似乎都有"（p.180）。要是知道并非每个人都真有幽默感很可能会让他感到舒服些，但无论如何，他想要拥有这一特质。他知道他需要领会那些微妙之处，而且要比他以前能做到的更快。于是，他开始反复不停地看电视剧《盖里甘的岛》（*Gilligan's Island*, Schwartz, 1964），直到他能够逐字逐句"背得出整个一个场景的对话"。这很有帮助。他说，这个节目本身就是"重复的……容易看得懂，可预测，而且是喜剧"（Barron, Barron, 1992, p.180）。他相信，如果他能抓住这个电视剧里微妙的幽默点，他就能重复那些台词引人发笑。然而，后来他发现，人们笑的是他背台词的怪异方式，而不是台词本身。他还发现，他的笑点和别人的笑点不一样。另外，他常常不能停止他自己的行为模式，在那一刻，他觉得陷入了强迫症。

格兰丁和巴伦对外界有兴趣，他们总在寻找和学习新的技能，还能描绘出自己改变的轨迹，而且这些总是与社会交往相关联。这一切都说明"孤独的孤独症人"这一观念与事实不符，甚至可以说带有虚构成分。从批判现象学的角度看，他们的叙述揭示出，他们是在与世界的互动过程中不断成长、变化的，也在不断获取新的自主性。

关于孤独症最早的定义的确是用缺陷性词汇来描绘孤独症，称它是一种"孤独样"的状态——阿斯伯格写道："孤独症人就只有他自己［对希腊文 autòs 一词的解释］。"（1944/1991, p.38）然而，如前所述，阿斯伯格自己提出了与孤独性这一偏见相矛盾的证据。和任何人一样，一个被划归为孤独症的人并不见得比人们可以想见的更为孤独。这点在巴伦的著述中颇为明显。在格兰丁的叙述中亦是如此。《男孩肖恩》[①]是巴伦和妈妈合著而成的一部传记。他在开始撰写他那一部分时有个过程。我第一次遇到肖恩和他妈妈朱迪，是 1993 年在雪城大学（Syracuse University）举办的一个残疾会议上。当我说我有多喜欢他们的著作时，朱迪给我讲了她对肖恩的写作最初的反应。她一开始时对肖恩写的那部分非常失望。在她看来，那些内容过于泛泛，缺乏热情，读起来令人感到乏味。为了让肖恩写得更具体详细些，继而显得更为有趣，更为有意义，她给他看了托拜厄斯·博尔夫的回忆录，《这个男孩的生活》（This Boy's Life, Tobias Bolff, 1989），作为写作范例。"照这个这么写"，她说。显然，他需要的就是这个。在读了博尔夫的书之后，肖恩开始写出详细的、引人入胜的、戏剧性的内容。这一过程极为生动清晰地说明了，作为孤独症作者，巴伦的表现离不开与环境的互动。

六、透过脱节现象，审视身体

像许多花费多年时间试图理解孤独症的人一样，我自己早年的工作着眼点也常位于悲观主义的立场——我常怀疑被划归为孤独症的人对这个世界到底能理解多少。我并不是要宣称他们是智力低下或说他们与世隔绝；更确切地说，我只是没有办法想见另一个人能理解什么

---

① 译注：《男孩肖恩》（There's a Boy in Here: Emerging from the Bonds of Autism）中文简体版由华夏出版社 2015 年出版。

或感受到什么。在面对面接触时，我猜我像很多教育者一样，会在两个立场中间摇摆不定——一方面，很正常地和对方说话，就好像他或她能完全听懂我在说什么；另一方面，暗自思忖这个人是否真的听懂了，或者，他或她根本就是在自己的世界里。但我最终还是明确地转变到了更为乐观的立场。转折点发生在我遇到几位带有孤独症标签的人之后，他们像阿尔贝托·弗鲁戈内一样，不能有效地用口语表达但能通过其他方式显示他们的智能，其中一人就是露茜·布莱克曼。我想先来描述一下我和她的会面，以及我从她的著述中所学到的东西，以便为渗透于本书的一个问题设置一个平台：当带有孤独症标签的人所表现出的言语和行为看上去不同寻常，甚至是深不可测的时候，不带标签的人应该如何去解读？

一个周六的早晨，因为一项研究课题的缘故，我和布莱克曼在澳大利亚的一个交流中心曾进行过一次交谈。她那时还是个高中生。后来，她从澳大利亚的迪肯大学（Deakin University）毕了业，写了自传（Blackman, 1999），在美国孤独症会议上发表演说，也到雪城大学来演讲过。孤独症和阿斯伯格领域的权威学者阿特伍德（参看 Attwood, 1998）曾经写过他对布莱克曼的看法，"这些年来［1990 年至 1999 年之间］，她教给我的对于孤独症的认识比任何学术文章都要多"（Attwood, 1999, p.vii）。他发现她从外表上看是典型的孤独症，因为"她看上去生活在自己的世界里，发不出几个能让人听得懂的语音，有时候她的行为也相当古怪"；然而，他后来将她视为"一位智慧超群，性格刚毅的人"（Attwood, 1999, p.vii）。

同样，我也从布莱克曼那里受益匪浅。事实上，有一系列事件为我日后形成的对带有孤独症标签的人采取**能力假设**的立场奠定了基础，而我跟布莱克曼的第一次会面就是其中之一。布莱克曼学生时代的大部分时间在为智障学生设立的隔离中心度过。当我们在澳大利亚的墨尔本见面时，她刚被一所普通中学接收。去她所在的高中见她时我观察到，她看上去不能大声成句地说话，频繁地在学校走廊里踱步，我跟她说话时，她也并不总是站在那儿听我说话。而且，别人告诉我说她以前还有过其他异常行为，比如，爬到一棵树上去，当众对着地面小便。简而言之，她的行为方式给我的印象是非常规的，有些古怪。但是，那个周六的早晨，我记忆里就是我看待孤独症的倾向发生转折的那天，她带我进入了一场令人难以忘怀的争论。

谈话中，布莱克曼通过打字表达她想说的话。露茜："你强调融合。融合到底能给这些这么弱智的人带来什么呢？"她听过我在当地广播电台和一次教师集会上关于融合的演讲。

"融合能提供让他们被看成是普通人的机会。当然这也取决于他人能否以这样的方式来看待他们。"我回答说。

露茜："你一定非常理想化。"针对这点我回答说，我认为我自己更为乐观而非理想化。她继续说道："靠能力来判断一个人未免太刻薄。"我不知道她是否指的是前面她自己做的那个判断，称某些人为"这么弱智的人"。她接着补充说："大多数人需要［看到学生有能力的］证据。残疾怎么满足得了这样的挑战？"她争论说，只要"残疾没有利润"，残疾人就极不可能在这个世界上获得接纳。

在这次简短的交谈中，布莱克曼展示了复杂的思维能力。如果我们只看到了她在学校走廊里来回踱步，看上去不能说话，在社交互动时径自走开，可能很难想象她拥有这样的能力。

我们可以从中学到这样几个经验教训。她的身体动作并不一定能揭示她的思维能力——有时候也许能，例如，当她打完字，抬起头来，等待同伴念出她打的文字内容时。但通常，从一个所谓正常的外人角度来看，她的动作行为很具误导性。比如，她在交谈中会走开，这可能反映的是兴奋或是想要控制兴奋的渴望，而不是对谈话本身没兴趣或无动于衷。

在我们关于融合和对待残疾态度的争论中，她表现出了敏锐的社会正义感；她非常清楚在实践中针对残疾的歧视，而且，显然她知道别人的残疾观点并不总是和她的相似。她将自己的残疾观点置于政治经济框架中，认识到如果残疾人的融合能创造利润，它还有可能普及。她对残疾的理解非同一般。

和布莱克曼的这段交谈中还有尤为重要的一点触动了我。她使我深深体会到，她的残疾或不同需要得到认可和接纳。如果她身边的人对她采取的是"每个人都一样"的态度，她的生活不一定能得到提高。她坚持被看成是一个有能力的人，而如果对她的残障视而不见，会使她显得脆弱。是她自己首先指出，在某些方面她**就是**与绝大多数人不同。就现实而言，她需要身边有个助理，一个性情平和的人，能时而提醒她需要将注意力转移到下一件事上了，提示她注意这里有个人想跟她交流。她依赖几位训练有素的助理帮助她使用辅助沟通系统。另外，她告诉我她很感激别人把她当成聪明人来看待；她指出有哪些老师和同学赏识她的聪明才智——比如，她文学课上的同学都会选择参加她那组，以便从她的评论中受益。在更为实际的层面上说，她的沟通方式决定了她需要时间打出她想说的话；如果想要听她说话，在她打字时，周围的人就必须愿意等待。还有，她在学校的出勤率取决于校方是否能认识到，她需要某些方式来应对她的焦虑，包括在走廊里来回踱步。这些因素，可能还要再加上其他的，似乎是她在学校参与学习活动的**必要条件**。没有这些，她没有机会展示她的复杂思想。

我将自己从布莱克曼那里所领悟到的比作"透视脱节现象"，因为她向我证实了一个事实：仅凭观察她的行为，外人不可能知道她在想什么。如果我只有我的观察，那么我所能做的也就只有去推测。这就是为什么很长时间以来人们对不会说话的孤独症人理解起来感到相当困难。布莱克曼在她的自传，《露茜的故事：孤独症历险记》（*Lucy's Story: Autism and Other Adventures*, 1999）中详细阐明了这一点。她解释说，小的时候，她能听到别人说的话："别人会朝我的方向发出一些说话的声音，除非我已经知道他们想要说什么，否则我的反应是一通瞎折腾，说的话或做的事都是错乱的，因为说话的人想要传递过来的那组信息，只有一部分被接收到了"（p.36）。值得注意的是，她的妈妈还真抓住了一点，意识到如果换一种方式，露茜能够理解一些事。她妈妈在这一时期的笔记中有这样的评论，"与露茜交流时，如果用那些可以说是过于夸张的信号来进行强化，沟通效果最佳"（p.37）。

布莱克曼的口语表达一直有问题。她不能通过口语说出她想要什么，于是她就发展出了其他的策略。遗憾的是，从常人角度去观察的人往往不能理解这些策略中的内在逻辑。在《露茜的故事》一书中，布莱克曼描述了这样一个情形，她会"去厨房，坐在地板上放着的一个便盆里"，以表示她想要吃东西（1999, pp.36-37）。当然，她周围的人不大可能能破解她坐在便盆上的意思。原来，在她小时候，一个照看她的人在给她进行如厕训练时，曾喜欢用吃的东西贿赂她；几年后，露茜不会自己坐到饭桌旁"和其他孩子一起哭闹着说我还想要第2块（或第4块）饼干"。于是坐在便盆上就成了她的"等价策略"（pp.36-37）。她的这个例子令人联想起凯纳对唐纳德的描述，那个孩子一说"是"，就表示他想要爸爸把他举到肩膀上。在布莱克曼学会可靠的沟通方式之前，要想理解她行为中各种可能的含义，经常得玩猜谜游戏。

她解释说，"真正的口语"对她来说就是"深渊"。她也许能像鹦鹉学舌一样重复某人说话的音调，但要发出声音来交流，她就仅限于会说"单元音"（p.41）。布莱克曼说，如今，如果处于非常放松的状态，她可能可以跟人打招呼说，"你好，某某［也就是对方的名字］"。但通常，即便是对大多数人来说做起来如此轻松自然的问候，对她来说，也是不可能的，除非跟她在一起的人让她说"你好"或"再见"。如经提醒或提示，她能够说出一个"'再见'，木然得跟二十年前一样［即她小时候］"（p.42），也许还能挥下手。但即便走这个过场，她都有可能眼望别处，或更糟，径自走开。"但我的眼睛经常回望提醒我该说什么的人——这个人还帮我掌控时机，给我提供强化。"（p.42）这似乎为古德在他的著作《无语的世界》（*World without Words*, Goode, 1994）中提出的二元沟通（dyadic communication）观点提供了一个具体实例——古德认为，某些"沟通**必定**是二元（或三元）的，而且**只能**是二元的"。（p.199）

通常，如果无人陪伴，布莱克曼和他人在公众场所的直接接触会引发她的刻板反应，让观察者感到困惑不解，因为交往中的二元或三元特性在这类场合下是缺失或不完全的。比如，她描述了这样一个情景：她十八岁的时候，有回在人行横道边，一位老妇人站在她身旁。"我猜她对我奇怪的举止感到担心。她问我是否还好，并等着我回答。我被她的期待搞得乱了阵脚，开始绕着圈儿地小跑。"（1999, p.41）半个小时之后，布莱克曼仍在绕她的圈，而"本想成为助人为乐的那位妇人，则目瞪口呆地站在一旁"（p.41）。她的那些举动是社交前奏曲，是想要参与的尝试，但这实在超出常人对应该如何进行社会交往的理解，任何一个过路人都很难搞明白她的意图是什么。只有跟她特别亲近的人才可能有机会准确猜到她的意思。她的行为动作与意图之间表面上的不一致（从一个所谓的常人角度看），令布莱克曼感到沮丧，但又不那么容易改进，而且显然不代表她的思维能力："奇怪的是，我能在我的脑海中看到这可笑而又滑稽的一幕，但我就是无法改变我的行为。"（p.41）当别人期待着你做某件事，而你真的马上就能去做，这对她来说似乎是最难做到的事。

自从与布莱克曼会面之后，没想到我发现，其他被诊断为孤独症的人也极为频繁地描述了他们的想法与行为之间类似的脱节现象。本书的另一位特邀撰稿人鲁宾（Rubin et al., 2001），曾描述说她的行为表现是时断时续的："当有人让我做某件事时，有时我行，有时我就不行。我明白要求是什么，但我却不能执行它。我最终绝对能去做这件事，但没人能等足够长的时间。"（p.423）设想一下，她对延长反应时间的需要会给别人评估她时带来什么样的困难。在另外一些情况下，鲁宾会做出些无意识的举动，要么会妨碍她去做她本想要做的事，要么其实就是有意行为前的行为。如她所述，"我当然知道为什么我会被人当成是弱智。所有我这些异常笨拙的举止，所有我这些毫无意义的声音都让我显得很弱智。"像布莱克曼一样，她请求人们不要根据她的每个行为（或是不为）来判断她。她的身体对有意行为尝试的结果实在是太难以预料。

七、反驳孤独症静态观点的更多证据

1996 年，在遇到布莱克曼若干年之后，我收到了一盘理查德·阿特菲尔德录制的录音带——他是本书的另一位特邀作者。这盘磁带将进一步转变我的孤独症观点。它会更加坚定我对孤独症人采取的能力假设的立场，也会加深我在理解他人过程中对复杂性的意识和感受。特别是，我将会对孤独症、说话能力以及个人变化过程的具体情况产生更深刻的认识。

和磁带一同寄来的还有阿特菲尔德手打的一页文字。几个星期后我给理查德写了封信，叙说了我听过磁带后的感受：

> 我上个星期刚听了你的带子，听后激动不已。开始时我把它放进我车里的录音机来听，我听到了你柔和但极为努力的声音。一开始要听懂你所有的话很困难，但那些意思完整的话呈现出来时，我很容易懂。如果我能跟你同处一室，看着你亲口说出这些话，那肯定还要更容易些。但稍后我把车停在路边的一排树木旁，拿出你的那份"我的自我评定"，并跟随着你的朗读一起阅读，于是乎，你说的所有的话就都变得水晶般的透彻了。你写得真是太棒了。我想为你的成功欢呼，让世人都知晓。

这是我最早开始意识到，通过打字进行交流也许还可以为某些个体开辟学习说话的途径。当我一旦明白录音内容和手打文字完全相同时，我又把磁带听了好几遍。有了眼前的文字内容，每个录入的词语都变得清楚明白。在这盘录音里，阿特菲尔德充分表达了他的愤怒，他为自己一直被看成是个智力迟钝的人，为被隔离于特殊教育里，也为不被允许接受普通文化课的教育而感到愤慨——理所应当的愤慨。他决心战胜恐惧，为自己辩护：

> 我想上大学，想去受教育。我不想去日托中心［一个隔离的只有残疾人的场所］。我不是弱智……①
>
> 我这一生一直被视为是个愚蠢的人。我的理解却是，孤独症人都很聪明，而且如果你们这些人承认你们不能理解我们，那么也许我们可以尝试某种方式，使双方可以平等相待相互理解。身陷自己这副没用的躯体令我感到非常沮丧。要是你真能表示出一些理解，真能把我当成一个有聪明才智的人来看待，我可以试着跟你交谈，而不会为表达一个观点而感到战战兢兢。我知道我很聪明……你难道就不能把我说的话当真吗？

听到这盘录音带时，我还没见过理查德·阿特菲尔德。在我给他的信中，我问他能否让我给他录像，把他朗读自己打字内容的情形录下来。理查德回信告诉我说，他会紧张得无法录像，但也许将来什么

---

① 原注：在编辑此书过程中，理查德告诉我他觉得加上"我不是弱智"这句话有问题。他不想中伤仍留在护理中心的那些人。关键是，这些中心已基本演变成当代的休闲娱乐室。当初在精神病院等隔离机构的病房，这些人与世隔绝；他们会被安排做些手工或参加其他一些"活动"；而所谓工作，如果有事可做的话，往往只是些简单的活计。现在这些中心与隔离机构也没有什么太大不同。在我看来，理查德说"我不是弱智"这句话并不是在对中心的其他人进行价值判断，但我很赞赏他的敏感。

时候他就可以了。几个月之后他再次来信，令我欣喜的是，他现在同意会面了。在接到他的信之后不到两个星期，我已拎着摄像机，踏上了去英国的旅途。

我那时确实知道有些带孤独症标签的人，即便日常对话有困难，也能朗读出他们所写或所打的内容，理查德是我最早听说过的这些人当中的一个。朗读时，他能说极其复杂的事情。也许很多人没有料到，他在五岁的时候就已经能朗读课文了。而现在发展出的新情况是——至少根据我的经验是这样，他能够打出交谈时他所说的话或打出他写的文章，然后朗读他自己打出的文字内容。如果只用口语表达而没有文字可读，他似乎只能局限于有限的一些短语，或，像他自己后来解释的那样，"零零散散的句子"。几年之后我才知道，别人也会做和理查德所演示的一样的事，也就是，读出他们写出或打出的文字内容（参见 Broderick, Kasa-Hendrickson, 2001）。

在他上过的只收残疾学生的特殊学校，绝大多数课程是非学科性质的，诸如烹饪、认时间、体育锻炼、园艺、购物、图书馆游览、溜冰、骑马、游泳，还有理查德现在所指的"极为浅显的基础阅读"。他坚持要学更多的学科内容。有些最终被采用，但仍"不是完整的学科课程"。

我知道理查德被同时诊断为脑瘫和孤独症，现在在上大学，渴望成为一名作家，除了这些情况，我对理查德知之甚少。我到达他家时，他热情地跟我打招呼，说了句："喂！"就在我造访的第一天，理查德向我演示了他朗读的能力。他把打好的几页文字举到面前，专心致志地看着一行行内容，开始朗读，极为缓慢而平稳。我那时并不知道——他没向任何人提起，包括他的父母（他不想让他们再因为任何事情为他担心）——他注意到他右眼的视力在衰退①。我将摄像机对准了他。

---

① 原注：他后来被诊断患有圆锥角膜。

他告诉我摄像机让他感到紧张，但我开始时并没意识到它会是那么大的干扰。直到后来，在真正动笔写这部书的时候，我才知道。理查德告诉我，他担心他在录像中看上去会是什么样："我觉得很痛苦，因为我知道我不会读得像我对自己读时那么流利。"他解释说，他对自己朗读时两分钟就能读完的内容，现在却花了半个小时。"真是讨厌极了！"他告诉我。

我在理查德家客厅角落的一张椅子里一坐就是几个小时，尽我所能地让自己在环境中显得不那么起眼，时而跟他聊几句，时而翻翻他的那些汽车杂志——他在这方面有相当大量的收藏，有关于美洲豹、摩托车、福特、英国迷你的，也有关于 4×4 赛车的杂志。每天午间时分，我们会和他的父母一起坐上他们的车，去附近的村庄和海滨转转。我们一起出游时，理查德和他妈妈坐在后座上，通过打字尽情地聊着天。在车里的这些时刻似乎比我们早上聚集在客厅里的那些时候轻松得多，可能是因为四周没有摄像机的缘故吧。在车里，理查德好像更健谈（通过打字）。我多么希望能录下理查德朗读的情形，但很显然，摄像机让他感到那么不舒服。

在我造访的最后一天早晨，我告诉理查德我们应该放弃录制他朗读的尝试。"它并不是那么重要，"我说，"毕竟，我看到了你大声朗读，我还有录音，"——我有他寄给我的原版录音带，而且现在我也目睹了他是如何朗读的——"把它录制下来已不是那么至关重要了"。但理查德说他想再试试。这时候，他拿起一个录音机，放进一盘带子，按下快进键。带子卷到头，他又快速倒带，如此反复多次。我不记得理查德曾告诉过我他为什么要这么做，不过，我的理解是，他要制造一个声障，一种自制的他自己与环境之间的白噪声，那种图书馆里经常用来降低人们说话声影响的沙沙声。在带子快进又快退的时候，理查德开始在摄像机前大声朗读。录音机倒带发出的哧哧声并不会大到掩盖摄像中声音部分的录制。我推断理查德的确是制造了一种适应性调节方式，以便使我能用录像形式捕捉到他朗读的能力。

我不介意再次承认，我对理查德的能力感到振奋。感觉这就像是我们两个人的成功。我的想法是，他可能为其他想学会大声说话的人带来鼓舞。令我惊讶的是，理查德后来告诉我他觉得他"失败了，因为还不够好"。他解释说："因为不能接受系统的语言治疗，我在应对表达性交流困难时感到力不从心；觉得身体里有个人呼喊着想要出来。我不能实践我对自己的设想，所以我觉得我失败了。"

我不禁思考这样一个事实，上述情形折射出的其实是能力评估到底意味着什么的问题。在与理查德的交谈和接触中我学到了很多东西；而我在观察和了解露茜·布莱克曼的过程中也深受启发。尽管两者之间具体细节有所不同，但就大的经验教训来说，如出一辙。我最终能够理解理查德的唯一方式就是跟他交谈，听他告诉我他想到或感受到了什么。这像是陷入一种第 22 条军规式的困境，如果真期望去了解理查德，我必须先要接受他是个以复杂的方式去思考和感受的人。而在现实中，就我个人而言，这并不是一个 180 度的大转变，因为即便通过非常短暂的接触，我也能观察到很多体现他复杂思维和感受能力的明确迹象，不管是他的微笑，他说的几个词语，还是当我拿出录像机提出要拍摄他说话时他的紧张不安；也许是他温和的目光，探询似的瞥向我，更也许是所有这些表现。潜意识里，我知道我期望理查德和我会互相了解，而且我能从他那里学到些什么。我从未明确对自己声明这一期望，但也从没假设得更少。正如结果表明的那样，我也交到了一位朋友。现在，理查德和我相识已近十年。我们经常通信，有时理查德也会从英国打电话来——他会先打出他想要说的话，再在话筒里大声念给我听。

1997 年那个早晨，在共同成功完成了那天的朗读拍摄任务之后，我们和他的父母一起出发，去剑桥参观了一个下午。我们在那里穿行于狭窄的街巷，看大学生们乘着平底船沿河流撑篙而行，并在书店里流连忘返。此行是理查德的主意。他一直就想带我参观剑桥，为此我感激不尽。我以前从未走访过剑桥，但曾读过有关它的书籍，也知道一些剑桥学者的学术成就。

我们还在一处墓地停留了片刻。那里埋葬的是二战中阵亡的美国士兵。日后，看到电影《拯救大兵瑞恩》（*Saving Private Ryan*, Spielberg, 1998）片头的场景，又令我想起了我们的这次出行。电影中瑞恩一家人缓慢穿行而过的就是这样一个墓地。理查德写下了当时的感受，"我觉得我的生活，我所遭受的痛苦，和这些军人所做的牺牲相比，真的是微不足道"。

这些年来，理查德不断发生着引人注目的变化，我总是为此激动不已。至少在我看来，他变得比以前更加坦率、自信和幽默。我们在 20 世纪 90 年代中期初次会面时，他给我看过一些他早期的作品。他写于 1992 年的一篇散文中有一些排序独特的句子。例如，他写道："当有人问我愚蠢的问题时，回答时我总是会话语选用谨慎的作为答案。我的确试图相信别人，然后交朋友和他们我会。"到 1996 年时，理查德的写作已变得更为流畅。在给他所在大学的学生服务中心主任的信中，他这样写道：

> 非常感激您帮我安排高级课程的学习。我期待着学习英国文学和艺术史。我也期待着自己对莎士比亚戏剧中的古英文有更好的理解。我已阅读了［课上要学的一部话剧］《李尔王》的第一场，觉得很不错。

2001 年，也就是理查德在我的摄像机前演示朗读的三年半之后，我回到英国对他进行了第二次访问。结果，在这次造访期间我犯了一个错误，使得理查德向我解释了一件我当时尚未意识到的事情。一天早上，我要乘车前往理查德家进行一天的访谈，临出发前几分钟，我碰巧看到一个报刊亭。在这个报摊上，我注意到了一架子汽车杂志。想起理查德对英国迷你和四轮驱动车辆的爱好，我买了两本汽车杂志。那天早上到他家后，我把那两本杂志送给了理查德。于是他说："我以前是很喜欢我的那些杂志，但一个人不能驻足不前。"至于我的礼物，理查德解释说："这就好比你戒烟戒了一年，这时有人又给了你一包。"

我对这次交谈最初的理解是，理查德是在坦承他沉迷于汽车杂志，但我后来才意识到，这是种强加的理解。理查德告诉我："我已经认识到了这些杂志有多贵。我算了算我在这些杂志上到底花了多少钱，然后觉得还不如把这些钱花在时髦 T 恤衫、牛仔裤，或是发胶上呢！"他继续解释他对我带给他两本汽车杂志是做何感想的：

> 你把杂志给我后，我把封面撕了下来；我妈差点没被吓死。我把封面给撕了是因为我不想读它。我已经决定是该改改了。[以前，]我会埋头于一本杂志，以遮掩我不能参与谈话的现实。我记得很早以前我也并不买杂志，所以你第一次来我家时我为自己有这样的爱好而感到很自豪。我阅读汽车杂志是因为我对此感兴趣。我曾幻想着将来有朝一日我给自己买了辆车……[但之后，]我还是觉得我在杂志上花的钱太多了，不能再花了。[你给我两本汽车杂志作为礼物，]这就像戒烟一年后有人又递给我烟一样，但我已经不想再读它们了。我不再觉得需要躲在它们后面了，因为我有了表达自己的方式。大家乘火车旅行或独自用餐时会不会也喜欢藏在报纸后面，这样就不用和别人打招呼了呢？

我想，我最初对理查德和他的杂志的理解，表明我将普遍流行的孤独症官方定义施加在理查德身上了，将他的兴趣认定为"沉迷"，将收藏认定为"强迫"。

在这次访问中，我问理查德他是否还爱看录影带。第一次去他那儿时，有一个星期大部分时候我就在他家的客厅里待着，我观察到他常看带子。但这个爱好，同样也发生了变化。他仍有大量的录影带收藏，但他说，他现在又年长了两岁，兴趣已经变了。在他的要求下，他妈妈已经把他以前收藏的带子捐给了一家慈善商店，他又买了些新的。曾几何时，他觉得早先的那些带子都很有意思，但他感叹说："我播放了一盘，觉得真是无聊透顶。"他说，现在"很难理解这些带子到底有什么好的"。他还认为，"做重复的事情真是浪费生命"，觉得很可能是因为一直待在培智学校里，与普通学生完全隔离，而他又没什么智力活动可做才会这样。

现在，我们经常互通邮件，谈论我们都看过的一些电影，比较各自的看法。比如，关于《诺丁山》（*Notting Hill*）这部电影，理查德告诉我，他格外喜欢影片的结尾，当休·格兰特看着朱丽娅·罗伯茨时，"他们的目光相遇了，就在那一瞬间，他们的心连在了一起"。谈到《心灵访客》（*Finding Forrester*）时，他告诉我，"我喜欢那段，就是福里斯特质问教授那个词是什么意思那段，我自己也这么干过，所以，我觉得找到了共鸣。"他也喜欢看《恋爱中的莎士比亚》（*Shakespeare in Love*），"因为我在大学里正在学莎士比亚，它将伊丽莎白时代栩栩如生地展现在我眼前"。

第二次去他家造访时，我才意识到他问我的问题有多多，涉及的话题有多广。表面看，是我在采访他，但更多时候是他在问我问题。他比我认识的任何一位孤独症人士提问时都更直截了当，也比其他绝大多数人，无论有无孤独症，都更加爱提问。说真的，他可谓是一名颇为健谈的人。阿尔贝托·弗鲁戈内也向我提问题——我记得，他曾问我，我是要来跟他谈他的语法还是谈他的生活。露茜·布莱克曼在我们第一次见面时就曾向我提问，跟我争论我的融合观点。不夸张地说，理查德会喋喋不休地向我问这问那，刨根问底，态度诚恳而开放。一天，在我们讨论要他为这本书撰写一个章节时，他开玩笑说："我要为此能拿个诺贝尔文学奖也知足了。"然后他问:"你写什么?"我刚一答完,他马上又问:"其他人写什么?"还有"其他撰稿人都是谁?"他接着又问我对他写的文章有何见教,还问:"你认为能卖出多少本?""你觉得要是我[一个人]写的话,卖得出去吗?"也许是为了嘲弄我这编辑的差事,他问我让不让他编辑我写的那部分文章。我说岂敢,但最后我还是请他发表了意见。他问我是否还认识其他与焦虑做斗争的人。当我说我认识,并描述了一个人,理查德评论说:"这个焦虑啊,让他见鬼去吧。你要是迁就它,它就会得寸进尺,主宰你的生活。"理查德问我为什么那天在希思罗机场的到港大厅,我从海关出来时没马上看到他:"是因为你没认出来我吗?还是你没朝我这个方向看?"他想知道,时隔三年,我这次来是否觉得他变了很多。"我的语言怎么样,变了吗?"他问。"你是指词汇量?"我问。"是的,还有涉及的话题,咱们之间的交谈,句子结构什么的,那时的[和现在的比起来]。"他告诉我,他觉得他碰见过的一些人说话都是四平八稳的,而不是总是来来回回地说——我听说,有人在处理输入语言过程中会遇到障碍,而反复述说这一现象则被解释为是对此种障碍的保护性反应。理查德想知道我认为他的交流能力和其他孤独症人士的相比怎么样。还没有其他人问过我这样的问题,所以我迟疑了一下。我告诉他,他对我的各种询问非常与众不同,他比其他人更爱刨根问底。

现在仔细回想我们进行过的多次交谈,从理查德探究式的提问,到他对我们一起经历过的各种事件的反思,我反复思忖,这一切对孤独症的流行观念究竟意味着什么。巴伦-科恩在他的著作《心智盲点》(*Mindblindness: An Essay on Autism and Theory of Mind*, 1996)一书中引述了平克(Pinker)关于语言的研究。平克称任何言语社区(language community)的一种通用语汇都足以使人们相互交谈,"心照不宣地,几乎是在一瞬间"(p.84)识别所谈及的概念。但被诊断为孤独症的人做不到。巴伦-科恩提出:

设想一个有完整语言功能的人，此人不能解读他人所思所想①……经论证表明，孤独症即为此种情况……如果被问及"你住在哪里？"这样的问题，这个人能用非常完整的句式来回答。但他们无法参与社会性对话——即正常的交流。（p.131）

理查德·阿特菲尔德现在能通过完整的句子表达自己，也能与人进行你来我往的对话，而在此之前很久，他就强烈地感受到，很多人对他的理解和他自己的全然不同，这一点在他为本书所撰写的章节中便可见一斑。他一直就是言语社区的一部分，而许多人很久之后才对此有所领悟。

八、孤独症的社会建构模式

我认为，对孤独症的最佳理解是将之视为一种社会文化建构（social and cultural construction）；孤独症特定方面的建构是复杂而多层面的；至于哪些建构当予以推介，要由被划归为孤独症的人及其身边的人，还有孤独症相关领域来做出决定。孤独症并非先天疾病，也不是一系列的现实存在——至少，它不是自行成为"先天的"或"现实的"。实际上，孤独症从某种意义上来说是由我们每一个人塑造而成的。现在如此，将来亦是如此。

为了阐述和证明上述论断，我提出了五条相关原则，并以它们为主线构成本书的基本框架。第一条是要**由亲历者亲自解释他们的心智和身体**，这一点很重要。从 19 世纪中叶开始，残疾被日趋界定为医学上的异常，需要被检测研究，需要按新兴或已有的类别进行分类，需要被解释说明。在实用主义政治环境中，个人的经济价值是由其外显的生产力决定的，任何有可能违反流行规范的身体状态都会成为被分析的对象，因不同情形而被视为各种病态，或加以改造，或实行隔离，

---

① 原注：亦即意识到他人有独立于孤独症人自己的观点之外的观点。

乃至彻底清除。孤独症，像其他残疾种类一样，最初被描述成为偏离理想模式的行为或表现，是某种异常范式，并越来越多地被当作神经结构异常的特例来进行研究。在这本文集中，我不支持孤独症是某种疾病的理论，当然更不支持孤独症需要被治愈的说法——尽管这些并不是我在本书中所要做的判断。但我也并不是在说，躯体表现与理解孤独症无关。

孤独症作为一种身份，如同性别和种族一样，总是与外界强加于身体的特定解释相关。本书的几位特邀撰稿人就曾有过这样的经历：外界会依据所谓特定的正常标准来衡量他们的外表，衡量他们在特定情形中的表现，并据此来评价他们，而这种评价往往带有贬义。这与对种族的文化加工没有什么区别：

> 种族身份，像围绕性别及性的那些身份特点一样，是按照特有的身体特征来定义的：一个人的美国黑人身份，是深植于他黑色肌肤的具体体现。（Appiah and Gates, 1995, p.4）

然而，与种族和性别的情况**不同**，众所周知，患有孤独症的人抱怨说他们那无法控制的身体总是不能服从意识的支配。不过，我并不是从病理学的角度讨论这个问题。实际上，我感兴趣的是，被称作孤独症的人是如何理解他人对他们的身体和行为表现所进行的表述的，也许更重要的是，他们本人是如何体验和诠释他们自己的身体的。

说到所用"身体"一词，我的意思是指大脑与身体间的相互作用，以及相对应的个体是如何参与外部世界活动的。换句话说，这也就是我们平时说的：每个人都有各自偏爱的学习方式。威廉姆斯从她自身的残障经历出发，这样写道，"有些人需要通过身体活动参与"一项学习任务，从而使学习过程"不仅仅运用了视觉、听觉还有运动知觉，因为如果信息不是漂移不定、支离破碎的，他们就没办法有意识地感觉保留这些信息。[威廉姆斯补充道，]对于我来说，很多时候头脑里像是充盈了五彩碎纸"（间接引述于 Biklen, 2002, p.19）。简而言之，威廉姆斯要说的是，对某些人来说要想理解一个杯子是杯子的概念，他们得去拿起它来，而不仅仅是看到或听人讲述这件物品。

理查德·阿特菲尔德在描述他阅读文字的情形时，似乎也暗指受到身体功能的影响，至少是在视力上。但他的障碍与威廉姆斯所描述的不一样，他的障碍不在于对文字意义的理解而在于他看到的文字是什么样的。他解释说他无法"轻松地阅读"。尽管他"识别任何东西都没有困难"，比如说一个杯子，但是"当我阅读文字的时候，它们会翻腾、纠缠、跳跃、飞舞"。在许多自传中都能看到（例如，Grandin, 1995; Williams, 1989, 1994; Barron and Barron, 1992），带有孤独症标签的人经常会讨论他们看东西或感受事物的方式，他们对身体部位及其位置的感觉（即本体感受），他们的运动计划功能，以及大脑与身体交互作用方面的其他表现。

孤独症人的自传为我们了解他们个人经历的特殊性质提供了一个窗口。他们的经历与他人是不同的。他们的叙述揭示出如何在特定的社会文化背景下协调自己的与众不同之处，周围的人又如何能使他们的行为表现更加轻松自如。威廉姆斯在这方面的建议是，提供多样化的学习模式，于是引出理解孤独症人经历的又一主要原则：背景很重要。简单说来，构成本书基本框架的第二条原则是：**为了能去理解带有孤独症标签的人，就像理解任何一个人一样，考察社会背景是十分必要的**。这个人赖以生存的环境是什么样的？他又是如何应对不同环境的？

常有人问我，"到底有百分之多少的孤独症人最终能获得阿尔贝托·弗鲁戈内、理查德·阿特菲尔德或露茜·布莱克曼所拥有的交流能力？"显然，这样的问题源自于病理学角度。它把人和他们的神经系统想象成位列于一个能力谱系之上，一个从极端病态向轻微病态过渡，并逐渐靠近正常边缘的谱系。我从特权和机会的角度来作答。在我看来，孤独症的表征和与之相关的教育实践只与个体的神经组成有部分关联。而事实上，这一点完全适用于任何人、任何教育领域。例如，一个特殊学生是会被纳入普通班级接受融合教育，还是会被送进一所特殊学校，这个可能性主要取决于当地的孤独症学生教育政策，而不是任何一种神经功能评估——关于这一观点与其他残障的关系，我曾做过更为详尽的讨论（参见 *The Myth of Clinical Judgment*, Biklen，1988）。与此类似，任何一位非残疾学生在教育上的表现都无一例外地与家庭经济状况、地理位置和其他社会因素密切相关。因而，关于有多少孤独症人可能发展出极好的替代性沟通能力这一问题，我的看法是，百分比很可能是对环境的一种反映。有多少人有能够为他们的教育贡献大量时间和精力的父母（多数情况下是母亲）？有多少人能接触到学校正规的文化课课程？有多少人能接触到沟通训练，并进行成百上千小时的练习？阿特菲尔德、弗鲁戈内和布莱克曼都有这样一位母亲，这一点的确不容忽视。她们不遗余力地为自己的孩子提供了密集型的教育指导；她们还坚持与学校交涉，确保孩子能学到各学科文化课的内容，即便社会政策、主流专业学说、社会观念和态度都不鼓励这样做。①

---

① 原注：我并不想暗示说，那些没能欣欣向荣成长起来的儿童，从某种角度上说是母亲拙劣或不当的养育方式的牺牲品。毕竟，父亲在抚育子女的过程中也可以扮演重要角色，还有学校和其他社会环境也都有影响。但当前与残疾相关的社会实践中的确存在着性别分化的特点，我在此提及是希望引起人们的关注。已有人写过有关这一实践中性别特质的论文和书籍，并阐述了这样的事实——成功的经验取决于某种程度的中产阶级特权，以及抵制主流的意愿，因为对残疾占主导地位的专业论述往往极为悲观（Harris, 2003; Morris, 1991; Traustadottir, 1991a; 1991b）。父母，特别是母亲所扮演的角色，在许多被称为高功能孤独症人士的自传中凸显了出来，所以它在那些所谓"低功能"人士的生活中呈现也丝毫不足为奇。同时，也有文献显示个体寻找到其他人和其他机会支持其发展的例子（参见 Williams, 1989, 1994）。

与孤独症孩子之间建立亲密关系对父母、家人、朋友很重要，这使他们得以见证孤独症孩子是如何与环境互动的，而反过来，这又鼓励他们去支持那些能够促进孩子发展和成长的环境。在早前的一项研究中，我和一位同事（Kliewer, Biklen, 2001）描述了替补社工卡罗尔·施罗德（Carol Schroeder）是如何辅助一个十六岁孤独症少年的。

"斯蒂文知道有关蝴蝶的一切知识"，卡罗尔在一次采访中这样说。斯蒂文也参加了，他插话说，"君主斑蝶，你想看看吗？"斯蒂文有一个从不离身的笔记本，破损不堪的纸页上被他画满了各种蝴蝶和蝶蛹，细节丰富。"蛹或蝶蛹，"他纠正说。"斯蒂文读了图书馆里所有关于蝴蝶的读物，"卡罗尔补充说。实际上，他带着呢，像往常一样，他总是带着几本图书馆的书，都是关于蝴蝶和昆虫的。他把三本书放在地上，摊开来，自己坐在正当中，每篇打开的书页他都瞟上一眼。然后，他把书一本一本地翻到下一页，再看，再翻，如此循环往复。卡罗尔耸了耸肩，"他就这么看书。我曾试着让他每次只读一本，但斗来斗去怪不值当的——是不是这样，斯蒂文？"他看上去像是没听见这个问题，一味沉浸在自己的阅读中。（pp.4-5）

遗憾的是，卡罗尔和斯蒂文的妈妈尼基（Nikki），都没能让教育官员认识到斯蒂文的兴趣和他的阅读能力。那些人告诉他们，"斯蒂文还不会阅读"，他能"解码但不会处理这些信息"（p.5）。

阿斯伯格和凯纳都认为，环境是表现的关键。显然，斯蒂文的学校不记得这一告诫了。阿斯伯格和凯纳都观察到他们的病人经常表现出对复杂算术题或其他智力活动的理解——当外界不期待他们作答时；如果不直接"逼"问他们，他们似乎会表现得更好一些。这似乎很像斯蒂文阅读时的情况；卡罗尔·施罗德也许试图教他一次只读一本书，但他坚持同时扫视三本。会不会是因为他发现这种方式很有用？阿斯伯格和凯纳认为需要考察背景和环境，还要经常调整环境以适应个体的兴趣和独特的交往方式，而不要将不同表现视为一种失败。

不久前，威廉姆斯提出一种教学方法，让老师在与学生的关系中表现得更为弱势一些，以免加重学生的焦虑情绪。类似于尼基和卡罗尔与斯蒂文打交道的方式，威廉姆斯建议的是以一种非对立的形式鼓励参与。具体方法包括，"开放式问题，多项选择，在纸上写下问题而不是直接向对方提问。当我们给他们留有充分的不受干扰的自我空间去回答问题，并允许他们使用非直接的交流媒介时——比如打字或指认［借助物体］，社会性警灯就不会亮起，我们就会有更多的机会得到清楚明白、不太具有自我保护性的回答"（转引自 Biklen, 2002, p.16）。威廉姆斯的建议让人回想起凯纳对他的病人唐纳德的观察。这个病人能以比喻的方式回答数学问题，但似乎不会回答"是"或"不是"的问题。也许，自传能阐明为什么有些环境比其他环境更能促成成功表现，它们又是怎么起作用的。

第三条原则，**被称为孤独症的人常常参与对他或她自己的定义，即便有时是在不知不觉之中。**这本书的特邀作者有着与众不同之处。抛开他们的孤独症不谈，他们每人都能对自己今天的成就进行相当深入的反思，并能清晰表述走过来的每一步。例如，弗鲁戈内回顾了他是怎么指导妈妈的，教她怎么才能让他在家里变得更独立。同样，阿特菲尔德叙述了他挑战学校当局的经历。当特殊学校的行政人员推荐他去一个庇护性质的与外界隔离的活动中心时，他却要求上大学，还当真去申请了。他自己做出决定，他必须去普通学校就读。他用录音录下了请求，并申述了自己的目标；又向大学递交了自己写的申请信，并最终成功获得了一所大学的录取。

伯克，这本书的另一位特邀作者，在十三岁时开始说复杂的句子。这位年轻人解释说，他当时下定决心必须要这么做。之所以能做到，是因为他采用了一系列方法。其中一种是，花大量时间练习发音——他会重复妈妈说的词或尝试大声念出妈妈贴在冰箱上的一串串单词（Broderick, Kasa-Hendrickson, 2001）。在上述事例中，他们每一个人都走出了被观察或被判断的位置（即，被评估和被分类），并明确表述了他或她是如何参与进自定义当中去的。

对某些学习的人来说，在做中学，可能是学习的**必要条件**。当有人问威廉姆斯什么是理想的学习情境时，她举例说，"是那种能让你通过各种活动和通过对自己有益处的感觉探索新概念的情境，它不会急切地要让你给出一个期待已久的证明"。（转引自 Biklen, 2002, p.20）显然，并不是每一位被称为孤独症的人都需要这种学习方法，但对某些人来说，这可能是最基本的途径。在接下来的各章节叙述中，特邀作者对如何定义他们自己的学习进行了大量阐释。

第四条原则，**多数假设都无法轻易阐明孤独症**（也就是说，理解孤独症需要批判性现象学家们的开放思维，还要有来自孤独症人本人的主观认识）。通常教育者会假设行为动作显示了一个人的意图或兴趣，但如果是误会呢——这位所谓的正常人在观察孤独症人时以为他或她的一个行为具有某种意图，而实际上却没有？布莱克曼在前面提到的事件中即阐明了这个问题。在十字路口，那位老妇人是如何理解布莱克曼转着圈走路这一行为的？布莱克曼的妈妈又是如何理解她在厨房里坐在便盆上这一行为的？在前一个例子中，布莱克曼其实是激动不安，而在后一个例子中，她是想要块饼干。但谁会知道呢？孤独症人在需要多步骤的行动中（比如，在恰当的时候横穿马路），在语言表达上（比如，要一块饼干），还有在社会交往上会遇到障碍，而他们为什么会在这些常规活动中遇到困难，原因是多层面的，很难解释。这需要仔细的观察，需要明确的意愿——不去做出急躁而消极的判断；最后，还需要有倾听的兴趣——当他们尝试做出自己的解释时，要有意识地去听。

阿特菲尔德提到他在行动中遇到的一般性障碍，还有对特定声音的极度焦虑和敏感，尽管他解释说，这些状况会随时间的推移而产生变化，甚至每时每刻都可能会有所不同，完全取决于环境如何。他认为，要想开始理解这些现象，最好在它们发生的环境中去认识它们。关于声音，他告诉我，很小的时候他就觉得有些声音很刺耳：

> 他们最开始认为我对环境中的声音过敏时，我只有一岁。在一个朋友家，听到厨房里电热水壶烧开水的声音时，我躺在地上，双手捂耳，惊恐地尖叫起来。还有一次我记得是在学校里，那时我已十五六岁，又经历了一次同样的过敏，还是对水壶里的水沸腾时发出的声音，当时水壶是架在一个金属盘子上。那次我没躺地上也没尖叫，但却很想马上当个逃兵。我痛苦地抱怨说受不了这声音，但他们说，你得自己适应。排风扇或冷气机风扇真是要烦死我了，简直就像牙医的牙钻。有段时间，大概在我十一岁的时候，有几次我一听见电吹风的声音就会惊恐发作——还是在学校里，如果我当时处于过度紧张的状态，而他们又不允许我躲开声源的时候（他们常常如此）。在家里，我有安全感，这些声音就不会过度地烦扰我。

值得注意的是，理查德很谨慎，他并没有将自己对环境的反应，例如，他对声音的敏感，简单归因为自己的生物特性，从而将其内化。他指出，在大家看来是平淡无奇的事情，对带有残疾标签的人来说并不都总是如此，也就是说，所有的行为表现都是个体在环境中的反应。

这本书中的自传性叙述应该可以给家长、教育工作者和其他人带来些启示，告诉人们如何看待一个人与众不同的表现，如何区分有意的和无意的或自动的行为，又如何支持他或她按自己的意愿去做想做的事，去说想说的话。但正如阿特菲尔德的叙述所证实的，这经常需要对环境的考虑，而且只有当受影响的人自己能解释行为表现中的问题所在时，这些分析和帮助才会更加可靠。

同时，要真正理解自传中的内容可能是具有挑战性的，因为这需要从所谓正常身体的角度转换到其他的身体，从支持主流对**正常狭隘**的定义转换到将不同纳入正常的标准。一般而言，人们认为世上**的确有**正常身体的存在，而残疾的差异与此观念息息相关。一个有着非残障躯体的人有他跑步的特定方式，有他用餐具吃东西的特定方式，他们能过马路、做家务、唱歌跳舞，还能整句整句地说话。而被划归为孤独症的人，他们可能做不了这些事，或者会以跟所谓规范有着明显不同的方式做这些事，于是他们就处于被评判的位置，被看成是笨拙的、有缺陷的，甚至是"个人的失败"（有关失败与残障关系的理念的讨论，参见 Ferguson, 1994）。汤姆森是这样阐述残疾的基本观念的：

> 文化规则以如此巨大的力量对他人体验进行建构分类，划分出毋庸置疑的类别，而那些看上去挑衅了既有类别的出格人群——诸如白黑混血儿、畸形人、异装癖、双性恋，及其他混杂人等，会引发焦虑、敌意或同情，亦常被严格管制。社会秩序的僵化刻板恰恰反映了歧义所带来的不确定的威胁。（Thomson, 1997, p.34）

对孤独症人的管制可能包括了：渴望"治愈"孤独症；强行对孤独症人进行隔离；让他们在特殊学校上学或在特殊地方住宿；坚持让他们的行为表现符合严格的正常标准，而不允许他们以反映了孤独症自身体验的方式去行事。感觉自己被管控了的想法在这些自传中普遍存在。幸运的是，特邀作者们也阐述了他们是如何经常抵制管制的。

第五，也是最后一条原则是，**能力假设的重要性**。凯纳和阿斯伯格曾很费力地解释说他们在病人身上观察到的表现是不均衡的；而正式的评估方式，比如说，智商测试，不大可能给出一个能公平体现能力水平的结果。正如格兰丁所证实的那样，即便是非测试的情境都可能是不可预测的。她妈妈在给一位儿童精神病医生的信中做过一番评论，格兰丁引述道："天宝总希望有让她信任的人待在她左右。她的进步与赞赏和爱密切相关，对此我深信不疑。她的行为会比较古怪，直到她在周围环境中找到安全感，开始熟悉周围的一切，并感受到接纳和积极的肯定。"（Grandin, Scariano, 1986, p.48）格兰丁妈妈的描述似乎很有先见之明，因为在写这本书的过程中，我发现特邀作者们都能和我进行流利的对话，但必须有他们的妈妈或其他他们觉得可信赖的熟悉的人在场。另外，我所提出的无足重轻或太过简单的话题肯定不会引起有意义的对话。关于这点，阿特菲尔德在他那一章里有所涉及。他写道，早年间，当老师和诊断人员把他看成是一个无能的人时，他会感到很沮丧。更让他绝望的是，一年又一年，老师总是让他学同样的基础课程，比如，数钱和认时间。

"能力假设"这一主题在后续的所有自传章节中都会显现，尽管是以不同的形式。一言以蔽之，能力假设的意思就是，外人要将孤独症人视为一个能思考有情感的人。这正是每一位教育者都必须采取的态度——如果没有这样的态度，一名教师会永远在怀疑到底要不要尝试着去教，也可能会很快就放弃努力。能力假设这一构想所隐含的是乐观主义精神，它鼓励人们不停地去尝试。而缺陷定向的思维模式往往会去假设某种程度的无能，比如，认为一个人没有能力学会阅读或缺乏领会他人想法的能力。相比之下，持能力假设观点的人更容易在实践中受益。当一个学生没有展现出教师所期望的能力时，教师就要转向内心，问自己，"还有什么其他方法我可以去尝试？"后续章节中有各种具体丰富的事例，作者们借此阐述他们是如何去发现揭示内在自我的多种方式的，而这些成功和进步离不开周围的人（家长、老师或朋友）对他们一直持有的种种殷切期望。

参考文献

Appiah, K. A., and Gates, H. L. Jr. (1995). *Identities.* Chicago: University of Chicago Press.

Asperger, H. (1944/1991). 'Autistic psychopathy' in childhood. In U. Frith (ed. And trans.), *Autism and Asperger syndrome* (pp. 37–92). Cambridge: Cambridge University Press. Originally Asperger, Hans. 1944. 'Die Autistischen Psychopathen.' In *Kindesalter, Archiv. Fur Psychiatrie und Nervenkrankheiten, 117,* pp. 76–136.

Attwood, T. (1998). *Asperger's syndrome: A guide for parents and professionals.* London: Jessica Kingsley Publishers.

—— (1999). Foreword. In Lucy Blackman, *Lucy's story: Autism and other adventures* (p. vii). Redcliffe, Queensland, Australia: Book in Hand.

Bara, B. G., Bucciarelli, M., and Colle, L. (2001). Communicative abilities in autism: Evidence for attentional deficits. *Brain and language, 77,* pp. 216–240.

Baron-Cohen, S. (1996). *Mindblindness: An essay on autism and theory of mind.* Cambridge, MA: MIT Press.

Barron, J., and Barron, S. (1992). *There's a boy in here.* New York: Simon and Schuster.

Bauman, M., and Kemper, T. L. (1986). Developmental cerebellar abnormalities: A consistent finding in early infantile autism. *Neurology, 36* (suppl. 1), p. 190.

—— (1990). Limbic and cerebellar abnormalities are also present in an autistic child of normal intelligence. *Neurology, 40* (suppl. 1), p. 359.

—— (1995). Neuroanatomical observations of the brain in autism. In J. Panksepp (ed.), *Advances in biological psychiatry* (pp. 119–145) New York: JAI Press.

Bauman, M., Filipek, P. A., and Kemper, T. L. (1997). Early infantile autism. *International review of neurobiology, 41,* pp. 367–386.

Belmonte, M. K., Cook, E. H. Jr., Anderson, B. M., Rubenstein, J. L. R., Greenough, W. T., Beckel-Mitchener, A., Courchesne, E., Boulanger, L. B., Powell, S. B., Levitt,

P. R., Perry, E. K., Jiang, Y. H., DeLorey, T. M., and Tierney, E. (2004). Autism as a disorder of neural information processing: Directions for research and targets for therapy. *Molecular psychiatry, 1,* pp. 1–18.

Belmonte, M. K., and Yurgelun-Todd, D. A. (2003). Functional anatomy of impaired selective attention and compensatory processing in autism. *Cognitive brain research, 17,* pp. 651–664.

Biklen, D. (1988). The myth of clinical judgment. *Journal of social issues, 44,* pp. 127–140.

—— (1990). Communication unbound: Autism and praxis. *Harvard educational review, 60,* pp. 291–314.

—— (2002). Experiencing autism: An interview with Donna Williams. *TASH connections, 28,* June, pp. 15–21.

Blackburn, J., Gottschewski, K., McElroy, K., and Niki, L. (2000). A discussion about theory of mind: From an autistic perspective. *Proceedings of Autism Europe's 6th international congress,* Glasgow, Scotland.

Blackman, L. (1999). *Lucy's story: Autism and other adventures.* Redcliffe, Queensland, Australia: Book in Hand.

Broderick, A., and Kasa-Hendrickson, C. (2001). "Say just one word at first": The emergence of reliable speech in a student labeled with autism. *Journal of the Association for Persons with Severe Handicaps, 26,* pp. 13–24.

Carpentieri, S., and Morgan, S. B. (1996). Adaptive and intellectual functioning in autistic and nonautistic retarded children. *Journal of autism and developmental disorders, 26,* pp. 611–620.

Courchesne, E. (1995). New evidence of cerebellar and brainstem hypoplasia in autistic infants, children and adolescents: The MR imaging study by Hashimoto and colleagues. *Journal of autism and developmental disorders, 25,* pp. 19–22.

—— (2002). Deciphering the puzzle: Unusual patterns of brain development in autism.

Paper presented at the World Autism Congress, November, Melbourne, Australia.

Courchesne, E., Lincoln, A. J., Townsend, J. P., James, H. E., Akshoomoff, N. A., Saitoh, O., and Yeung-Courchesne, R. (1994). A new finding: Impairment in shifting attention in autistic and cerebellar patients. In S. H. Broman and J. Grafman (eds.), *Atypical cognitive deficits in developmental disorders: Implications for brain function* (pp. 101–137). Hillsdale, NJ: Erlbaum.

Damasio, A. R., and Maurer, R. G. (1978). A neurological model for childhood autism. *Archives of neurology, 35,* pp. 777–786.

Des Lauriers, A. M. (1978). The cognitive-affective dilemma in early infantile autism: The case of Clarence. *Journal of autism and childhood schizophrenia, 8,* pp. 219–232.

Duchan, J. F. (1998). Describing the unusual behavior of children with autism. *Journal of communication disorders, 31,* pp. 93–112.

Ferguson, P. (1994). *Abandoned to their fate.* Philadelphia: Temple University Press.

Frith, U. (1989). *Autism: Explaining the enigma.* Cambridge, MA: Blackwell Publishers.

Frith, U. (1991). Asperger and his syndrome. In Uta Frith (ed.), *Autism and Asperger syndrome* (pp. 1–36). Cambridge: Cambridge University Press.

Goode, D. A. (1994). *World without words.* Philadelphia: Temple University Press.

Grandin, T. (1995). *Thinking in pictures, and other reports from my life with autism.* New York: Doubleday.

Grandin, T., and Scariano, M. (1986). Emergence: Labeled autistic. Novato, CA: Arena.

Griffith, E. M., Pennington, B. F., Wehner, E. A., and Rogers, S. J. (1999). Executive functions in young children with autism. *Child development, 70,* pp. 817–832.

Happé, F. G. E. (1991). The autobiographical writings of three Asperger syndrome adults: Problems of interpretation and implications for theory. In Uta Frith (ed.), *Autism and Asperger syndrome* (pp. 207–242). Cambridge: Cambridge University Press.

Harris, P. (2003). "Mom will do it." The organization and implementation of friendship work for children with disabilities. Unpublished doctoral diss., Syracuse University, Syracuse, New York.

Hashimoto, T., Tayama, M., Murakawa, K., Yoshimoto, T., Miyazaki, M., and Harada, M. (1995). Development of the brainstem and cerebellum in autistic patients. *Journal of autism and developmental disorders, 25,* pp. 1–18.

Hayman, R. L. (1998). *Smart culture.* New York: New York University Press.

Heimann, M., Nelson, K. E., Tjus, T., and Gillberg, C. (1995). Increasing reading and communication skills in children with autism through an interactive multimedia computer program. *Journal of autism and developmental disorders, 25,* pp. 459–480.

Jacobson, J. W., Mulick, J. A., and Schwartz, A. A. (1995). A history of facilitated communication: Science, pseudoscience, and antiscience. *American psychologist,* pp. 750–765.

Jolliffe, T., and Baron-Cohen, S. (1999). A test of central coherence theory: Linguistic processing in high-functioning adults with autism or Asperger syndrome: Is local coherence impaired? *Cognition, 71,* pp. 149–185.

Joseph, R. M., and Tager-Flusberg, H. (2004). The relationship of theory of mind and executive functions to symptom type and severity in children with autism. *Development and psychopathology, 16,* pp. 137–155.

Kanner, L. (1943/1985). Autistic disturbances of affective contact. In A. M. Donnellan (ed.), *Classic readings in autism* (pp. 11–50). New York: Teachers College Press.

Kasa-Hendrickson, C., Broderick, A., Biklen, D. (producers), and Gambell, J. (director) (2002). *Inside the edge.* Video documentary. Available from Syracuse University, 370 Huntington Hall, Syracuse, New York.

Kliewer, C., and Biklen, D. (2001). "School's not really a place for reading": A research synthesis of the literate lives of students with severe disabilities. *JASH, 26,* pp. 1–12.

Mabrey, V. (producer/director) (2003). *Breaking the silence.* Documentary. *60 Minutes II* (United States).

Miyake, A., Friedman, N. P., Emerson, M. J., Witzki, A. H., Howerter, A., and Wager, T. D. (2000). The unity and diversity of executive function and their contributions to complex "frontal lobe" tasks: A latent variable analysis. *Cognitive psychology, 41,* pp. 49–100.

Morris, J. (1991). *Pride against prejudice.* Philadelphia: New Society Publishers.

Mukhopadhyay, T. R. (2000). *Beyond the silence: My life, the world and autism.* London: National Autistic Society.

Oppenheim, R. (1974). *Effective teaching methods for autistic children.* Springfield, IL: Thomas.

Park, C. C. (2001). *Exiting nirvana: A daughter's life with autism.* Boston: Little, Brown and Company.

Rapin, I. (1997). Current concepts: Autism. *New England journal of medicine, 337,* pp. 97–104.

Rubin, S., Biklen, D., Kasa-Hendrickson, C., Kluth, P., Cardinal, D. N., and Broderick, A. (2001). Independence, participation, and the meaning of intellectual ability. *Disability and society, 16,* pp. 425–429.

Sacks, O. (1995). Foreword. In T. Grandin, *Thinking in pictures, and other reports from my life with autism* (pp. 11–16). New York: Doubleday.

Schwartz, S. (1964). *Gilligan's island.* Television series (United States).

Sellen, B., with Johanson, C. J. (2000). *Outsider, self taught, and folk art annotated bibliography.* Jefferson, NC: McFarland.

Spielberg, S. (producer/director) (1998). *Saving private Ryan.* Motion picture. Dreamworks (United States).

Terrill, C. (producer/director) (2000). *Inside story: Tito's story.* Documentary. London: BBC.

Thomson, R. G. (1997). *Extraordinary bodies: Figuring physical disability in American culture and literature.* New York: Columbia University Press.

Traustadottir, R. (1991a). The meaning of care in the lives of mothers of children with disabilities. In S. J. Taylor, R. Bogdan, and J. A. Racino (eds.), *Life in the community: Case studies of organizations supporting people with disabilities* (pp. 185–194). Baltimore: Paul H. Brookes.

—— (1991b). Mothers who care: Gender, disability, and family life. *Journal of family issues, 12,* pp. 211–228.

Trevarthen, C., Aitken, K., Papoudi, D., and Robarts, J. (1998). *Children with autism.* 2nd ed. London: Jessica Kingsley Publishers.

Volkmar, F. R., and Cohen, D. J. (1985). The experience of infantile autism: A first-person account by Tony W. *Journal of autism and developmental disabilities, 15,* pp. 47–54.

Wells, H. G. (1911/1997). *Country of the blind and other science fiction stories.* Edited by M. Gardner. New York: Dover.

Welsh, M. C., and Pennington, B. F. (1988). Assessing frontal lobe functioning in children: Views from developmental psychology. *Developmental neuropsychology, 4,* pp. 199–230.

Williams, D. (1989). *Nobody nowhere.* Garden City: Doubleday.

—— (1994). *Somebody somewhere.* New York: Times Books.

Wing, L. (2000). Foreword. In T. R. Mukhopadhyay, *Beyond the silence: My life, the world and autism* (pp. 1–3). London: National Autistic Society.

—— (2001). *The autistic spectrum.* Berkeley, CA: Ulysses Press.

Wing, L., and Gould, J. (1979) Severe impairments of social interaction and Associated abnormalities in children: Epidemiology and classification. *Journal of autism and childhood schizophrenia, 9,* pp. 11–29.

Wolff, T. (1989). *This boy's life: A memoir.* Boston: Atlantic Monthly Books.

第二章

第一部分　苏·鲁宾简介

我第一次见到苏·鲁宾是在20世纪90年代中期，那时还是一个少年的她刚开始能和人交流。她个子很小，所以人看起来比实际年龄要小。那时，她母亲扶着她的胳膊辅助她指向字母板上的字母。几年之后，她发展到能够独立指向字母板、计算机，或他人为她举着的交流设备上的字母。最早见到她时，她刚从隔离式的特殊教育班转到全纳式普通教育班。

那时候，她已经被界定为孤独症合并智力落后①。鲁宾早年在上学期间接受过各种心理测量。七岁时，心理学家们宣称她的"心智年龄"在斯坦福—比内智力量表（Stanford-Binet）上是两岁十一个月；在梅柏二氏智力量表（Merrill Palmer Scale of Mental Tests）上是两岁十个月；在文兰适应行为量表（Vineland Adaptive Behavior Scale）的社会化发展上是一岁零一个月。在她九岁十一个月时几乎没有什么改变。心理学家们评估她的发展水平"在梅柏二氏智力量表上是两岁

---

① 原注：**智力落后**（*mental retardation*）一词依然在美国广泛使用，其他国家或地区已弃之不用很久，而是以**智力残疾**（*intellectual disability*）（澳大利亚）、**学习困难**（*learning difficulties*）或**学习障碍**（*learning disabilities*）（英国）取而代之。我在这里依然使用该词语，因为这正是教育机构应用在鲁宾身上的词。当然，**智力落后**和**智力残疾**一样，都由社会构建而成，其含义也经常随时间而变化。英国的同事告诉我，**学习困难**或**学习障碍**的使用也依然存在争论，其含义也经常变化。

十一个月，在皮堡迪图画词汇测验修订版（Peabody Picture Vocabulary Test-Revised, PPVT-R）上是两岁六个月，在 ICAP 适应行为评定量表（Inventory for Client and Agency Planning, ICAP）的肌肉运动能力、社会交流能力、个人生活能力、社区生活能力等测试部分大约是在一到三岁，而适应行为的总体评估是两岁一个月"（Rubin et al., 2001, p.428）。心理学家如此描述她的行为表现："自残行为，抓胳膊和前额"；"发怒时大叫或尖叫……继而又掐又咬，一遍接着一遍，每天可达 10 次之多"；"掐或抓别人，咬成年人……以此种攻击性行为方式表达她的愤怒、沮丧或减轻压力。如果常规有改变或常规中的人有变动，苏茜［Susie，Sue 的昵称］就发怒；亦有可能无缘无故地发怒"；"自我隔绝……即使在其他孩子靠得很近时，她也不与他人互动，除非被提示这样做……在自我隔绝时会发生自我刺激行为"（p.428）。她在十二岁十个月时又接受过测试，就在她开始学习通过打字交流之前。心理报告称她的水平"在莱特国际作业量表亚瑟修订版（Arthur Adaptation of the Leiter International Performance Scale）上是两岁六个月，在视觉运动整合能力发育测验（Developmental Test of Visual Motor Integration）上是一岁四个月，在标准适应行为检查量表（Normative Adaptive Behavior Checklist）上是两岁三个月，在 ICAP 适应行为评定量表上对独立性的总体评估是两岁一个月"（p.428）。一旦拥有了交流方式，苏·鲁宾就参加了高中全部课程的学习，在《洛杉矶时报》上发表了两篇评论文章，并参与了地方公共广播电台为她录制的纪实节目。她从此成为倡导残疾人权益的代表人物，以及很多残疾人会议上的主讲嘉宾。

在获得打字交流技能后不久，她便开始以一名优秀作家的身份崭露头角。在 20 世纪 90 年代末，雪城大学写作专业的玛格丽特·希雷（Margaret Himley）教授曾邀请苏来参加一个残疾人会议的作家研讨会。苏答应了，但是真到要她参与讨论会的交流环节时，她太紧张了，结果她站在会议室门外旁听了大家的发言。六个月后，我邀请苏在洛杉矶举行的一次残疾人会议上做个演讲。这一次她成功了。她预先准备了发言稿——事先在电脑上打好稿子，发言时只需要简单地按一下回车键，将写好的内容展示在听众面前的大屏幕上。演讲结束后，她回答了听众提出的问题，是通过独立打字方式进行的。

之后她获得了惠蒂尔学院（Whitter College）的奖学金，在那里获得了学士学位。她现在和她聘用的辅助人员一起生活在她自己的家里。在她初次买房时我去看望了她，以观察作为一个大学生的她在生活中的转变。

为了完成本章节，我请苏·鲁宾评论了凯纳关于孤独症的原始文章（Kanner, 1943/1985）。苏引用了原文的一些段落，写了评论初稿，我复审并给出反馈意见。我只提出了很少几个需要详述或澄清的问题。几天以后她完成了全部稿件，就是以下的内容。

第二部分　与利奥·凯纳的对话

苏·鲁宾

编者按：利奥·凯纳医生于 1943 年在《紧张不安的儿童》一刊上发表了一篇名为"孤独性情感交往障碍"的经典论文［Kanner, L.（1943），Autistic disturbances of affective contact，*Nervous Child*，2，217-250］，首次定义并描述了孤独症。苏·鲁宾将在这章里引用和评论利奥·凯纳文章中的一些内容。文中引述部分的页码为该论文 1985 年重印版的页码。

凯纳（1985）在描述唐纳德（Donald）时总结道：

> 他的自主性活动存在着显著的局限性。他来回徘徊，面带微笑，不停地用手指做着重复的动作——交织着举在空中。他左右晃动着头，喃喃自语或哼唱着一个单一的三音调子。他旋转任何

他能抓到手又转得起来的东西，表情非常愉悦。他不停地把东西扔到地上，像是很喜欢它们发出的声响。他把珠子、小棍或积木排放成不同颜色的系列。每完成一个这样的工作，他便尖叫着又蹦又跳。除此之外，他没有表现出任何主动性。除了这几种能使他全神贯注的有限行为，从事其他任何形式的活动他都需要不断得到指令（来自他的母亲）。（p.13）

孤独症的世界什么样？这很难向非孤独症人解释清楚。对于非孤独症人来说，很容易停止的特异举止和行为控制了我们的身体。尽管患有孤独症的人的行为特点多种多样，我却发现唐纳德的行为和我的行为之间有很多相似和不同。唐纳德边走边笑的行为我就做不了。他表达情绪情感的能力，不论是否恰当，在我看来能成为他的一个优点。我的能力使我只有在得到辅助时才会笑。在社交场合中，一个辅助的例子可能是这样的：别人先把手放在我的后背上引起我的注意，然后给我一个指令要我去做出反应。像问候这样的行为对我来说就不是自然而然产生的。我需要一定程度的注意力水平和辅助才能按社会所能接受的方式做出反应。在一个还不能把我们当成正常人来接受的社会，你要是能表现得处处完美就会有很多好处。这种事事如意的样子恰恰是我最常看到的：人们，正常的人们，姗姗而入社交场合，脸上挂着永恒的微笑穿梭往来，掩藏着内心的真实感受。然而却是**我们**被冠以"不正常"或"怪异"的称谓。我的强迫性行为与唐纳德的不同。他靠旋转物体得到满足，我则靠收集东西握在手里。说来也奇怪，这样做不仅能使我感到舒服，还能给我某种支持。就像有人总会随身带着一枚幸运币或护身符一样，我走来走去的时候喜欢随手拿着一样类似勺子或扣子的塑料物件。我和唐纳德相似的地方是，我们俩都从物体坠落的情景中找到极大的乐趣。对他来说，可能是声音；对我来说，则是动感。我看物体下落就像看慢动作一样——不同的角度，物体运动的方式，也许还有变换的颜色。水也能使我获得巨大的舒适和愉悦。水流倾泻而下时有种无可名状的优雅。在凝视水柱下泻的那一刹那，我几乎可以望穿到另一个世界。多少次了，它成为我的第二次救赎。与唐纳德不同的是，我从来不擅长整理和排序。我缺乏串珠子或把物体按某种顺序排列起来的耐心。但如果有连续的指导、提示和强化，完成这些令人气馁的任务也还是有可能的。在我日趋成熟以后，我开始更多地意识到外部世界，以及我与这个世界的社会性关联。看到你时我并不一定会表现得很兴奋，但是我知道谁在那儿。而且，我看到你时的高兴程度是不一样的，那要取决于你能为我带来什么了。说到主动和人接触，如果那个人患有孤独症，那就别指望了。如果我对某件事有很强烈的感受，而且如果我有办法能关掉我自己的世界，我倒是很愿意去主动交流。我自己对抗孤独症的策略是尽可能地与现实同在。我的意思是说，我尽量不一人独处太长时间，而是要和朋友们在一起，而且要尽量不被自己的头脑钳制住。

据唐纳德母亲的观察，他在身体和智能方面都表现得越来越独立：

> 他仍然要在我的坚持和帮助下才能吃穿洗漱，但他开始变得越来越聪明能干：搭积木，编故事，试着洗车，用水管子浇花，拿着食品杂货店的物品玩商店的假想游戏，还尝试用剪子裁剪图片。数字仍对他有巨大吸引力。尽管他的游戏技能肯定是在提高，但他从来不问与人有关的问题，对我们的谈话也表现得毫无兴趣。
> （Kanner, 1985, p.15）

同样，我也是因为得到了足够的强化而变得越来越独立。我所说的**强化**是指我需要某种形式的提示。比如洗澡时间到了，我需要口头提示来帮我开始并逐步完成整个过程。提示由口头暗示脱衣服开始，然后放水的声音响起，我心爱的 CD 也开始播放，我便知道接下来一步步该做什么。但我的确有身体动作上的局限性，使我无法利索地完成刷牙一类的简单任务。由于在这个部位上无能为力，我也只得乐此不疲地去看牙医了。然而，通过周围工作人员（当然还有妈妈）的不断提示，久而久之我也慢慢能胜任日常生活中的各种活动了。手把手的辅助能帮我完成那些单靠我自己做不了的事情。使用锋利的物品或厨房器具时我最需要别人的帮助。我很喜欢帮着做饭或料理草坪。参与这些活动我也需要帮助。记得我小的时候的确很像唐纳德，不想参加聚会，被那些非常不想见的人打扰时会有些生气。我妈妈很活跃，所以我总是被人围着，很少能一个人独自玩耍。但当我自己成为一个积极的交流者时，我也开始喜欢和人待在一起。而且，随着我的日益成熟，人们的生活也对我产生影响。每个我遇到的人都向我展示了何为"社会性正常"。这事听上去可能困难得有些不可思议，但现在二十三岁的我开始渴望和那些与我相关的人们在一起了。我喜欢听大家讨论问题，说家长里短，最有收获的是看我生活中所有的人之间是如何相处的。我像墙上一只无声的苍蝇，默默倾听和观察着眼前发生的一切。我可能不主动与人攀谈，但周围人的谈话令我着迷。很多时候我被纳入进去；不参与时，我则侧耳倾听。

唐纳德的妈妈继续谈到他的成功：

> 他的话越来越多，也开始问很多问题。他不太主动告诉我学校里发生了什么，但如果我在提问时加以引导，他也能正确地回答。他能和其他孩子真正玩儿起来了。有一天，他带着全家人玩一个他刚学会的游戏，很确切地告诉我们每个人该做什么。他吃饭也吃得更好，其他自理能力也更强了。（Kanner, 1985, p.16）

如前所述，我觉得主动与人交谈在我的孤独性能力中不是什么强项。可能有这样的时候，相关的事侵蚀得我差不多了，我的身体和大脑契合在一处的时刻显现了，我能拿上交流用具与人交流。遗憾的是，大多数时候我自己做不到这点，除非我的朋友先跟我说话或有人提示我去拿交流工具和人交谈。但同唐纳德很像的是，如果有人向我提出引导性的问题，我会很乐意详细作答。但很多时候，这些细节会变得重复，因为我会卡在那些与谈话内容没太大关系甚至毫无关系的旁枝末节上。卡住的那一刻我自己是能清醒地意识到的，这时候就需要非常了解我的人能来制止住我。如何制止要看我卡在什么地方。有时一个口头提示就足矣，但有时我渴望重新表述我要说的话，就需要有机会能让我重启我的思考过程。在生活中我很少主动交流，除非与我的基本需求相关。我需要上厕所或如果我饿了，我会告诉别人，但我很少告诉朋友我想就某个话题与他进行交谈。幸运的是，我的朋友和家人都对我知根知底。很多时候我觉得口语交流的作用被高估了。多数时候我都是通过眼睛表达我自己。我所亲近的人看一眼我的脸就能很容易地判断我是病了、累了还是高兴着呢。我的表达可能并不总是恰当的，但我的眼睛则是我心灵的窗口。

凯纳对其所叙述的十一例个案追踪了数年。在唐纳德这一例中，他的妈妈在上述记录的两年之后写道："他的兴趣经常变化，但他总是沉浸于愚蠢而又无用的事物上。"他的刻板思维还是很严重；他总是想根据读音拼写单词，拼写时总要把字母一个一个都读出来（Kanner, 1985, p.17）。很多时候我也像唐纳德一样会变换兴趣，但对我来说，它们之间总是有着种种关联。很多人都不理解为何我对某些事物如此着迷，但从某种程度上来说它们是我的救命稻草。比如，我沉迷于水和塑料物品，而别人则认为它们没用，不屑一顾。我对它们上瘾，就像抽烟的人想来支烟一样。我需要我钟爱的东西带给我一种有形的舒适感。我承认这样的行为并不总是恰当的。比如，我去大学上课，结果就因为对别人裤子臀部上的扣子感到纳闷，我一直在走廊里跟着人家。我发现自己并不想做这些尴尬的事，但我的身体和脑子就是莫名其妙地需要看一看摸一摸那粒小纽扣，不管靠近别人又盯上人家的屁股是不是侵犯了人家的隐私。我的确有种倾向，不去顾及他人可能觉得被冒犯的感受。我觉得被我摸了屁股的人肯定都不喜欢那种经历，但对我却无关紧要。孤独症可不是什么有礼貌的障碍，它也不在乎某件事在别人眼里是对还是错。

我这人很爱挖苦人，也很欣赏自己的小聪明。有时候人们会觉得我没风度，但也发现我的聪明劲儿相当了得。比起小说来，我更喜欢非小说类的读物，这都是因为我刻板的思维方式。我选的专业是历史，因为我认识到，对我来说理解事实比领悟虚构杜撰的材料要容易一些。我仍在努力理解什么时候人们是在开玩笑。很幸运，我身边的人懂得何时对我详细解释一个玩笑或一个评论，让我也能跟得上趟。有时候这会是个令人颇感困惑的折磨。我往往会因为不理解别人尖刻话语的含义而对自己感到失望，尽管我期望他们能理解我。

凯纳（1985）在报告中说到唐纳德父亲的困惑：

> 他的父亲试图教他说"是"和"不是"。有回问他，"你想让我把你放我肩膀上吗？"唐鹦鹉学舌似的照着原问句逐字重复了一遍，表达同意。他的父亲说，"如果你想让我这么做，就说'是'；如果你不想让我这么做，就说'不是'。"父亲又问了他一遍，唐就说"是"。但从那以后，"是"的意思就变成了他想要爸爸把他放到肩膀上。（p.14）

我发现通常我自己也有唐纳德和他爸爸遇到的同样问题。如果那些问题实际上没有诱导性的话，我是能够回答"是"或者"不是"的（比如，你需要上厕所吗？）。如果有人问我"你想上厕所吗？想还是不想？"我通常会回答"想"，因为这是后边那句话的第一个词，我的孤独症大脑就会卡在这儿。因而一个看上去可能不是诱导性的问题，如果触发了一个自动反应，在功能上也就变成了诱导性问题。得到的很可能并不是一个字面意义的答案。我总是回答说"想"，但这并不意味着我不理解这个提问。我通常发现自己卡壳了，我确信唐纳德经历的也是同样的问题。

关于这一问题，这里有个不同但相似的例子。我们镇子上有几个主要的十字路口，我知道去我妈妈的房子要经过这些路口。如果走同一路线，即便我知道我不去妈妈那儿，我也会陷入这个想法，还会不停自言自语、反反复复地把它说出来。这并不意味着我不明白我要去哪儿，只不过它触发了熟悉感，那种我乐于消受的感觉。另一个相关的例子是每周五早上见我通常要见的那名员工。我知道是她周五下午带我去我爸妈家，并在那儿过夜。每周五我都会企盼着这事，因为我已经完全熟悉了这套程序，做完我上午的日常事务之后，我们就会收拾准备去过夜的行李。孤独症才不管我父母是不是出门不在家呢，我仍然会想着在星期五我要打好包，下午早些时候得赶到我妈妈那儿。孤独症人喜欢常规惯例，而如果那些常规被打破，并不意味着我们不理解发生了什么事。只是说，对于我们而言，要让我们的大脑从常规的模式中转出来会更困难些。这个过程很难让人理解，也很难完全解释清楚。但对于一个孤独症人来说，当他们的日常常规要改变而他们又没得到反复的提醒时，他们会感到惊慌失措。

凯纳（1985）认为不同寻常的现象，我却觉得合情合理。"他的很多回答要么是比喻性的，要么就很古怪。如果问他10减4等于多少，他会回答：'我要画个六边形'"（p.17）。通常情况是这样的，患有孤独症的人听到关键的短语和概念就会把它们和自己能理解的事物联系起来，但在外人看来则说不通。对唐纳德来说，那句话中的关键词或短语很可能让他与六边形的物体或概念做了个比照。我认为唐纳德对让他做什么的诠释非常到位，那可能不是别人想要的常规回答，但可不是吗，10减4，答案就是6。一个六边形也是有六个角六条边。这很可能就是唐纳德在脑海中描绘的这个数学等式的画面。我觉得他的答案合乎情理。这是对数字 6 的直译。

凯纳（1985）写道，"他仍显得极为孤独样。他与他人关系发展的范围仅限于在他需要或想要知道什么的时候才去跟人说话。跟人说话时他从不看人，也不用交流的手势。甚至这类交往也在他想知道的或想要的得到了满足的那一刻就停止了"。（p.17）我从自身的经验体会到，对孤独症人来说，主动和他人交往非常困难。这并不是说我们不渴望交流，然而**我们的**社交规则并不能被社会所接纳。我已经解释过多次，我在和一个人说话时如果不看着对方，并不像很多人想当然的那样，以为我是在躲避那个人。有时候，目光对视对我来说是件做起来相当痛苦的事。但是，和生活中让我感觉非常舒服自在的人对视，我觉得就会更容易些。不过，在一些特定的日子，我仍然做不到目光对视，不管对方是谁。孤独症不是一种社会性强的生活方式。很多时候，孤独是最好的朋友。其他时候，孤独也会是我的劲敌，让我陷入孤独症的状态，很像鹦鹉学舌那样停不下来。我最远大的目标之一就是要变得更喜欢社交。进展虽然缓慢，但在我周围核心团队的帮助下，无疑正在逐步实现。他们把我带到新环境里，让我忙于社交活动。在遇到他们之前，我从未想到过这种事会是有可能的。他们是我的朋友，也就是说有生以来我第一次能够通过他们结交其他人。我和他们，还有他们的朋友（现在我也能将之视为自己的朋友）一起去参加聚会。我从没如此快乐过。无论我现在是什么样，带着傻乎乎的孤独症倾向也好，有其他特点也好，我的朋友都尊重我、喜爱我。很多时候我也必须忍受他们的那些"正常性"，所以，我觉得我们扯平了。我的朋友们知道什么时候我需要独处，而什么时候他们需要把我带出我的孤独状态去和周围的世界打交道。与环境和他人的互动每天都在变化，就像在每个人的生活中都会发生的那样。每个人都会在一些日子里需要独处一下，而还有些日子你就需要个朋友陪伴左右。最后还有件事我想要澄清，无论你和他人有多少社会交往，你都永远摆脱不了孤独症。你的某些性情倾向和行为方式可能会有所改变，但它们将永远带着孤独症的特征。

还是关于唐纳德，他妈妈写道：

> 他现在非常喜欢看电影，但不大懂得里面相关联的故事情节。他按照他看过的次序来记住它们。他最近还喜欢上了旧的《时代》杂志。他找到了一本发行于 1923 年 3 月 3 日的《时代》第一期杂志，然后就试图列一份从那之后每一期出版日期的清单。到现在他已列到了 1934 年 4 月。他估算出了一卷里包含的期刊数目；他净干这些没什么意义的事。（Kanner, 1985, p.17）

我的阅读方式和这段里描述的情形非常相似。我在一页纸上读到的字词都是零碎的，然后我的大脑会按照它认为对的方式把它们连接起来，使其在整体上看起来有意义。自打我记得学习新信息开始，我的大脑就是这样处理它们的。和很多其他人相比，我能以异常快的速度阅读和理解某些东西。我一般来说也不太爱看电影，除非屏幕下方有字幕能让我跟着读。这能使我在整体上理解和领悟起来容易得多。

弗雷德里克（Frederick）的妈妈是这样描述她六岁的儿子的：

> 这孩子总能自我满足。我可以把他一个人放在那儿，他自己就能玩儿得挺高兴，走来走去，哼着歌儿。我从没见过他为了要让人关注而哭过。他从来就对藏猫猫不感兴趣，但他会把球滚来滚去，看着他爸爸刮胡子，拿着剃须刀盒子，把剃须刀放回盒子里，盖上肥皂盒的盖子。他从来不太会玩合作游戏。他不介意玩其他孩子也都玩的平常的东西，只要是带轱辘的就行。他害怕机械类的东西，见到就会跑开。他曾经害怕我的打蛋器，会被我的

真空吸尘器完全吓呆。乘电梯对他来说简直是恐怖的经历。他也害怕陀螺。（Kanner, 1985, p.17）

有时候，让我独自待着就是我唯一的避难所。尽管有点儿浪费时间，我还是喜欢一天里花些时间边听着音乐边在水池边玩。就像听上去的那样微不足道，我就是爱站在水池边玩水。除了眼前的水，脑子里什么也不想。学校、家庭生活和家人，都在这一短暂时刻从脑海中逃离。哦，是的，他们只允许一小会儿。"他们"是指我的家人和朋友。我喜欢独自一人，然而，学校和会议真够我忙的，每天的日程都排得很满。在水池边的时刻是拥挤的时间表上的减压阀。这是一个能使我放松的方式，但对我而言也并非不可或缺。

和弗雷德里克一样，我也觉得用单调的语气说短语很舒服。尽管我的吐字发音可能不如他那么清楚——我这么猜。我屈从于我的言语模仿，重复地说着源自不同曲调的短语，从圣诞颂歌到米老鼠的主题曲。言语模仿和对勺子的迷恋是我孤独症的两个方面，到现在我也没能很好地控制住。孤独症是一个长期的对手。在一堂两小时的课上，我要耗尽每一分力气，努力坐在那里保持安静。我强迫自己尽可能集中注意力，倾听课堂讨论。教授在使我保持安静和集中注意方面扮演着重要角色。有着控制性腔调，讲课中间几乎没有停歇的男教授使我感觉最好。动不动就手忙脚乱，讲课又不是很连贯的教授就很难使我集中注意力。到最后总算下课的时候，我觉得我的嘴都快要胀爆了，攒了满嘴想要说的话——要是允许，我早就会在课堂上随口说出来了。

和弗雷德里克一样，我也沉迷于一些特殊的东西。我对塑料勺子和其他塑料制品的需要引得人们对我侧目而观。我本就身量矮小，再拿个塑料勺子或玩具到处走，更使我看起来像个小孩子。很难描述这种感觉，人们会低头看着你说："瞧，她拿着玩具多可爱啊。"之后我的朋友会告诉他们说我已经二十三岁了，是惠蒂尔学院大二的学生——这时候最好笑的就是他们得知真相时的表情。

恐惧在我的生活中扮演着重要角色。就像弗雷德里克对机械物体感到恐惧一样，我也害怕某些感觉。汽车快速驶过的声音像是触发了我脑子里的什么东西，让我很不舒服。同样，我记得我小时候就对吸尘器和割草机的声音很反感。这些出乎意料的声音让我猝不及防。无法言表的感觉让我不得不做出反应。很多时候我的反应就是自我伤害，不是以头撞墙就是掐自己，这样做能以某种奇怪的方式把我拉回到现实里来。

弗雷德里克的妈妈继续描述他的行为：

> 在某种程度上，他喜欢执着地干同一件事。在一个书架上我们有三件按某种布局摆放着的东西。一旦布局变了样，他总要把它们放回原来的位置。他显然不愿意尝试新事物。观察很长一段时间后，他会突然去做。他希望确保自己做的是对的。（Kanner, 1985, p.18）

这描述的是典型的孤独症。小时候，变化是很难接受的，但我学着去接受变化，有时候还欢迎变化。有几样东西是我喜欢放在特定位置的。对于我的勺子或塑料制品，我就不能容忍太大的变化。但在学校或社交场合，一些变化是需要的。

根据描述，弗雷德里克小时候具有不寻常的语言和对歌曲超凡的记忆力：

> 在两岁以前，他至少说了两个词（"爸爸"和"多纳"，多纳是他妈妈的名字）。那以后，在两到三岁之间，他会说些令他自己都感到惊讶的词语。他只说一遍，不再重复。他最早说的词语之一是"总之"。大约两岁半的时候，他开始唱歌。他会唱二三十首

歌，包括一支法国小摇篮曲。（Kanner, 1985, p.18）

这点上很难产生共鸣。我的口语很有限，即便有，大部分时候也是模仿语言性质的。比如，我朋友和家人的名字，我就经常重复。[我或许会说]"见丽塔我妈妈"，这并不意味我真的想去见她，但就像有一盘熟悉的磁带在我脑子里不停地转。"嘟哒嘀扭呐奈"一直是我最喜欢模仿的短语。它有种单调的节奏，成了我的标志性语句。我对儿时语言模式的记忆让我觉得难以评论[因为我实在记不太清了]。如前所述，我发现歌曲和音乐更能让我感觉舒服。

弗雷德里克的父母回忆了他们是如何尝试着影响他说话的：

> 在他四岁的时候，我试着让他先说想要什么东西，然后再给他。他的意志比我更强，而且坚持得更久。他可能得不到想要的东西，但他从不屈服。他数数能数过上百，也能读数字，但他对把数字应用到实物上不感兴趣。他学习正确使用人称代词极为困难。得到礼物的时候他会指着自己说："你说谢谢。"（Kanner, 1985, p.18）

听我自己说话，我就发现我不认识自己了。我不说"我想回家"而是说"回家"。这只是在口头交流中。在打字交流中，我能够很贴切地表达自己的想法，语法也都用得对。真就是这样的，证据确凿。

关于弗雷德里克的更多描述是这样的：

> 他的面部表情是紧绷绷的，有些忧虑不安，给人以智力超群的印象。有时他毫无目的地四处走走，没有任何迹象证明他能意识到屋子里还有三个大人。之后他坐到沙发上，突然发出不清晰的声音；接着又突然躺倒，就这么躺着，脸上一直带着梦一般的

微笑。给他提问题或发指令，他要是回应的话，也只是用模仿语言的方式把它们重复一遍。他行为中最显著的特征是他对物体和对人的不同反应。物体很容易吸引他，玩东西时他就能表现出良好的注意力和持久性。他好像认为人是不受欢迎的入侵者，只要他们不要求，他几乎不关注他们。（Kanner, 1985, p.19）

在这方面我和弗雷德里克基本上一样。一屋子的人，远比不上屋子那头的玩具或什么东西吸引我。我脑子里在想什么可以用电影画面来描述。画面就是我走进屋子，拥挤的人群分开，屋子尽头是我渴望的东西，它吸引着我的全部注意。仿佛它的四周有一圈光环吸引着我，让我不顾一切只想把它拿到手。人群只是背景里的噪声和路上的障碍物。我过的就是这样的生活。这些年来我慢慢懂得对我期望的比这更多。我不能漫无目的地在屋子里跑，而是要跟周围人沟通，结识朋友，尽我最大所能参与社交，以向人们证明我是一个具有高智力、有思想、有感情的人。

理查德的孤独症行为被描述为：

他爬上椅子，又从椅子爬上桌子，去够壁灯的开关。他不说出他想要什么，而是发怒，直到他妈妈猜出并给他他想要的。他不与人接触，他肯定认为和他说话或试图引起他注意的人是种干扰。（Kanner, 1985, p.22）

我有时也有同样的问题，不能跟身边的人说出自己的需要。这是我这辈子都在与之斗争的问题。很不好意思地说，我也经常为了满足需要而大发脾气。整个过程能闹得所有人都精疲力竭、气急败坏。我现在明白了，想要什么我必须说出来，也就是说用口头提示表达出来，比如，只需两个简单的词语"需要帮助"。这类口头提示是我能从朋友和家人那里得到反馈的方式。我聘用的助理很习惯于在我困难的时候帮助我，也受过很全面的训练，明白我口头表达的和通过动作表达出的需要，比如指向物品或拉他们的胳膊。我很少再需要通过大发脾气来满足自己的需要了。在别人帮助下自己生活，这使我获得了极大的独立，完全超出了当初父母和我自己的期望。我的助理为我提供所必需的最小帮助，促使我尽力自己干一些事。他们不断地教我必须首先靠自己，如果自己实在做不到再请求帮助。我有过和助理人员形成了依赖关系的问题。我很高兴经历住了考验，看到了自己真实的长处和短处。我对开口向助理和朋友们请求帮助毫不害怕，因为他们就是为了在我需要的时候帮助我而存在的。我比以前任何时候所想象的都更加独立，单是这种感觉就令人非常心满意足。

保罗（Paul）的情况与此不同。

> 和其他孩子在一起时，他忽略他们，而只跟在他们的玩具后面。他的发音清晰，也有不错的词汇量。他的造句也令人满意，除了一个显著的特点——他从不使用第一人称代词，也从不管自己叫保罗。所有涉及他自己的话都用第二人称，就像在重复以前别人对他说过的话。他在想要糖的时候会说："你要糖。"他把自己的手从发烫的暖气片上拿开时会说："你被烫着了。"偶尔也会鹦鹉学舌般地重复别人对他说的话。正式测试无法完成，但他显然不能算作一般意义上的低能。他会数数，会命名颜色。他很快就学会了从一大摞唱片中认出他所喜欢的，也知道怎么把它们放到唱机上播放。（Kanner, 1985, p.24）

我觉得很难向旁人解释，尽管我看起来像是个残疾人，但我具有正常的智力。很多人不理解我的智力功能远比我表面看上去的要强。我与外界交流很困难，因为除了模仿语言和口头短语以外，我的口语很有限。我是大三学生，平均分（GPA）3.67。在考试和论文写作中没有他人帮助，能自己完成大学功课。这可能和许多人看到我和我的助理人员一起坐在课堂上时感觉到的完全相反。确实有助手帮我记课堂笔记，同时她也为我提供一种情感支持。除此之外，我对我自己每学期成绩单上的成绩负责。事情并不总像看上去的那样。有时我觉得自己是世界第八大奇迹。当人们惊奇地盯着看我不寻常的行为时，他们会怜悯地猜想我就是个大脑残疾者，智力水平很低或压根就没有。我的出现很有迷惑性，作为所有孤独症个体的代言人，我日复一日地努力要让全世界知道我们是有智力的，是聪明的，不应该根据我们古怪的行为判断我们，因为那只是对我们真实能力极为微小的反映。

芭芭拉（Barbara）的情况是这样的：

> 她对自己的测试表现没有兴趣。测试背后的想法是去分享一个经验或体验一个场景，这对她很陌生。她吐舌头或玩弄手指，就像别的孩子玩玩具。她被桌子上的钢笔吸引住了，说道："像家里你的笔。"又看见一支铅笔，她请求说："我能拿回家吗？"得到允许后，她却不去拿那只笔。把铅笔给她，她却扔到一旁，说："这不是我的笔。"对其他东西，她也一而再、再而三地这么做。
> （Kanner, 1985, p.25）

我花了好几年才多少能适应测试环境。我暂时用"适应"这个词，因为我知道没人能完全适应测试场景。和芭芭拉一样，我也经常是更注意测试之外的东西。尽管我有时表现得像个无动于衷、调皮捣蛋、不愿参与的顽童，但这不代表我不看重测试的重要性。一旦开始做的时候，我就会非常努力地完成，力求精确与明智。

弗吉尼亚（Virginia）的测试经历和我相似：

在比内和梅跂心理测试的非语言部分，她的 IQ 值达到 94。"毫无疑问，"心理学家说，"她的智力超过这个程度。她安静、严肃、沉着。我从没见她笑过。她退隐在自我当中，与其他人隔绝开。她看起来是生活在她自己的世界里，无视一切，除了那个环境里她最感兴趣的部分。对人也没有友好的表现或者兴趣。另一方面，她喜欢做富于想象力和创造性的事。"（Kanner, 1985, p.27）

在测试的非语言部分，我遇到了大得多的困难。尽管我脑子里知道哪些形状是相关的，我却很难用手指向正确的答案。我的手并不总能做出我希望它们做的动作。而且不幸的是，我在标准测试中这些部分的得分大大低于口语部分的分数。重申一次，我这里说的使用"口语"，指的是通过打字设备帮我完整表达我的想法。在很多测试中，我意识到自己是被关注的焦点。与弗吉尼亚不同，我并不退缩，把自己同屋子里的人群分隔开来，而是享受这种关注。在我的生活中，我得到过非常积极的关注。我感谢所有那些忽略了我孩子样的外表和奇怪举止的人，他们关注的是真正的我。

弗吉尼亚表现出了典型的孤独症行为：

当一群人围在钢琴旁，一个孩子弹琴，其他孩子唱歌时，弗吉尼亚坐在孩子们中间，仿佛对发生的一切无动于衷，看起来沉浸在自我当中。孩子们停止唱歌似乎也没有引起她的注意。她具有智慧的外貌，尽管她的眼睛空洞无神。（Kanner, 1985, p.27）

这一点必须澄清。尽管看起来我们好像对周围事物不感兴趣，但其实并不完全是这么回事。比如我，我也许是注视着自己手里的东西，但我非常清楚地知道周围发生的事。我仔细听着身边的谈话，尽管眼睛看的是另一个方向。我看得见屋子里人们的一举一动。在你说话的时候我也许没有看着你，但我总是在听，也总是能听懂。

很遗憾，我没有赫伯特（Herbert）的创造力：

> 在一定范围内，他在追求自己选定的目标时表现出令人惊异的目的性。在一堆积木中，他总是能即刻认出哪些是要粘在板子上的，哪些是可以拆得开的。他可以用积木搭一座塔，技巧性和高度与同龄甚至更大些的孩子一样。很难将他的注意力从他自己选定的活动中转移开。他对被打扰感到恼怒，会把打扰者推开（眼睛并不看着他们），如果推不开就大声尖叫。（Kanner, 1985, p.29）

我也许略有文采，或者举止可爱，但我没有创造力。我没有惊人的能力去挑选出粘在一起和没粘在一起的积木，所以我也不能用积木搭一座塔或一座城市。但有很多事我能做得很出色。我比很多人阅读速度快，学习能力也很强。我不是在贬损赫伯特的活动，只是那些是我所不具备的技巧。我一直渴望自己能有多一些的创造力。想要画幅素描或是油画的感觉，是我想探索的特质。不能如我所愿地使用铅笔或画笔，我的挫折感就会很强，这个障碍使我发掘自己的创造力变得很困难。

还有就是，赫伯特比我更沉溺于细节："两次进办公室他都丝毫不去注意在场的人。他在董事会成员名单前忙着把照片放在正确的名字上面，熟练而迅速地放进去再抽出来。"（Kanner, 1985, p.29）这个行为看起来比较多余。我也喜欢把东西放在特定的位置，但我从不会一次次地把东西拿出来再放进去。在这篇文章中我所讨论到的这些孤独症人里，赫伯特和我的行为差距最大。这种多余的活动是最让我心烦的。

在凯纳（1985）对阿尔弗雷德（Alfred）的叙述中，他是这样描述这个三岁半男孩的行为的：

> 把面包放进烤箱做土司很使他烦躁，总是担心烤焦或弄坏了。他在日落时感到心烦意乱，因为夜晚并不总是有月亮出现在天空。他喜欢一个人玩。一旦有其他孩子靠近，他就会从游戏设施上下来。他喜欢用大纸箱子搭建东西（比如做个手推车），但不想让别人坐上去或干扰他。（pp.30-31）

恐惧在我们生活中扮演着巨大的角色，对一个行动的担心会导致其他紧张的情绪。我从来都不是很怕接触电器设备，但那些器具本身很吓人。事实上，和阿尔弗雷德不同，我喜欢烤面包，挺喜欢烤得焦焦的带硬壳的面包。太阳和月亮的升起落下尽管很迷人，对我来说只代表一天的时间，我对它们没什么情感。再次重申，涉及独处和他人干扰的问题始终贯穿于我的反思，始终能让我感受到我的孤独症。

关于阿尔弗雷德的交流情况，是这样说的："他经常对词汇的意思感到困惑。给他看张画并问他：'这张画画的是什么？（What is this picture about）'他回答：'人们在忙碌着什么（People are moving about）。'"（Kanner, 1985, p.33）在我看来这个回答很正常。他的回答，"人们在忙碌着什么"，显然告诉我们画上的人们正在走来走去，忙个不停。换句话说，如果他在回答中仅仅是在重复问话中的"什么"这个词，而画上的人们并没有显得是在忙碌着什么，那我才觉得值得担心。而这一点也和我的行为有类似的地方。用口语讲话时（就我而言，这不可能是真的，也不应该被当真），我就常常重复别人对我说的话。比如，如果有人问我："这本书是讲什么的？"我重复不来恰当的回答，而是说："什么的，好吧。"尽管和正确的回答不沾边，为了满足你，我还是尽我所能用仅有的口语能力回答了你，你该知道我明白你在问我什么了吧。但是我无法找到能用口语准确表述我思想的词汇。

阿尔弗雷德还这么小，却似乎比我在这个年龄的时候明白得多：

> 有一次他停下来很困惑地问，为什么"约翰·霍普金斯医院"印在病历表上。"他们为什么要写上这个？"对他来说，这是一个真正重要的问题，能引起很多想法和讨论。因为每次病历都是在这家医院里写，有什么必要在每张病历表上都标上医院的名字，在这表上写记录的人不是知道他正在哪里写么？给他做检查的人，他六年前来时见过一次，现在还记忆犹新，他有个关于黑暗与光明的强迫性问题，对他来说，这个人正是他期望可以给他答案的人。（Kanner, 1985, p.33）

测试、治疗、问题，还有答案可能会非常枯燥。阿尔弗雷德爱思考，很聪明，明显不怕问关于任何事情的任何问题，什么他都想问。人们意识不到整天被指指点点，被当成怪异的、医学上无法解释的人是什么感觉。对我来说很难受，我肯定对这些孩子也是一样。一天又一天地坐在医生面前，而他们对怎么帮你也一筹莫展。[他们不知道该]如何改变或矫正你的行为，或更理想地，如何给你力量去消除它们？尽管这些孩子中有很多还很小，还认识不到正在发生的事，不知道自己跟别人有多么的不一样，但总有一天他们的怪异会凸显出来。

在查尔斯（Charles）的案例中，对他的描述是这样的："在婴儿时，他就不好动，'缓慢而又迟钝'。他躺在婴儿床里，只是看。他动起来的时候就像被施了催眠术。他似乎在一个时间段里只能专心做一件事。"（Kanner, 1985, p.33）让我描述我婴儿时的行为很困难，但从一贯性看起来，行动迟缓是一个真正的孤独症特征。退缩行为和自娱自乐是伴随孤独症人一生的印记。

查尔斯的妈妈从他身上得到启发，发现了什么东西可能对他有好处:"他爱听音乐,爱欣赏音乐,于是我就给他放唱片。他一岁半的时候能够识别十八首交响乐。他听到第一个小节就能认出作曲家。他会说'贝多芬'。"(Kanner, 1985, p.33)

多么天才!听上去可能并不新鲜,但我也的确是从不会忘记调子的。享受音乐、理解音乐是我拜上天所赐的技能。这些聚合在一起的声音给我身体带来的愉悦简直无以言表。音乐治疗是最好的能带来放松与宁静的方法之一。我喜欢多种不同类型的音乐。汤姆·佩蒂(Tom Petty)是我的首选词作家。我每天听他的 CD,用他的歌曲作为我洗澡程序的前奏。我也喜欢爵士乐和其他器乐汇编。

查尔斯经历了自己选择活动的阶段:

> 大概也是在那个年龄,他开始几小时几小时地转玩具,转瓶子或罐子的盖子。他能够用手很灵巧地旋转圆柱体。他会看着它,越看越兴奋,狂喜地连蹦带跳。现在他对镜子反射的光很感兴趣,喜欢追逐捕捉反射的光。他要是对什么东西感兴趣了,你是改变不了他的。他完全不会注意我,我进屋时,他好像根本认不出我来。(Kanner, 1985, p.33)

这里又一次涉及我们迷恋物品的问题。我之前解释过,这种行为很像我对塑料和水的迷恋。尽管很多人可能不费吹灰之力就能改变这种行为,但于我却毫无成效,它始终还是那么强烈。查尔斯的妈妈看到他仿佛跟世界没有联系,或者说只跟他自己的世界联系在一起:

> 给人印象最深的是他的冷漠,他的不可接近。他就像走在影子里,活在旁人无法触及的他自己的世界里。没有和别人有任何关系的感觉。他的全部对话就是重复别人对他说的话。(Kanner, 1985, p.34)

孤独症人的冷漠程度是不同的。年幼时对此很难把握，而他们也还没有认识到，做一个有社会性的人，就意味着做好一个人。不管你是不是孤独症人士，人的定义就建立在你的社会能力之上。当我日臻成熟，我认识到了，要想被认为是一个有思想、有感觉的成年人，我就必须学着去社会化。为了把我对孤独或勺子的渴求搁置到一边，我不得不努力挣扎，而且仍要继续挣扎很多年。如前所述，在孤独症主宰着我与周围的人相连的能力时，我常常会把自己从社会环境中分离出去。这并不意味着我不喜欢和同龄人一起过社交生活，但有时孤独症不允许我有社会交往的愿望。

查尔斯的妈妈继续描述道：

> 如果把书本从他面前拿开，他就用手死死抓住书，眼睛并不看拿走书的人。如果被针扎到了，他就说："这是什么？"之后自己回答："是根针。"（Kanner, 1985, p.35）

查尔斯完全和外部世界隔离，不看任何人，当他们不存在，甚至采取自问自答的方式。我感觉他很快就会认识到，他对人的需求比对让他独自相处的需求要大得多。凯纳描述查尔斯说："从不用语言与人交流。他记得住'八角形'、'钻石形'、'椭圆形'，却还总是问'这是什么？'"（Kanner, 1985, p.35）查尔斯具备交流能力，但还没有学会如何正确使用这能力。看起来像是种退缩，而同时他又确实是在寻找交流的形式。他问自己知道答案的问题，这表现出他具有进行有效交流的潜力。他的父母本就应该鼓励这种对话，而不管这看起来多么微不足道，我确信他们是这么做的。我们都需要一个起点，而看看查尔斯已能达到什么程度是件很有意思的事。

下一位是约翰（John）。对他的描述同样是：在互动过程中要求特殊的顺序，说话具有不寻常的模式。

在他快五岁的时候，他形成了非常有限的情感接触方式，即便就是这些方式也只是针对有限的几个人。这种关系一旦建立，就必须以完全相同的渠道继续。他能造出复杂而且语法正确的句子，但他用第二人称来称呼自己。他用语言不是为了交流，只是为了重复他所听到的，重复时从不改变人称代词。（Kanner, 1985, p.36）

我与周围人交流的方式使很多旁观者感到困惑。小的时候，我记得我和人的关系是非常程式化的。如果我在一个礼拜里看到过什么人，尽管知道人家只是来度个假，我仍期望下个礼拜他们还会是我生活里的一部分。我不明白就算朋友分开了，友谊也依然存在。有过密切接触的熟人也是言语仿说出现的一个重要原因。直到今天，当我在乎的人离开时，我仍感到难以适应。我有很亲近和信赖的辅助人员和朋友。在他们离开去继续他们的生活时，我仍然会很想念他们。他们的名字是我模仿言语中的一个重要组成部分。很多时候当我触景生情想起过去的辅助人员时，他们的名字就会成为我模仿言语的内容。

报告里提到查尔斯喜欢依照特殊的日常程序行事：

强迫性状态很显著。日常常规必须被严格遵守，任何日常模式最细微的改变都会引起巨大的恐慌。无休无止的语句重复。他具有非凡的机械记忆，能背诵很多祷文、儿歌，还有"多种语言"的歌曲。（Kanner, 1985, p.36）

我过日子需要常规。这是我疯狂的生活里可以倚赖的东西。我现在对常规的要求不再像从前那么严格，我相信这样做对应付生活中的小惊奇是有好处的。是我的辅助人员使常规不再成为我生活中最重要的因素。我承认，基于程式或常规，事情做起来容易些，但辅助人员想方设法引导我说，生活中的事情是不可预期的，而那也真的没什么，只要我愿意保持足够的耐心就行。大学是我生活中的另一领域，辅助人员只能将其常规化到某种程度。学校里很多时候会因为节假日或期末考试而改变上课时间表。辅助人员很有经验，在看到时间表即将改变时，会提前用很恰当的方式告诉我。他们对我的需要非常敏感，但这么做到底是为了让我不发疯，还是为了保持他们自身的神志正常，那就不得而知了。

据称，从小时候开始，约翰说的一些话就是拘泥于字义的，相当刻板。

> 五岁半时，他对代词的用法掌握得很好……他看到办公室里有一组照片，就问他爸爸："他们什么时候从照片里出来，到这里来？"他对这事很认真。他爸爸说了一些关于家里"墙上"照片的事。这使约翰感到有些困惑。他纠正他爸爸："我们的照片跟墙贴着"（对他来说，"上"显然是"之上"或"顶上"的意思）。（Kanner, 1985, p.36）

我这人就从不需要纠正语法，因为我的语言大部分就是重复别人的话，而且我妈妈平时也挺注意这个的。可我能理解约翰的情形——与特定事物之间有严格的关系，会死板地逐字逐句按照字面来思考。直到今天我也还在继续练习认识自己与身边事物的关系。我也有字面联想，举个例子吧，我一看见凌志汽车就会脱口而出："丽塔！"（我妈妈的名字）这表明我的孤独症让我把所有的凌志车都和妈妈联系起来了，我也知道这不可能。辅助人员会告诉我，他们也看到那辆凌志了，但我妈妈不可能开着每一辆我能看到的凌志车。查尔斯谈论办公室照片的方式是言语仿说的另一个版本，也是孤独症通过字面看待事物的方式。

对伊莱恩（Elaine）的描述中说到孤独症的不可预测：

> 每次把她带到院子里去玩，她都特别不高兴，会跑回到屋子里去。她总显得焦躁不安，但要是允许她看图画，独自玩积木，画画儿，或串珠子，她就可以自娱自乐地玩上几个小时。任何噪声或干扰都会使她心烦意乱。有一次她正坐在马桶上，听到了敲管子的声音。那之后的几天她都不大便，即使把便盆放到她自己的房间都不行，她只会焦虑地等着听那个声响。（Kanner, 1985, p.39）

对孤独症的这一描述我颇有感触。孤独症影响人类的五种感官，可能每天都不同，而且不是一个人可以控制或预知的。记得小时候我特受不了一种声音，别人认为那只不过是空调的嗡嗡声，于我则是不堪忍受的重负，能让我发疯。有时候我坐在车里视觉会受刺激，看着繁忙的交通，我唯一能摆脱紧张状态的方式就是以头撞玻璃窗，要多猛有多猛。我可没说这是恰当的行为，但孤独症人不能控制脑子里停不下来的那个"陀螺"。多数情况下，这些困扰都不是我们能控制或表达的。很多时候对我周围的人来说这是一个谜，他们不明白到底是什么惹得我大发脾气。和我非常亲近的人经常还可以搞清楚原因，但这不是他们能控制得了的局面。除了把我带离那个环境，保护好我让我不受自己那个孤独恶魔的伤害，别的他们也无能为力。

凯纳在报告中继续描述伊莱恩说：

> 她经常冒出她的刻板短语，例如"恐龙不哭"，"小龙虾，鲨鱼，鱼，还有岩石"，"小龙虾和餐叉住在孩子们的肚子里"，"蝴蝶住在孩子们的胃里，也住在他们的短裤里"，"鱼有尖锐的牙齿，还咬小孩子"，"天上在打仗"，"石头和碎块，我要杀了你"（抓

着她的毛毯，踢着床），"神龙咬小孩，还喝油"（Kanner, 1985, p.39）。

我认为这就是孤独症人的模仿言语。这些词汇或短句在脑子里卡住了，挥之不去，就只能重复着把它们说出来，昭示天下。我就一直是这样，而且我和我的辅助人员都对这种重复的模仿感到厌烦。这不是说我能控制住它了。对于我的模仿无章可循。言语仿说的时候，也许是我想表达一个想法或观点；或者是我想被刺激一下，做些什么事；又或者这只是我耍的一个小手腕，想让别人陪我一起唱个歌什么的。我不能代表别人说话，但就我自己的言语仿说而言，我需要得到某种方式的回应，否则我就会失控。很多时候，要是别人表示知道我所说的了，言语仿说就会被制止住；还有些时候，我需要旁人直截了当地让我停下来，或是跟我说一句"别说了"。

凯纳在记录中还提到："在她这里，说话很少是为了交流。她和其他孩子没有交往，从不和他们说话，从不对他们表示友好，也从不和他们一起玩。她在他们中间走来走去，像个异样的存在，就好像一个人穿行于屋子里的一件件家具之间。"（Kanner, 1985, p.40）有些人认为孤独症人粗鲁、反社会，在我看来，他们才是那样的。社会上很多人不想和旁人打交道时，并不采用不理睬或者礼貌地直说我想独自待会儿的方式，而是消极地坐在那里，一边和周围的人互动着，一边心里盘算着怎么才能摆脱眼前这境况。我从不会这么处理。如果我不想和人在一起时，我就不在他们中间待着，我根本就不靠近他们。大多数时候我的朋友们非常理解我需要独自待会儿。不知出于什么原因，很多人尽管能够但却从不享受这种奢华的自由。

凯纳的孤独症论的主旨是这样的：

具有"特殊病征"性质的显著的基本障碍是，这些孩子从生命之初就没有能力按照正常方式建立起自身与他人以及环境之间的关联。从一开始就存在极端的孤独性——那就是，只要有可能就漠视、忽略或排斥任何针对自己而来的外界事物。直接的身体接触或这一类的动作和声音具有打扰其孤独的危险，会被处理为"就当它不存在"；如果这样还不够，就会被视为令人厌烦的干扰，遭到痛苦的憎恨。（Kanner, 1985, p.41）

我相信至少在本章里我始终在试图通过我的看法来纠正这个观念，但我并不想成为孤独症的模范人物，我不想背负这个担子。我希望读过我的这篇应答，以前没有想到过这些的人能对孤独症产生更深刻的见解。就像我在这里多次说过的，每个孤独症人都是不同的（即，具有不同的特质），某些情况并不一定适用于某些人。

关于口语，凯纳说，"八个'能说话'的孩子中，多年来都没有一个具有能够向他人传递信息的语言"。（Kanner, 1985, p.42）我在这里只想说，并不是所有的交流都最好通过说话来进行。艺术和音乐就是语言的极好范例，无须通过说话进行传递。我请读到这篇文章的人能超越表面去看待事物。多剥开几层，看得比表面更深入一点。别犯懒，从新的视角来看一看事物和他人。这也许不太舒服，但至少能开阔视野。

凯纳描述孤独症人的行为都有或多或少的恒定性。"缺乏多种多样的自发性活动。这些孩子焦虑地渴望能够将一切维持一成不变，他们的行为被这种强迫性所控制，除了孩子自己偶尔能打破这种千篇一律的同一性，没有人能做得到。"（Kanner, 1985, p.44）我发现在不同日子里，我的孤独性是不同的，有时多些，有时少些。这样的例子有不少。我无法控制它。用一种更贴切的说法解释就是，每个人，不管是不是残疾人，生活中都会有好日子和坏日子。我确实极其渴望所有东西都一成不变。在和朋友们的很多次谈话中我渐渐认识到，我们都应该喜欢生活中有些微小变化。我得说孤独症人是喜欢常规的，而且一直欢迎常规，但是我们需要时间来适应"现实世界"——这个世界经常有不可预测的，甚至不可挽回的事情发生。我相信这是我作为孤独症人生活在这世界上最确实的困苦之所在。感谢所有支持我的人，有了他们的耐心，我能够克服一切障碍。

凯纳观察到的另外一个现象是孤独症人和物品相处得很好。"物品不会改变形态和位置，保持原状，从不会干扰孩子的孤独状态，所以容易被孤独症孩子所接受。他们和物品之间有很好的联结"（Kanner, 1985, p.46）。如前所述，我相信所有人都喜欢并且渴望生活中的一致性。孤独症人也希望生活有可预见的、稳定相同的那一面。我得承认，当我确切知道将要在什么时间什么地点发生什么事的时候，生活就简单多了。独立生活使我认识到每一天都是不同的，每一天对我来说都有新的挑战要去征服。有的日子我期待着挑战，有的日子我又会畏缩。假设我和其他人一样，那么我们，在不同的程度上，都渴望可预见性。

凯纳试图揭开的一个谜是孤独症人在生活中对人和物品孰轻孰重的比较：

> 孩子们与人的关系则完全不同。每一个孩子，刚一进办公室就会立刻跑到积木、玩具或其他物品跟前去，丝毫不去注意屋子里在场的其他人。若说他们不知道屋里还有别人是错误的。但在场的人，只要他们让孩子独自待着，就会被视为办公桌、书架或文件柜的同类，会得到同等对待。（Kanner, 1985, p.46）

我经常在注意屋子里跟我在一起的人之前先看不动的物品。我对塑料物件有着热切的渴望，会在注意周围人之前先在屋里寻找这类塑料物品。我很清楚屋子里有其他人和我在一起，但我的孤独倾向驱使我注意的却是这时的非常规和不可预测的东西。我不知道怎么发生的，也不知道为什么，我只知道这是我永远都会有的一个特性。我不希望他人因其缺乏逻辑依据而生气，或因为孤独症人一味喜爱无生命的物品而感到害怕。我只希望不要每件事都必须是有清楚定义是可以理解的，才会被接受。我发现这和有些人很像，当他们注意到屋子里有个新来的人时，就会看着自己的鞋子。我不必去理解这个，但我相信感觉是一样的。

谢天谢地，凯纳没有假定孤独症人是没有智力的：

尽管大部分孩子在这样或那样的时候会被看作低能，他们全都天生具有良好的认知潜力，这点毫无疑问。他们外表聪慧，引人注目；他们的神情也给人以深思的印象。而在其他人面前表现出的焦虑紧张，也许是因为对有可能产生的干扰有种不安的预感。他们令人惊异的词汇（会说话的那些孩子），对多年前事件的出色记忆，对诗歌和名字的非凡机械记忆，以及对复杂图案和序列的精确回忆，都证明了，就智力这个词的通常用法而言，他们拥有良好的智力。针对这些孩子，比内或类似的测试因其实施上的局限性而无法完成。但所有孩子在塞甘（Seguin）模板测试上都做得很好。（Kanner, 1985, p.47）

被看作低能者，这是我迫不得已终生都要承受的一件事。你要为你的智力而战，为你的能力而战，这是一个极难逃离的深渊。我始终在说，我的表现与这篇文章里讨论的这些孩子极为相似——稍有不同，大体很像。尽管每个孤独症个体都是一个独立的个体，但一些共有的基本特征构成了孤独症行为，而这些行为明确地标示了我们是谁。说来可笑，人们认为我们既古怪又特异，可我们对复杂图案的记忆力，对精确细节的记忆，还有我们的整体能力都经常超过那些对我们指指点点侧目而视的人。能领悟到这一点常使我感到欣喜若狂。我发现在科学领域有很多测试是对智力可靠的评估，但是应用最为广泛的那些大都还无法触及我们思维的表面。

凯纳相信，在对他人缺乏兴趣的问题上，父母的养育方式可能产生了一定影响。显然，这是他的孤独症理论中最具争议的一点。

在所有这些家庭中，几乎都没有特别温和亲切的父亲和母亲。他们中的大部分父母、祖父母或亲属，都强烈地专注于抽象的科学、文学或艺术，对人都没什么真正的兴趣。即便是那些拥有幸福婚姻的家庭，其氛围也相当冷漠而拘谨。孩子与生俱来的孤独特性很难仅仅归结为父母与子女这种早期的关系。那么，我们必须假设，这些孩子从降临人世便缺乏一种内在的能力，使他们无法同他人建立正常的生物本能的情感联结，就像某些儿童一出生就有先天的身体或智力残疾一样。（Kanner, 1985, p.50）

毫无疑问，我是最幸福的，我的父母在任何事上都支持我并促使我取得成功。他们在为我做的每件事上都远远超越了热心，不是在物质上，而是在情感上。我的妈妈是我力量的源泉。她把全部生命投入到我的成功中来，并教导世人认识孤独症。我只希望有一天我能达到她这样的女人的一半；我祈求世界上每一个女儿都像我一样幸福。我周围都是受过教育的人，从遇到的每个人身上我都能学到些东西。只有一件事我没有感觉到，那就是孤独。尽管有时候我想退缩到我的世界里去，但总是有人把我拉出来，促使我在我们复杂的社会里做一个理智的有逻辑的人。周围的人一直激励我去做一个有智慧的能融于社会的人，激励我去实现自己的目标。对此，我致以最诚挚的感谢。

参考文献

Kanner, L.（1943/1985）. Autistic disturbances of affective contact. In A. M. Donnel-
lan（ed.）, *Classic readings in autism*（pp. 11–50）. New York: Teachers College
Press.

Rubin, S., Biklen, D., Kasa-Hendrickson, C., Kluth, P., Cardinal, D. N., and Broderick,
A.（2001）. Independence, participation, and the meaning of intellectual ability.
Disability and Society, 16, pp. 425–429.

第三章

第一部分　蒂托·拉贾什·穆霍帕德耶简介

　　本章的基本内容由采访组成。在我们完成采访时，蒂托·拉贾什·穆霍帕德耶刚满十三岁。蒂托在印度长大，主要居住在班加洛尔。他的母亲搬到那里是为了靠近学校和医疗机构，但结果却是普通学校并不接收他，他只得整日在家上学。十一岁时他写了一本书，书名为《超越静默：我的生活，我的世界，我的孤独症》（*Beyond the Silence: My Life, the World and Autism*, Mukhopadhyay, 2000）；他还成为 BBC 拍摄的纪录片《当局者清：蒂托的故事》（*Inside Story: Tito's Story*）里的主人公。之后他又被《纽约时报》报道过（"A Boy, a Mother", 2002），还参加了 CBS 电视台的《60 分钟》访谈，成为一期节目故事中的主角（Mabrey, 2003）。他在写作时，要求母亲坐在旁边。他告诉我，母亲坐在旁边给他"创造了一种环境"。他成句地讲话时声音细微而平静，一个字一个字，一个音节一个音节，有时候是一个字母一个字母地说出来——当听者听不懂他某词的发音时，他才把单词拼出来。他的母亲索玛在旁边重复他说出的字。本章的所有文字内容，都是他手书而成——从六岁开始"他就自己用铅笔写字"（Wing, 2001）——我根据不同话题重新组织了问题和回答。蒂托确认了最终的版本。

　　我第一次听说蒂托是通过威斯康星大学的安妮·唐纳伦（Anne Donnelan）教授，她向我介绍了 BBC 的纪录片和他的书。我把他的书读了几遍之后，马上就开始和他互通电子邮件。尽管蒂托说他不想独自为本书撰写一个章节,但他告诉我他很愿意接受采访并回答问题。在开始通信的几周里,我已仔仔细细通读了他的书,列出了十二页涉及各个专门主题的问题,请求他详细作答。蒂托开始陆续交给我他对相关问题的回答,我也准备好了去班加洛尔,以便我们能进行面对面的采访。除了能有机会与蒂托当面合作,我还希望在他自己的生活环境里对他进行进一步的了解,看看他日常生活的情况。

到达班加洛尔的早上,我坐出租车去蒂托住的公寓。路上司机停下来几次,向路人打听地址。这是条满是尘土的街道,斜对着一家剧院。临街有很多商店,但蒂托家住的街上并没有。出租车司机绕开了站在街当中的一头公牛。他在街边一家小店打电话给蒂托的母亲,她下来迎接我,带我去他们住的公寓。跟着索玛,我走进一幢二层楼的水泥建筑。我们爬上二楼,在到达他们居住的单元前经过了一个小空场。他们的单元里有一间起居室,一间卧室,一个小厨房和一个卫生间。起居室里有一部电视和一个小床垫——索玛说,"蒂托必须在每间屋里都有能躺下的地方"。此外,还有一对小凳,一个茶几,一个垫子和一个小冰箱。冰箱里装着牛奶、水、鸡蛋和其他必需品。墙壁是浅绿色的,有一些灰尘的印记。墙上挂着一本日历,和几幅索玛画的画:一匹马、一只猫和一些花卉。墙上还挂着一个塑料盒子,里面放着两个大约五英寸高的娃娃。每间屋的屋顶上都有一个旋转着的吊扇,发出咔咔声。我们进屋后,索玛带蒂托和我穿过左边狭窄的走廊进入一间长方形的房间,里面有一个小书桌,一个笔记本电脑,一张折叠起来可用作沙发的床和一把塑料椅子。这是他们家里唯一的椅子,索玛坚持让我坐在上面,她和蒂托坐在沙发(或者说床)上。屋子尽头有一个多用途金属书架,上面放着些哲学、文学、科学和历史方面的书。

蒂托坐在那里,用手指点击一张纸板上的字母来拼字。他偶尔停下来歇歇手,转动下手臂,接着食指会啪地一下按在字母上。他打出:

"你的到来让我感到荣幸。你是教什么的？"

看来蒂托一上来就打算给我的采访增加点难度——他像是要临时起意，谈些我毫无准备的话题。我说："我教的课中有一门是关于研究方法的，专门教授质性研究，比如说参与式观察（participant observa-tion）和开放式访谈（open-ended interviewing）这样的方法。有时候这种方法也叫做民族志学（ethnography）。我教授的其实就是如何去了解认识他人的视角。"

蒂托点击着字母说："是像人类学一样吗？"

"是的"，我回答。这时蒂托开始说话，一个音节一个音节地，索玛听到完整的单词后就宣读出来。之后她解释说，这是在蒂托说话时给他反馈，使他确认她听懂了他的话，好让他继续。

"从没见过这么小的录音带。"蒂托说，他是指我的迷你卡带录音机。

"可不是吗？它体积小，便于携带。"我说。

"我看它是够袖珍的。我现在要谈话了。我们可以开始讨论了。"蒂托说。

"我们可以讨论了。"我重复说。

蒂托的母亲对我能听懂他的话感到惊讶："噢，你能听懂。你一定很习惯听这种说得不好的话。"

我笑起来，说："说得不好的话？你是在指你儿子说的话吗？"事实上，我发现蒂托说话很好懂，因为他的发音是清楚的。

蒂托开玩笑地说："我希望录下来的声音会好听些。"他接着问："你认为我的孤独症是什么程度的？"

我直言不讳地回答说："我相信人们会说是重度的。原因你知道，重度总是意味着甩动手臂、刻板，还有语言方面的障碍。但要是人们看到你说的话，他们会提升对你的评估。主流观点仍认为四分之三的孤独症人智力低下。这是不正确的，但这是一种观点。这是一个需要跨越的巨大障碍。"

接下去的一个半星期，我每天早晨从下榻的饭店去蒂托家。我们会交谈上一两个小时，然后就出去看班加洛尔的街景，路上会继续交谈。蒂托告诉我："我认为你该看看这城市，之后告诉我你觉得它怎么样。我觉得一切都展示在城里，在集市上你能看到印度。"

每天早晨，我们一般进行十到十二行讨论后，蒂托就要大步跑出去，跑到他家单元和直通一层的楼梯之间的空地上。他母亲会说："蒂托，好吧，但你十五分钟后要回来继续谈话。"之后她会叫他回来，坚持要他在我们出去看街景之前再谈一会儿。大多数时候，蒂托看起来只想在间歇的时候来回踱踱步。一天在我们谈话时，他说了一个单词"橡皮"，然后就从沙发上站起来走了出去。索玛对我解释说他的一块橡皮掉到楼后面去了，卡在了什么地方，他没法拿到它。他心里就惦记着这个事。索玛解释说："有时候一点小事在他心里就大得不得了。"

蒂托回到屋里后，就坐在那里开始来回摇晃。"我停不下来。对不起，可是我控制不住。"蒂托说，"我需要这样［前后摇晃］来感觉我的身体。"事实上，关于他与自己身体的关系，是他撰写的这一章节里的一个主要话题。

有时，蒂托会专注于自己的外表；有时，他会从对身边世界的一个观察跳到另一个观察。一天，我们走到城里的一个大公园。我们坐在长椅上，一个聋人走上前来，向我们乞讨。蒂托对此评论说："我将来也会这样子到处流浪。"——他显然是担忧着自己的未来。那人走开后，蒂托说："我想今天会下雨，明天要凉一些。这棵树会落叶子。你们有针叶松［即，在美国］。"之后蒂托问我美国有公牛没有，"我喜欢它们。它们又大又高。我想看加利福尼亚的红杉树。上次我没看成。我要找个向导。"蒂托随着意识流从一个话题跳到另一个话题。

我们谈到了很多话题。蒂托解释说，通过练习，最初是通过抄写他母亲给他展示的字母和单词，他学会了用带子把铅笔绑在手上写字。他告诉我如何来学习说话。母亲轻拍他的后背，帮助他努力发出最初的声音。之后他进步到可以在她的提示下说出单词——她挥舞着手，像是在指挥交通一样。

在我们谈话的时候，来了一个卖饼干的人。那人走了以后，蒂托跟他母亲说："我好不好？我没要饼干。"一些女孩在公园里咯咯笑着玩耍。蒂托说："年轻人总是太快乐了。"

索玛回应他说："她们玩得很开心。"

我跟着问："年轻人有什么问题吗？"

蒂托回答说："我不记得了。"

索玛说，他的意思是记忆里童年时已经有障碍，蒂托发现他不能在非结构化的环境中融入其他孩子当中去。索玛解释说，蒂托不能处理"非常开放式的情境。现在在这里我们专注于非常单一的谈话，所以他能应付。但如果太开放了……"——她耸耸肩，像是在说：对于蒂托就太困难了。他在本章下一部分也就这一主题给出了大量细节。

我告诉蒂托，我听其他孤独症人也这样说过，结构化的环境通常比开放式的环境更容易应对。我补充说："那些孤独症人告诉我，他们只喜欢只有几个人物的电影。"

"就要那样拍电影，"蒂托说，"说到我心里了。拍只有一个角色的电影。"

"我试过带他去电影院，"索玛说，"可是他只看一小会儿就会离开影院，然后又回来。所以我常和丈夫一起去，我丈夫带他出去。我总是要靠近门边的座位，这样他就能自由地出来进去了。"

一天，我们到距离班加洛尔几小时路程的一个度假村去郊游。要出发的时候，蒂托不停地闻我的衬衫。他说："我爱闻来闻去的，这很不礼貌。"

"这衬衫闻起来还好吧?"我问。

"很好。"蒂托回答。

我们来到度假村后,蒂托问我:"出租车收费贵吗?"

我告诉他,如果按里程和美国标准看,一点儿都不贵。

后来我才知道,我们的度假村之游引起了蒂托很大的焦虑。这以后好几个星期他都不愿坐小汽车。他可以很轻松地坐公共汽车甚至是敞篷的三人摩托车,但不坐任何轿车。他试图找出可以解释这种焦虑的原因。看起来他试图理解它,以便克服它。

"乘车旅行对我不是问题,"蒂托主动开始解释,"我想,问题在于搭乘公共汽车走那条路线是个固定程式。我最初以为我是害怕路上的曲里拐弯,于是就一直等着它们结束。可是,当焦虑持续不退,我开始寻找更确切的原因,因为每件事的后果都会有它的逻辑起因。我的起因是我必定坐公共汽车走那条路线,这是个惯例。对你来说,这可能听上去不合逻辑。那你姑且把这一切归咎于我的孤独症吧。"我问蒂托,他可否就此话题写一首诗。后来他当真奉上了他的诗作:

> 当我跨进这小空间
>
> 你这漂亮的小汽车
>
> 不知道会出什么事
>
> 我是真有点害怕啊
>
> 我该说什么该怎么说
>
> 我究竟害怕的是什么
>
> 就算它是担心吧
>
> 也许是时间的考验吧。
>
> 我该怎么描述呢

到底出了什么事

你那漂亮的小汽车驶近前

我发现自己像傻瓜

我就管它叫害怕。

我是否小题大做了

你那温顺漂亮的小汽车

我是否配坐进去?

你那漂亮光鲜的小汽车

说我这个吧说我那个

我就是个不合时宜的人

难道说你一点都没认识到

我是一个十足的孤独症?

一两天后,我告诉蒂托我到迈索尔去看皇宫时经历了一次可怕的旅行。"我跟你说,坐小汽车去可真把我吓坏了。我真应该坐公共汽车去。我想我再也不会像那样去旅行了。在回班加洛尔的路上,我一直都只想低头看书。可每次我抬头都会被对面冲过来的车辆吓到。"我发现我乘的出租车只管一路往前开,而大卡车会从另一个方向直冲我们而来,直到最后一秒钟才闪开。

听了我对交通的描述,蒂托对乘坐小轿车的焦虑似乎有了不同的解释:"我坐小轿车的经历也是这样。我看见汽车迎面而来,但看不出距离。吹打在我脸上的风可真是太可怕了。"

在我们相处的日子里,我们谈及了很多话题。蒂托告诉我他特别好动,和他母亲走遍了整个城市。索玛说,"和蒂托一起做什么都是速战速决。他能跑进来,马上就写首诗。完成得太快了。他要是写诗,没一会儿就能写三页。就这么写完了。之后他会说:'现在我得去寻找新的灵感。'"

他日常活动的一个主要内容是学习新的技能。他告诉我，他和自己做斗争。他说，有时候想要保持平静、不跑开、不激动是很难的。"我必须保持平静，"蒂托说，"我必须不断跟自己说要这样做。"参与谈话是保持平静的一种方式。

就如他在本章第二部分中所描述的，他母亲像把镰刀，披荆斩棘，在他的语言和写作成功中起着关键作用。索玛告诉我，她希望帮助蒂托加强行为的主动性。她希望他能够说出他想做什么，然后就能够去做。"这是我的梦想，梦想他能够说出来，然后行动。这样，只有这样，他的行为才能得到控制。我不得不从最简单的话语开始：'让我把这个捡起来。'只是这样简单的话。之后是'我要表现好'或者'我要保持平静'。必须用主动动词说出来，然后去做。"

当索玛讲述她的策略时，我转向蒂托，问他对母亲的说法怎么看。

"我想她已经开始了。"蒂托说。

"真的吗？已经开始了？"我说，"从你这个志愿者身上得到的反应是什么？"我问。"或者说，你并不情愿？"

"我必须这样做。"蒂托说，"我需要这样，因为她奖励我。"

"是的，我给他奖励。"索玛说。

"你奖励他？"我问，"那么这是行为矫正吗？"

"是的。"索玛说。

"什么样的奖励？"我问。

"任何东西，"索玛解释说，"像一小块饼干啦，或其他现成的什么东西。"

"那么蒂托，你对这法子感觉怎么样？"我问。

"无可奉告。"蒂托说。

我笑了，说："就这样了？"

"是的。"蒂托说。

第二部分 问与答

蒂托·拉贾什·穆霍帕德耶

道格拉斯·比克伦

一、想象与表现

比克伦：你曾描述过，有回坐火车时看见一位中年绅士坐在身旁。听上去他似乎是令你感到安心的一个旅伴，尽管可能只是想象中的。

蒂托：在我写那个中年男子的时候（Mukhopadhyay, 2000），我是说，那时在我身边总有个假想的人物，他看上去似乎无处不在。回想过去的那些日子，在我无所事事虚度光阴的时候，他就会与我作伴。我是把他和某个熟识的面孔联系起来了吗？我不知道该怎么回答。因为肯定那些面部轮廓不是凭空想象出来的。然而在看别人脸部的时候我会感到不舒服。过去不喜欢，现在仍不喜欢。所以我应该是没见过多少张面孔。因此我纳闷，他的脸孔会是谁的呢？只是对我来说每次出现的都是同一个人，他对我就意味着某种保证和自信。他总是招之即来。当然，在我的危机时刻他一定会在。所谓危机时刻，我是指在某些情况下我觉得太困惑，而有些环境令我实在承受不了的时候。

如果你让我说出他是白人是黑人还是棕色的印第安人，我肯定说不出。我能说的就是，仅仅想象他在身边我就会感觉到安全。我们之间说过话吗？没有，我不记得我们说过。其实许多事情是不需要通过语言进行交流的，就好比自信这种微妙的东西。看看西沉的落日，它是否需要用言语告知大地，第二天它仍会高悬天际？

但无论如何幻觉都得消失。

幻觉是怎么消失的？有一天，我发现有个人坐在了他正坐着的位子上。就这样，我的那位给我自信安全感的中年绅士便渐渐消退了。

他被现实所替代。我明白了只有我自己才能看到这个人。否则的话，别人怎么可能坐在他所在的位置上呢？我的理性思维开始增长，占了上风，它使我认识到一个事实，我必须对我的幻觉置之不理。我不能总是抓住梦幻不放。白昼怎能攫取黑夜的梦幻？于是成长的我渐渐远离童年而去。

比克伦：这些年来，大概你还有过其他的想象吧。我想知道，它们是如何变换的，它们又是以什么形式出现的？

蒂托：我学会爬楼梯后，楼梯就成了我沉迷的主要事物。身体努力对抗重力的感觉，确知正在离开地面的感觉，当我的脚踏上一级台阶而确知下一步将迈向何处的感觉，使我超越面前具体有形的楼梯，产生了我的心理楼梯。

所以无所事事的时候我就爬楼梯。之所以无所事事，是因为除了习惯，我从不会主动去做任何别的事。我也不想去尝试。爬楼梯让我在空虚的时候有事可忙，有事可做。当然，空虚是不可能存在很长时间的，因为"自然厌恶空虚"，所以楼梯填补了我内心的这个真空。楼梯就在眼前，我怎么抗拒得了自己？于是我就开始了爬楼梯，开始了我无处可以抵达的旅途。无处可以抵达是一个不完整的抽象概念，它诱惑着旅人陷入越来越多的虚无里去。

虚无的力量很大。看看数字零，如果把它放在数字1的右边，数值就增加了十倍。想象一下把同样的零放在无穷的右边吧。再来看看虚无的力量。任何有限事物的开端都起始于虚无。楼梯将我引至强大的虚无的半途。绝对的虚无完全淹没了我。我害怕，如此强烈的孤独使我陷入强大的虚无里，尽管还是有继续向前爬的诱感。因为按传统的概念，一切始于上帝，一切终于上帝。我想见到上帝。

就这样被恐惧和希望包围着，我身体上做出了反应。这样如何？

我喊叫着。

所有的虚无随着喊叫而增强。我认识到我仍在原地。

爬楼梯能把我引向何方？我意识到无处可去不值得让我这样。葡萄也许是甜的，但如果我不去品尝它，它也可以被说成是酸的。

比克伦：你似乎明确意识到了偏见带来的不公正，比如，当一个学校负责人说你还没有准备好上学的时候。你说自己在那时还很弱小无能，无法让人倾听你的意见，他们根本就不把你当回事。凭我的个人经验，我发现有时候人们会以为自己有替别人说话或谈论他人的权力，而从没想到孤独症人是能够独立思考的。

蒂托：那得说回到那时候。我满怀希望能去学校上学，和我同龄的孩子都应该去上学。我不在乎是哪所学校，什么学校都行。可是我怎么上学呢？我太与众不同了。我猜人们不想冒险接收我。是的，我很受伤害。可是我缺乏很多常识；我那时也挺幼稚的。

现在设身处地地站在他们的角度，我想我也能理解他们的想法。我问自己，如果准许我进入了普通学校的课堂，我会变得更快乐些吗？每次我自问自答，得到的都是同样的答案："不会"。

我不可能具备所需要的情感，也达不到同龄人的正常程度。我猜教室会让我感觉是个拥挤的场所，令我承受不了。而且，我不能遵守那些课堂纪律，我听妈妈说，教室里满是各种规则条例。你必须进去，坐在一个地方，直到老师来。我试过就待在一个位子上不动，可是不行。痛楚总是挥之不去。大门从没向我打开过。我是没准备好，可我还是希望给我一个机会，哪怕我能用用操场也好。也许我的社交能力会得到提高，因为那时我还没满五岁。可是我从此知道了这个世界的方式。我心生萌动，想要变得更强大，超越教室的局限。

比克伦：我知道在你小时候，你曾想象自己进入到了镜子里。这是一个关于你现实生活经历的比喻呢，还是只是个关于你理想世界的幻想？

蒂托：镜中旅行是我生活的一部分，是我的日常工作。我去镜中旅行过很多次。这是逃避周围环境的一种方式。看着镜子，进入其中，我就可以编织自己的小故事。如果你问，为什么我在镜子里看到一个寂静无声的世界，我也许不能科学地解释。我感到镜中世界对于我来说是宁静的，因为现实世界太复杂，太难于应对了。

当然，我巨大的想象力也在很大程度上帮助我方便地逃避到镜中世界去。这不是个很棒的逃避吗？特别是当我忙不迭地将各种声音归类——男人的声音，女人的声音，还有收音机的声音，当我被这些分类搞得困惑不解、心绪不宁的时候。这不是个很棒的逃避吗？当我被期望所逼迫，或是被周围喋喋不休、焦虑不安的谈话所环绕的时候。不需要尝试，头脑就会去逃避。它可能发生在任何人身上，也可能在任何时候发生——不论是正常的头脑，还是孤独症的头脑。

我头脑里幻想出的宁静世界和理想人类有多真实呢？

噢
它像梦幻一样真实
像尖叫一样沉寂
它像新月的光辉一样明亮
像夏日里一滴美酒般孤独
它有着微笑的悲伤
片刻的永恒
还有着无边无际的距离
所有这一切我都尽收眼底

二、大脑与身体

比克伦：我不知道是什么影响了行为表现。是焦虑吗？还是不清楚身体所处的空间位置，或是身体部位（腿、胳膊、肩膀、头）所在位置的问题？还是初始启动困难的问题？也许是所有这些问题混合在一起，共同产生的影响？

蒂托：有很多感到困惑的时候。我是在思想意识中呢，还是由我的身体所组成？我经常是两者只能取其一，每次体会的是其中一种感觉。有很长一段时间，我都没有睡着还是醒着的概念，因为每样东西看起来都像是思想的延伸。思想是活生生的东西，就像其他活生生的东西一样。

有一天，我在路上不得不闭上眼，因为整条马路像是活了，尽管我的逻辑告诉我那是不可能的。妈妈换到了另一条道上后，我才能睁开眼。如果我的眼睛让我如此迷惑，我怎么能相信它们呢？可是，因为我懂得物理定律，我知道我应该看到什么，所以我会帮助我自己，或接受妈妈的帮助。

我不得不学习认识我的身体，因为我感觉不到疼痛，或说认识不到疼痛，除非有人教给我。由于对身体一无所知，我怎么能像其他人一样，运用我身体的不同部位去从事不同的活动呢？所以当有人让我动手去做某件事的时候，我就显得笨拙。你得定位你自己，定位你要运用的身体部位，而且还得赶快，因为别人在等着你完成那件事。你知道，你到底是聪明还是愚蠢都将借由你的表现来加以衡量。而你往往会显得极其笨拙。你不知道该用哪个，是思想意识还是身体，因为你要么用这个，要么用那个，两者只能择其一。

由于你在意识里完成了那个动作，你不明白为什么你不能满足那些人，他们还在没耐心地命令着"快点儿，我在等你"，那意思就是

"你这个傻瓜"。你这才认识到事情并没有完成。你不反驳，因为你已经在意识里反驳过了。只有你的嘴是最没用的。

比克伦：那么，你是不会做游戏，而不是不想做游戏。美国学校里也有学生遇到很多类似的问题，老师们常常问我是怎么回事。

蒂托：游戏和比赛是……最让人困惑的，不可预测的活动。普通人参与进去，认为自己是赢了还是输了，这都取决于他是否满意。要是一个人给自己标上一些分数，就感觉十分高兴，这非常幼稚。如果有观众看着他输赢，欣喜或沮丧的感觉会更加强烈。观众说他们自己是支持者。我不玩这个。

仅仅是因为分数较多就把自己称为胜者，就为此而欣喜若狂，这个我也不能理解。

小的时候，妈妈曾经让一些孩子来家里试着和我做游戏。她在画室中间建了一块小游戏场，把所有家具都堆到墙边，那些孩子就可以在空地上玩游戏了。多气人，我不会去玩的。我就不会玩游戏。我不能计划我的动作，也不能理解他们的动作。"那孩子干吗把球给那个小男孩，而不给那个穿红裙子的小女孩？"有那么多可选择的运动动作，可以跑，可以跳，可以打滚，同时还可以骂人可以大笑，干什么都算是游戏。"要想玩游戏，你需要移动你的身体。"我开始在房间正中的电扇底下打转。我转的地方挡住了路，所以被推到一边，游戏才能继续。我回来了，又被推到了一边。

比赛极其令人迷惑，体育锻炼则好得多，因为你可以确定要干什么。运动界线清晰明确了就不会那么过度紧张——那种需要选择身体动作的过度紧张。我倒是能跟人打羽毛球，我知道该做什么。当球飞过来，我只要试着去击打那球就行了。容易得很。那么分数呢？就全算是你的吧，因为你赢了你就会高兴点儿。

比克伦：这使我想到一个年轻人，她能大声读出自己打字打出的内容，现在她在上大学，上的是一所文理学院。她有孤独症。一次她描述自己是个"生活中的而非马戏团里的小丑"。每当她挣扎着做一些动作时，都感觉有人在注视着她。

蒂托：

> 人们说是人们说非
> 人们就是这样的
> 人们充满了这世界
> 带着询问带着怀疑
> 多少个人多少双眼
> 探寻你的价值和根源
> 探寻你的笑声你的梦
> 注视着，笼罩在神秘中的你

我〔也〕把自己称为小丑。我每次拍手，每次大笑或大怒的时候，都让很多人觉得好笑。我使人们不由自主地转过头来看我。毫无疑问，我看起来很奇怪。人们随时随地都会盯着我看——在那种时刻，我的身体需要释放大量的能量。

在印度，孤独症是疯子的代名词。还有什么能比看一个疯子无助地折腾更能让人消遣取乐的呢？

研究者们的工作已经有了些进展。至少他们记录了些特征，开始研究它们；至少他们靠这个得到了博士学位。好吧，我的回答很糟。如果心在思考，那么大脑就只得放弃。心灵比大脑更善于表达，难道不是吗？听听它怦然的跳动吧。有时候，心也会和大脑一样沉默的。

三、交流与规则

比克伦：你发现韵文和歌曲是你开始说话的途径，我对此很感兴趣。语言训练师也经常谈到这个。

蒂托：我不知道其他孤独症人是如何交流的，但是我喜欢以尽其所长的方式运用词汇。还有什么是比诗歌和韵文（一种音乐化的诗歌）更适合于交流的方式？

我是从什么时候开始的？这要追溯到 1992 年，初升的太阳启发了我。我很早就熟悉了诗歌，因为我妈妈的爱好就是经常背诵诗歌。事实上，我就是通过诗歌学习英语的，就是听她背诵的那些诗。当我被要求说话而且可以用诗句来回答的时候，我感到交谈非常舒服。一首诗是一次单向的交谈。你不会在中间被打断。在这里，只有你的思绪在沿着一个方向不停地流淌。没有其他想法能够干扰这股涌流。

交流是人类最原始的冲动。

身为一名孤独症人，并不意味着我就被赋予了其他什么定义，我还是一个"人"。也许我的孤独症限制了我对交流的一些渴望，因为我的感觉接收器运作起来与众不同，所以我觉得单向交流比双向对话要容易些。

我通过韵文来交流。我如此运用文字得到了很好的回馈，因为人们对此印象深刻，并把它们记录下来。这让我更有理由来提高我的文字水平，也让我更有理由把它们写下来，有时以故事的形式，有时以诗歌的形式。

如果有一个人觉得我的文字好，那其他人怎么会不觉得？当其他人也开始阅读我的文字时，我便可以把自己称为作家。心怀梦想总没什么错吧……

比克伦：你谈到过你母亲试图利用你的兴趣，并加以扩展。对此，你对教师或家长有什么建议吗？

蒂托："别让他闲着"，在我父母咨询一位临床心理专家该拿我怎么办的时候，这是他给出的忠告。我们曾经去玩具店，妈妈开始在那里探究一切有教育作用的玩具。我们买了很多盒玩具。盒子里装着各种形状和颜色的东西。各种尺寸的积木和拼图，不同颜色的长方形、三角形，足以吸引我全部的注意力。眼睛干吗还盯着那……［想象中］单调乏味的楼梯？有红色有绿色，有橙色有蓝色，有粉色有黄色，各种颜色的形状散落在四周。我瞪着眼睛，等着看下一个盒子里都有些什么。

妈妈和我是从搭柱子开始的。搭到一定高度，积木就会轰然坍塌。但我们一次次重搭——于是我学会了，如果用大块的积木搭好底部，柱子就不会倒下了。

我不再想楼梯了，因为我已经学会将积木按之字形交错着叠加起来，搭成楼梯。妈妈从厨房拿来土豆和洋葱，让它们爬上我搭的楼梯。这足以使我把想象中的爬楼梯忘得差不多了。

我想着魔是可以现实化的，但如何才能知道孤独症人保守的秘密，察觉他们那些隐藏的着魔呢？我想这时候可以用到积木，因为你可以看到他们用积木来干什么。有的孩子会敲敲打打，弄出声响来，那就可以让他们去打鼓。如果我脑子里喜欢转圈儿，我就也会转积木。也许妈妈会给我根绳子让我绕到卷轴上。当然，我不是行为模式的开拓者，而且常言说得好，知易行难。至于到底什么有帮助，在孤独症仍是个难解之谜的时候，我还是先少说几句吧。

比克伦：但你还在给自己制定规则，是吗？

蒂托：孤独症人用制定规则来减轻身边不断发生的不确定性。不确定性会使孤独症人丢失掉自我。因为现实世界是个全然混乱不堪的环境，他需要规则来充当避难所。他在周围巨大的不确定世界里建立并挑选固定的环境。

规则可以是任何东西，一个走过的人，或一列行进着的火车。

当混乱加剧——比如车厢外面开放的环境，就需要你在视觉、听觉上集中注意，还有坐在火车里向前行进着的感觉。你并不是每天坐这列火车，你却被它搞得要承受不住了。车厢里拥挤的人群更是加剧了困惑。

身体和头脑都需要摆脱一切，得到某种形式的放松。这怎么可能呢？一个方法就是简化整个系统，这就又回到刚才说的，用自定的规则来简化它。"如果这个过程还要继续，火车就不该停下来。如果停了，我就冲所有东西大喊，直到它明白，再次开动起来。这个人不该走我跟前，因为那将打扰我的视线，从而打乱我固定的环境。"

现在事情怎么样了呢？在我逐渐长大后，这种情况淡化了，理智渐渐取代了情感。

比克伦：我想，如果只有你知道这些规则，是不是会给身边的人带来麻烦？

蒂托：对一个孤独症人来说，规则在某种程度上是存在的确切证明。对于这些规则，他也有自己的一套方针，会确定哪条规则他要极为苛刻地执行，以致形成严格的仪式化程式。我也不例外，当我履行一系列的常规活动时，我能感受到自己的存在。它们有多管用？它们会给其他人制造麻烦吗？

这是些非常复杂的辩论。比如，我在进行每个新的活动前都要洗手。这使我觉得安全和确定。这不会给任何人带来任何麻烦。可是如果我想在半夜打开电灯放我的录音机，把全家人都吵醒，只为了我要找到自我认同感，那就不行，得有人制止我。可是你怎么制止我，让我不这么做呢？因为我威胁着要发作，要失控了。你可以给我一个随身听，把耳机塞进我耳朵里。如果灯光让你感觉刺眼，你明天可以换一个零功率的弱光灯泡。可是如果我的规则是要出去散步，而这时候却大雨滂沱，你就没带我出去，结果我就变得非常焦虑，那怎么办？如果我在屋里烦躁地走来走去，气焰嚣张，你怎么让我明白我的问题所在？你可以打开收音机以分散我的注意。吃东西是个分散注意的好法子。你给我点儿什么让我嚼着。如果是面包，就掰成小块，因为孤独症人经常会狼吞虎咽，做每件事都会匆匆忙忙把它做完。用谈话来耗时间，立刻让他做每次散步之后都要进行的下一个活动——你基本上就是用吃东西代替了散步。

四、思考，学习方式，教学方法

比克伦：现在你写作写得这么好，很难想象你曾经什么都不能写。我想知道你母亲是怎么发现你这个人其实是具有内在复杂思想的。

蒂托：妈妈说，在我还是幼儿的时候，音乐一响，我就会停止发脾气，专注地侧耳倾听音乐。我会记住歌曲中的歌词，而且在歌词错了的时候我能表示我听出来了。妈妈说在我四个月大的时候，她就发现我对歌词和曲调很敏感。她会这样跟我玩，她故意在唱歌时把歌词顺序唱乱，而我就能示意她唱错了。我总是对歌词很敏感，即便我说不出这些词，我也能理解它们的本质含义。

我还对图案设计产生了兴趣。我喜欢它的重复，而且认识到任何东西如果重复地排成一行或者呈放射状，就成为一种设计。我理解图案设计比理解风景画要好多了。有一天妈妈发现了这点，她看见我用火柴棍重复地搭成一个个交叉形状。那时我还只会爬，是个婴儿。她给了我更多的火柴棍，我重复地搭成十字形或 T 形，并发展出了更多更复杂的形状。

听到加尔各答的一个医生说我是智力低下真是可怕。感谢上帝，妈妈在最初的震惊过后并不相信这个诊断，因为我已一次又一次地向她证明了我不是。我还能记路，这又怎么解释？上帝！她甚至无法让我忘了经常走过的熟悉的路。这还不能证明我并不愚蠢吗？妈妈后来和人争辩说："如果他能记住那个，那么他就能记住这个。"

比克伦：我知道你对要求严格的教师（或者说对你母亲的严格做法）评价很高。我也听到其他一些孤独症人有同样的说法。你能想起在这方面有什么经历吗，可以解释一下这一点是如何起作用的吗？有什么严格的做法不起作用吗？

蒂托：

> 我和妈妈是一对儿
>
> 整天净干古怪事儿
>
> 我们分享着一切事儿
>
> 一会儿爱来一会儿恨
>
> 整个世界都在看
>
> 我们的日子真有趣儿
>
> 整个世界在比较
>
> 绝望的争斗到底谁赢了

我知道学校的大门对我总是关闭的，不论是提供基础教育还是提供高等教育的学校，因为［在印度］孤独症是疯子的同义词。为什么？因为疯子连选举权都没有。所以当第一所学校说"抱歉"，第二所学校说你们可以去培智学校后，妈妈就不再尝试去问第三所学校了。

"我受教育是干什么用的？"她这样说服自己。于是她就成了我的老师，一个非常严格的老师——如果我不能用正确姿势握笔，就别想吃到下一顿饭。因为拿不住，笔总是从我的手里掉落，她就用橡皮筋把笔绑在我手上。如果我没有完成她给我布置的阅读问答作业，我就被绑到椅子上直到做完为止。[1]

要不然她怎么会知道我是在听讲还是在走神？"甭发脾气，把你的功课做完。"你见过像我们这样顽固的一对儿吗？我记得我一次次地大喊大叫，也记得妈妈一遍又一遍骄傲地朗读和背诵我写出的答案。有时给我背，有时给爸爸背，有时给来喝茶并谈论他们家儿子有多聪明的客人背，据说他们家孩子都会背诵儿歌《铃儿响叮咚》了。而大多数时候，她只是背给自己听。

我知道没法从书本上逃掉。学习成为一种习惯，而习惯又成为我生活中最基本的部分，就像大多数孤独症人的生活是被习惯牵引着。我们来来回回地交换条件，讨价还价。我有很多要求。我要那个冰淇淋，我要吃椰青果，我要参观火车站。她只有一个要求，要我成为个了不起的人。她说话算话。

比克伦：我很想知道这种学习方式是什么样的。比如，你是怎么开始学数学的，后来又是怎么学书写的？

蒂托：开始，数字看起来像图案设计的延伸。可是当妈妈指着数字并告诉我它们的名称时，我印象很是深刻，"你叫蒂托它叫一"，"你叫蒂托它叫二"。

---

[1] 原注：蒂托将他母亲描述为监工，但我发现其实她是严格，而且她很灵活，也不知疲倦。我从没见她用过任何形式的惩罚。事实上，她似乎总是依照蒂托的意思制订出学习内容，以及学习和练习的时间。

我学会了怎么称呼它们。它们的符号对我来说变得更有意义了。

我还从日历上学会了加法和减法。妈妈教我如何往右边数数字算加法，往左边数数字算减法。比如，如果算 15+2，我就要从 15 接着往右数 2，就得到 17。如果算 15-2，我就要从 15 向左边反着数 2，得到 13。我用眼睛数所有的数。

妈妈还用数字板教我更复杂的数学问题，以及代数。我能用指数字板的方法算出各种数学题。

我是先学会了代数，后学会的手写。我在学会写之前是否明白我学的是什么？当然明白。那只是些简单的等式和 LCM（一种数学运算过程）。所有问题都靠指数字板来计算解答。不，不是雨人的那种方式。妈妈看着我一步步地完成解题过程，和所有人用的方法都一样。为此，她又在我的数字板上添上了小数点和代数符号。要是她问我下一行该写什么，我就在板上指出下一步。

学会写字对我有什么帮助？它向世界证明了是我在解题，而不是妈妈。

比克伦：你如何描述你的口语和你写作的复杂性之间的关系？

蒂托：对于我的口语存在很多怀疑，因为几乎没人能听懂我在说什么。[1] 很多人问我妈妈她是怎么听懂我说的话的。换句话说，他们认为我只是在发出一些声音，而妈妈编造出她自己的话，把她自己的意思和想法赋加给这些声音。在和别人交流的时候，我通常在我的字母板上指出我所说的词汇，或者把它们写出来。

哪个更容易？说还是写？比起用于交流的书写来，我更喜欢创造性的写作。这是因为当我交流的时候，很多因素都会卷进来。比如说，

---

① 原注：我发现很容易听懂蒂托说的话，尽管他的声调很轻。只在极少数情况下才需要蒂托拼写出单词来以便理解。

我需要注意每个词汇及其本意，这使我的神经疲倦。写作放慢了谈话的进程。因为比起某些自然的口语交流，这样的方式需要花更多的时间来想来写。我写的时候可以使词汇更有条理，而且，这样也更能使别人相信我。

五、观察与体验的方法

比克伦：你曾经说过你只是"一个聪明的废物"，因为你不具备正常功能，不能按典型方式行事。用你的方式体验世界有什么好的地方吗，比如在创造性方面，在对颜色和声音的强烈爱好方面，或者在想象生活方面？

蒂托：

> 我的智力对你我都很有用
>
> 就像天空的颜色
>
> 管它是蓝还是绿
>
> 你仔细地想过吗？
>
> 天是蓝的是公认的事
>
> 事实就是那么回事
>
> 天是蓝的有什么用
>
> 谁能比我更清楚？
>
> 蓝色的天空环绕着大地
>
> 包裹着一切有用的东西
>
> 河流、湖泊和海洋
>
> 还有矿藏和灰泥。
>
> 绿色一样也可以。
>
> 我的智力环绕着我身体，里面一件也不少，心肝脾肺样样灵。

我超越蓝色的思想有什么用？它曾映入艾玛的眼，可却不能告诉她，是什么浮现在她眼前。我的思想有什么用？当我错过了辩论中我的发言。我无法表达我的观点。我的智力有什么用？当我听着孤独症专家们的废话，所能做的却只是拍打我的手，这还被看作我的病症。我的智力有什么用？当我听到他们说我是白痴天才却不能发言。干脆吧，我给自己改个名，就叫聪明的大笨蛋。

就像天空的蓝色

叫它蓝色或绿色

其实也没有回应

古往今来的画家

一直把它画成蓝

也可以把它画成绿

或是任何他想要的颜色

其实目的都一样

管它曾经是啥颜色。

比克伦：在和一个有类似孤独症障碍的人谈话时，我也用打字的方法和他交流，我打出对话中我那部分，他打字应答。这似乎能帮助他专注于话题，而去除他无关话题的"唠叨"。但现在我自顾自按自己的想法述说着，很有可能在迫使你以某种特定的方式来回答。我想知道你自己有什么有效的应对策略。

蒂托：很多孤独症人通过自己随意制造的声音来消除外界不同的声音，使外界声音成为背景，而使他自己发出的声音成为注意的焦点。他不应该采取这种侥幸的做法，因为这样做不会有任何结果，只能使他自我麻痹，得到暂时的逃避，而且这将使他在那些强迫性的无法停止下来的声音中陷得更深。

这将使他的生活一团糟。也许最初感觉不错，因为看起来孤独症人似乎在试图交流。但很快人们就会发现，他发出的那些声音远不是什么交流，他只是把那声音当成过滤器。

我就制造过很多当作过滤器的声音，并且每次都能用声带制造出一些新的声音。我想一次次地制造出这声音，无法使自己停下来，非常无可奈何，并且对试图阻止我的人大发脾气。

我建议调大收音机的音量或改变环境或给他点儿东西嚼一嚼，以分散他的注意力，从而迫使他停止制造声音。妈妈从来没试过这些方法。那我是怎么停止的？我被扇巴掌，一次比一次打得狠，我当然不喜欢挨打了。

六、碰触（仍旧是身体）与问题形式

比克伦：你曾经说你在很小的时候就学会了用手指去指，但即便是这个动作也会很困难。

蒂托：对我来说，指认是习得性的技能，不是我自然发展得来的。像其他人一样，医生们也很困惑，他们发现我能指认字母来拼写，或者在给我读出单词后我能指出正确的相对应的图片。但我却不能应用已具备的知识，在指向自己的眼睛、耳朵和鼻子时好像存在着根本性的困难。

我想他们是怀疑我的知识，因此拿更多有关我周围环境的问题来试探我："电扇在哪里？""你的衬衫在哪里？"但是妈妈向他们展示了另一种问法，她拿起一件东西问我这是什么，我就都能答出来。

很多原因使我无法做到指向物体。最重要的原因是，我对自己的身体几乎没什么感觉。学习移动右手指向物体这一能力，需要我先控制肩关节，再控制肘关节，最后再弯曲其他手指，伸出食指。之后才能把注意力集中到与单词相对应的那个物体。

如果不经学习就能做出这一动作，那对孤独症人的能力的要求就太高了……我需要在妈妈的帮助下来学习。她抓住我的手教我做指向动作，开始时让我指向近处的物体，等我能做到了之后，再继续教我指向远处的物体。

这是基本的技能，这样，去商店时，我就能确切地指出我想要的东西了。

这样，我就能指着自己的前额告诉医生我到底撞到哪儿了，否则他就会不停地检查我的鼻子。

比克伦：你还说过人们用何种方式向你提问会影响你回答的能力和兴趣。普拉蒂巴·卡伦斯（Pratibha Karanth）医生问你为什么喜欢日历（Mukhopadhyay, p.31）。我想知道这个问题和其他常问的问题有什么不同。

蒂托：提问和回答是我和妈妈交流的一部分。妈妈问我关于引力定律和地球在太阳系中位置的问题。她也问我 625 的平方根是多少，圆半径的定义是什么。

妈妈还问我接下来我想干什么，或者晚饭我想吃什么。

其他人认为我不是个合适的提问对象，或者没资格与人进行直接的交谈。

当普拉蒂巴·卡伦斯医生问我为什么喜欢那本我从她桌上拿起的日历时，我完全不知所措，这是很自然的反应，因为我从没问过自己这样的问题。没有学过的知识和定律能用来回答这个问题。可我还是回答了："我喜欢这个的对比度。"我用手指着那上面的纸板。

这以后，我也碰到过类似的问题，关于我喜欢什么不喜欢什么。在告诉别人我喜欢什么之前，我力图先在心里找到更诚实的答案。我看到过人们问其他孤独症人问题，他们会拿着两样东西，问你是要这个还是要那个，而孤独症人就随机地选这个或那个。没人回答"都喜欢"，尽管有些人难保两者都喜欢。如果期待着的回答范围非常狭窄，而逃避回答的愿望又非常强烈，那么这个人怎么能扩展和组织他喜欢什么的理由呢？所以，尽管面对开放式问题是很困难的，还是应该引入这样的问题，学着去面对。逃避现实是对发展的毁灭。

问问题有很多种方式。"这是什么？"是最基本的交流方法。我的语言治疗师会问我"这是什么？"为了诱导我说出答案，他会先答出前半部分："这是一个 ____ 。"这样做时，他忘了我已经写出过上百首诗，其中两首已经发表。我当然不会喜欢他那种对待两岁小孩子的方式。他这样，只因为他占有口语优势。在他给我看一张猫的图片时，我本可以这样开个头来回答他：

> 就管我叫一只猫
> 或者干脆叫喵喵
> 随便管我叫什么
> 夜里在你门前绕
> 来来回回不停绕

比起那些视野和想象被局限于标准答案句式"这是一个 ____"的答案，这是一个开放式的回答，适用于任何问题。对我来说，自我意识永远是非常重要的。

比克伦：这是不是意味着异常严格的学校是你的理想学校？

蒂托：我想象的理想学校在现实世界里并不理想。学生并不是拼图中的一块，拼上去就能组成一个预先设定好的你想要的图案。一个学生讨厌数学，可还必须得学数学，因为那是课程安排的一部分。课程安排是整个体系的一部分，而学生也是体系里的一部分。

　　好吧，我在这里不是要写整个的教育政策。他们不肯接收我，因为我不是整幅拼图中的任何一块，但我也不是要坐在这儿批评什么。我不是这个拼图中的一块，我是另一幅拼图中游离出来的一块。说真的，我不知道，如果我被包括进去算作一部分，整幅图画会是什么样子。

　　　　我的学校是个开放的梦
　　　　我用言辞无法来表达
　　　　我的学校是你眼中的疑虑
　　　　连带着还有我的退离
　　　　我的学校是夏日的灰尘
　　　　透过窗子我看见它的到来
　　　　试图找到通往我房间的道路
　　　　之后消失在模糊不清的阴影中
　　　　我的学校可以是各种样子
　　　　我的学校像仓鸮的眼
　　　　搜寻大地黑暗的角落
　　　　锁定那张皇逃窜的小老鼠
　　　　饥饿地扑食它鲜活的心脏

七、感知觉

　　比克伦：你也这样确切描述如何进行观察又最能注意到什么，是吗？

蒂托：

> 人随着脸，脸随着人
> 看人识脸，看脸识人
> 我的双眼认不出人脸
> 很有些孤独症的特点

我认人的方法之一是把这个人和与他初次相遇时看到他的地点联系起来。所以当我在公共汽车上碰到我的语言治疗师，见他与我同行，还向我打招呼，我就会感到很迷惑。"你是谁，干吗跟我打招呼？"可是我也回应了，因为妈妈用胳膊肘轻轻碰了我一下。

我从不根据脸来认人，我根据他们的声音。我觉得盯着一粒灰尘更舒服些；听人说话时，听他们的声音，而不是盯着他们的双眼，感觉也是一样。我习惯于通过联系事物来帮助记忆。简单地说，数字二的存在是因为数字一存在。我的语言治疗师存在于治疗室里，我应该在那儿跟他接触。当他在公共汽车上向我打招呼时，我看到我们周围是不同的环境。那是一个全新的环境，所以识别就延迟了，从而又导致回应的延迟。我为此感到抱歉，我并不想伤人感情。

新的说话声带来不同模式的声音。当陌生人说"猫"这个字的时候，它听上去就是另一个样子的。可是，听过一段时间，我开始熟悉他的嗓音，那就没问题了。开始时我需要妈妈的辅助，她会给我重复一遍别人所说的话。我习惯了她说话的方式，所以我是通过她而听到陌生人的声音的。妈妈逐渐让自己的声音淡出。不同的声音适应起来所需要的时间也不同。

比克伦：我看到过很多有沟通障碍的孩子被贴上了"智力低下"的标签。我面临的一个巨大挑战是帮助教师们去假设每个孩子都有能力。对此你有什么建议？

蒂托：这是和孤独症一词联系在一起的最可耻的标签。是的，因为缺乏大脑与身体和环境的联系，孤独症人在很多方面没有发展好，但这并不证明其大脑没有思考能力。我遇到的第一个心理学家就给我贴上了智力迟钝的标签，那时我三岁。我弱智的证明是我不能听从基本指令。我不能应用我的知识，尽管我非常清楚他们要求我做什么。

我不怪那个心理学家。眼见为实，他在我身上没有看到任何可以改变他看法的事情。那是 1992 年，今天情况应该有所不同了。特殊教育工作者应该更加开放灵活，没有偏见。他们应该从态度开始，相信学生是懂得他们的指令的，不要再为从哪里开始和从什么开始而犹犹豫豫。起始于无，之后从无到有。谈话要用平静的声调，因为谈话对象并不是耳朵有毛病。相信教育对象是有理解能力的，之后，请"继续"。

八、重回主要议题：大脑与身体

比克伦：让我们回到身体问题上来。在听从指令或做事时遇到的困难，大概在一定程度上还是和你如何体验自己的身体相关吧。

蒂托：我花了很多年才认识到我自己有个身体。我认为这不是因为我过于沉浸于其他想法。我完全知道色彩和声音，是我的感官感受到之后传递给我的。我就像从遥远的月球观望所有的事物，而不是身处其中。所以我从来就没有感觉到自己还有一个身体。时至今日，有时候我还会觉得，我在走路，但却没有腿。

痛觉也逃离了我。记得有回我手碰到桌上的电扇，吃了一惊。对我而言，那感觉不是"疼"，而是一种新的感觉，所以我又去碰了碰电扇，去试探这感觉，从中去感觉我的双手。

很多孤独症人因此而需要帮助。如果双手没有任何感觉，他们怎么用手去执行一个任务？如果没有感觉，他们怎么能控制双手？

是妈妈让我认识到身体疼痛的感觉，她发现我不能给她指出我到底伤到自己什么地方了。她让我闭上眼睛，然后掐我身体的各个部位，让我指出她掐的准确位置。慢慢地，我能分辨出疼痛和普通感觉之间的区别了。

任何问题都会有解决方法，解决方法可以通过试验来找到，这需要有去发现的自由。在一些国家，我肯定妈妈会被控告为虐待儿童。在印度，妈妈可以尝试各种方法，真是谢天谢地。

比克伦：除了这个，还有其他方法使你感受到自己的身体吗？我是说，是什么帮助你越来越能意识到你的胳膊、肩膀或腿的位置？是什么帮助你更加有效地运用自己的身体？

蒂托：

> 当我还是个小小孩
> 那时候只有一两岁
> 死活也不让别人抱
> 谁要抱我我就大叫

我的身体是如此敏感，而我这身体的感觉又是如此可怕。我从来都无法享受新衬衫或新鞋子，它们都能使我感受到自己的身体。可是，当我长大，通过镜子看到自己，我开始越来越能认识到自己的相貌和身材。我有一条喜欢的床单，我爱用它裹住自己，体会那种感觉。我现在仍常常用床单裹住自己来感觉自己的身体。当我认识到荡秋千并不会杀死人，我就开始经常玩秋千。我在学校里有一半时间是花在荡秋千上的。① 我喜欢爬楼梯的一个原因是因为向上爬的时候能感觉到重力作用在我身体上，使我与之相对抗。电梯很奇妙，在那上面我确信我可以逐渐地感受到自己的身体。坐车的时候我也能感觉到身体，感觉到我的整个身体系统也在随着行驶速度而加速。在家里，轻轻的摇摆和旋转也起作用。谢谢老天，妈妈从不阻止我。

比克伦：你小时候对别人抱起你来是如此敏感，但日后却发现身体碰触对你的学习是如此重要，这真有些出乎意料。

蒂托：想想看，我记得我学到的每一样技能都是从接触感觉开始的。让我仅凭看着别人做动作去模仿，或让我根据听到的指令来规划运作我的身体，我都会感到很困难。拿起勺子把食物送进嘴里这么简单的事也是治疗师教给我的。他最初几次辅助我，直到我形成习惯并知道如何做。我的紧张压力是在于不知道该如何做，而不是该做什么。不应该有人会觉得我不知道该做什么。不同的技能需要不同时间的练习，这取决于对所需那部分身体的意识如何。有时候我对腿的感觉比对手的感觉好一点，但是我需要妈妈帮助我学骑三轮车。她得用手推我的腿，因为我不会做这个运动。在我学会独立骑车前，需要大量这样的练习。

妈妈一次次推我的后背，帮我能够猛然吸气呼气并带出声带发出的声音来，这是我口语的开始。我现在还挺喜欢听到我自己的声音的，

---

① 译注：蒂托曾在一个非政府组织 "卡纳塔克邦痉挛协会"（Spastic Society of Karnataka, SSK）接受过三年康复训练。该组织专门为患有脑瘫、孤独症、智力障碍、学习障碍等神经功能障碍或发育障碍的儿童提供教育和相关服务。荡秋千的经历就发生在 SSK——他在《超越静默》一书中对此有较为详尽的描述。蒂托在本章其他地方所说的 "学校" 则是指能够接纳残疾儿童的 "普通学校"；他期盼的是能和同龄普通孩子一起坐在教室里上课。

尽管没什么人能听懂我说的话。

系鞋带是另一项需要辅助的活动，要有人握住我的手引导我做这个。我花了一年时间才学会独立系鞋带。

比克伦：学习做游戏也是这样的吗？

蒂托：对孤独症人来说，如果他不去学该怎么玩游戏，生活可能会变得很乏味。可以让他学玩球。如果是第一次玩儿，你把球扔给他，并期望他能像你一样把球扔还给你，那抱歉地说，你恐怕要失望了。孤独症人可能不能判断球在哪里，上前去抓住它，乃至还能继续做出下面的动作，把球扔还给你。

我玩这种叫做"球"的漂亮的圆东西就有困难。妈妈教我怎么玩它。开始她站在我跟前，我们只是做给和拿的动作。我把球递给她，她马上再递给我，然后她慢慢站得远一点，大概距离我30厘米。现在，我知道该怎么做了。她开始把球轻轻扔给我，我抓住了。但是，我不能扔还给她，所以每次拿到球，我都走到她跟前，把球还给她。

可以用墙来学习扔球，球打到墙上再弹回来，你就可以去接住它。手把手地教，握住他的手让他扔出去，这样学习比较快。我发现帮助我做某项任务时，如果能有人给我身体辅助，握着我的手教我怎么做，我就学得比较快。

从事新的活动时，身体接触总是个巨大的帮助。多加练习并渐渐减少身体接触，最终就能够独立进行某些活动。运用任何新技能时，我都需要人触摸我的右侧肩膀，不管是打肥皂、吃东西、学洗澡，还是学写字。所以我认为身体接触方法是加速我技能学习最关键的一步。

比克伦：我知道进入游泳池对你来说很困难，你能否解释一下？

蒂托：当我踏进游泳池，水包围着我，我能意识到脚下感觉到的不稳定。这是失去平衡的感觉，而且我没法正常行走。妈妈站在池边，让我坐下去感受水。为帮助我，教练把我往远处拉了拉，拉到水深一点的地方。为了让我知道这只是水，没什么可怕的，其他孩子劈头盖脸地把水撩到我身上。我感到自己的身体分成了空气中的部分和水中的部分。我更愿意通过淋浴来感受水，而不是在有着不稳定漩涡的浴缸里。

比克伦：你说有时候你的世界是恐惧和分裂的组合。是焦虑产生了这种分裂的感觉吗？还是反过来，是断裂的感觉产生了焦虑？恐惧和对世界支离破碎的感觉之间有何联系？

蒂托：是的，我某些时候感觉不到身体的某些部位。是焦虑还是别的什么引起的，这只能靠心理学家或神经学家来发现了。我只知道一件事，那就是，我是单通道的，在一个时间里只能去做或专注于一件事。我要么能听见，要么能看见环境中的事物。我想在我专注于看的时候，我会忘了自己的存在；听的时候也一样。

身体的整体感受来源于大脑。因为任何事都可以归咎于大脑，我的身体没有感觉也可以归咎于我的大脑。

关于是焦虑引起的我对身体没有感觉，还是其他原因引起的，这需要心理学家去分析。

比克伦：那么，有什么特殊方法可以让教师们帮助你处理困难情况吗？

蒂托：我的想法和病人对于给他的治疗方案的想法是一样的。可是，我想说不良行为是由不可预期的情况引起的。现在的问题是怎么防止它。但愿我知道答案。

但是有一件事可以肯定，就是吃脆的食物可以有所帮助，因为你能听见自己咀嚼的声音，这可以帮助分散注意力。改变环境也可以有所帮助。有时候妈妈开始和我说话，问我些需要思考才能回答的问题，我自动地就被分了神。但如果你问我什么是不良行为，我会回答说"无可奉告"。因为我不以我的不良行为为耻，就如我不以孤独症为耻一样。

比克伦：在你早期的著作里，你曾经说："带我们去体验变化，衣服或食物，地点或时间，帮助我们学会容忍变化，即便是我们无法喜欢上它，帮我们更好地理解自己在环境中的角色。"（Mukhopadhyay，2000，p.57）我想知道你是否能够描述一下你在这方面的困境，你是如何学会以特殊方法来容忍不同事物的。

蒂托：最主要的挣扎是在生活中尝试去做别人期望你做的人，可是在世界上生存确实需要满足某些基本需求。人们不可能在任何地方都给我同样的食物，而我又爱旅行，这是个事实。为了旅行，我的饮食习惯就必须灵活，我就需要容忍公共汽车上拥挤的人群。因而为了让我自己不再那么敏感，我需要有机会去感受新境况，比如食物、衣服等等。

比克伦：你曾经说你梦想有一天生长在这样一个世界，那里的人们不被评判，不被贴标签，而是直接被接受。我想知道，时至今日你有没有发现过，有这样的地方有这样的人，已经达到了这种成熟度？

蒂托：我发现过这样的群体吗？是的。我遇到过有人对我的面部抽搐或者拍打双手视而不见，他们更注重我交流的内容。他们通常是其他孤独症人的家长，是对孤独症有自己想法的专家。他们直接和我说话，而不在乎我是否拍打双手。

比克伦：在你参加了一个婚礼后，你说你因为没有什么活动可进行而感到茫然若失。这是否意味着某些令人专注的活动使你感到安定？什么样的活动使你觉得特别的安定？

蒂托：当没事可做时，你的体验是完全散乱的，因为从环境中接收到太多的刺激，而身体本身又有太多脱离的感觉，你的身体就会承受不住。那是一种绝对的虚无的感觉。专注单一的活动带有填补空白的目的，填补那种由虚无的感觉逐渐累积起来的空虚。

比克伦：有什么环境太开放而使你难以适应吗？

蒂托："我该在这儿还是该在那儿？"我经常发现有太多选择时会令我感到无所适从。我会自然而然地想要去尝试每一个选择。那里也好，这里也好，那个也好，这个也好。开放性显得比世界还大，所以我发现自己疲惫不堪地从那儿到这儿移来移去。"每个看上去都好，我该选哪个？"

比克伦：和人打交道也是太过开放性的感觉吗？

蒂托：与人相处我通常会觉得浑身不自在……我倒是更习惯于看书。我可以随心所欲地处置书本，对人就不行。和人相处是一种双向的交流，因此不确定性的概率要远远高于和书相处。书可以随意使用，所以我在学校的第一天就觉得在书架旁边比和别的孩子坐在一起舒服多了。

比克伦：但你在与人安心相处方面的确进步了很多。比如，你能够去市场了。

蒂托：我对人群拥挤的地方很敏感。拥挤的地方像个密闭的箱子，人是塞在箱子里的东西。也许是我经常觉得自己和他们不同。我是一个置身事外的观察者，观看着一幕幕事件的上演，像一个看演员表演的观众。正如那些被动的观众，我是个被动的观察者。

如果观众中的一个人突然被推到台上，他会怎么样？他不知道该扮演什么角色。他会感觉不知所措。同样，在人群拥挤的集市我也会感觉难以招架。通过一次又一次的练习，我对拥挤的人群不再那么敏感了。

参考文献

A boy, a mother, and a rare map of autism's world（2002）. *New York Times*, November 19, pp. D1 and D4.

Mabrey, V.（producer/director）（2003）. *Breaking the silence.* Documentary. *60 minutes II*（United States）.

Mukhopadhyay, R.（2000）. *Beyond the silence*: *My life, the world and autism.* London: National Autistic Society.

Terrill, C.（producer/director）.（2000）. *Inside story*: *Tito's story.* Documentary. London: BBC.

Wing, L.（2000）. Foreword. In T. R. Mukhopadhyay, *Beyond the silence*: *My life, the world and autism*（pp. 1–3）. London: National Autistic Society.

第四章

第一部分　露茜·布莱克曼简介

露茜·布莱克曼著有《露茜的故事：孤独症历险记》一书。书中第一行写道："我很晚才有语言——大约十二岁，特晚。又过了几年，在十九岁时，我进入大学学习文学课程。"（Blackman, 1999, p.1）书的护封上介绍说，在成长过程中，露茜在脑海中构想"故事和诗歌"，通过看报纸和书籍来发展语言。

我第一次见到露茜时，她还是个少年，在上高中。那时她通过打字进行交流已有几年了。1989 年，经她同意我去访问了她的学校，并从她本人那里获得了第一手资料，听她亲自讲解她如何应对高中生活，如何学习一系列严格的课程，以及作为一个带有显著孤独症特点的人，她如何设法在一个尚未准备好了解容纳像她这样一个人的环境中生存。我一直对此心存感激。

在那之后，我在 20 世纪 90 年代中期又见到了露茜，那是她第一次来美国时。我们是在一次美国孤独症协会（Autism Society of America, ASA）的会议上遇见的。到了 2001 年，当露茜再次造访美国时，我邀请她在雪城大学和我任教的班上做了公开演讲。正如《露茜的故事》一书的护封上所言，"作为一个成年人，她几乎还是不能讲话"。而在 2001 年时，露茜已经能无须任何身体辅助进行独立打字好些年了。

在和露茜·布莱克曼的多次个人交往中，我发现她固执己见，善于表达，风趣幽默，非常坦率，而且时刻准备质疑我或其他任何人的看法。这些特点在她所著这一章节中便可见一斑。在有些问题上，她认为我的提问是从非孤独症人的视角提出的，并不是她自己要选择谈论的话题；她似乎觉得我的议题有些令人恼火。正因如此，她也对其他常人对孤独症的理解提出了质疑。例如她指出，如果专家坚持以沟通障碍和社会交往障碍作为孤独症的核心诊断标志，那么就会忽略掉造成这些"怪癖特性"（布莱克曼用语）的其他原因。在另一个例子中，她不无沮丧地指出，其他一些具有特殊性质的人群，比如盲人或阿斯伯格症人士，都得到了包容——盲人在使用图书馆时可以得到辅助，阿斯伯格症人士可以不必进行社会交际。然而当她在生活中需要得到多种形式的帮助和非常规的处理方式时，用她的话说，这些却都成了标准世界中依赖他人和缺乏能力的证据。不用说，这种双重标准使她感到烦恼。她的话让我们想起奥兹克（Ozick, 2003）有关海伦·凯勒的一番评论——某些专家对海伦·凯勒应当如何写作如何表达有一套他们自以为是的常规假设，当凯勒的方式不符合他们的推断时，他们为自己"对海伦·凯勒的质疑"而颇感洋洋自得。奥兹克为凯勒的主体性（subjectivity）辩护说：

> 理论家们自有其不同的观点，而海伦·凯勒这一令他们无法理解的生物有机体对他们却是一个反驳。她不是古代关于现实的本质辩论中的任何一方。她不是哲学、神经学或治疗方面的一个议题。她是一个谜团；在她身体里潜藏着的仍是那个想要被理解，却没能被理解的愤怒的小孩。（2003, p.196）

布莱克曼一直在帮助身边的人，以及广大的教育实践者、心理学家还有家长们解密孤独症，尽管现在在她身上还留有很多权且称为不解之谜的现象。这些令外人感到困惑的问题，实质上与布莱克曼是如何体验世界的密切相关，至少那也是她对现实环境的必然反应。在接下来的章节里，她对这些问题进行了描述和探讨。她对一些情况做出的反应，与其说是有意的不如说是自动的。即便如此，她一般还是能够确定造成她行为的原因。

第二部分 语言反思

露茜·布莱克曼

我说话喜欢拐弯抹角。那么，丑话说在前，要想理解即将读到的内容，你最好把它看成是一个怪人以一种奇怪的方式发表的一些怪论（在我看来，口语说话方式才古里古怪呢）——哦，哦，天呐！这真是最最奇怪的事！当我打出"说话方式"时，我都不知道它到底是什么意思。很多时候我脑子里的自言自语就成为我打出来的语言，自己看着就觉得有趣，"这多好玩儿！"但有时，我真的不明白我眼睛里所看到的语言是什么意思。

好吧，我最好还是先介绍一下自己。2002 年我三十岁。我天生有感知觉问题，这在孤独症人当中很典型。婴儿时期我就没有发展出清晰的语言和互动游戏，在发育期间一直存在听觉和视觉加工方面的特异性。所以，如果一个人没有深度知觉，这对面部表情意味着什么？如果一个人在听别人说话时能听到很多细微而混乱的声音，就像我一样，他怎么对语言进行处理和加工？如果一个人从婴儿时起就对拥抱、亲吻等形式的情感表达感到不舒服甚至疼痛，他怎么可能发展出用以补偿无法通过口语和对视进行交流的互动交往？

我在写自传《露茜的故事：孤独症历险记》[Blackman, 1999] 时认识到，触摸我的皮肤和骨骼会使我的身体体会到什么是因什么是果。这就像是为了固定住表情搭了一个笨拙的支架。这不说明我改变了，尽管我完全能够理性地理解、合理地分析我所打的东西。

十四岁时我遇到了罗茜·克罗斯利（Rosie Crossley），并开始使用键盘式沟通板［参见 Blackman, 1999, pp.79-94］。我还是不知道为什么我有语用和表达障碍，为什么我要依赖辅助者。我理解"语用"在这里的意思是指，将一个人的表达限定在一个即时的、实用的框架里以向他人传递信息。我曾看到语言发育正常的小孩这么做，认识到这点我花了大约十四年，我最大的侄女［现在］就是这个年龄，她叫谢伊［Blackman, 1999, p.269］。而我也是在十四岁时才开始应用语用语言的，但在那之前我没这个能力。说到表达，如果用口语，我仍只会说物体名称，或只是刻板地重复别人说的词语，而并不理解语流中用的是过去时还是将来时。我正在写的这些句子是一个先行思考（也许应称为"思想草稿"），与其说为您提供的是正儿八经的详细图示，不如说只是大概的粗略草图。

在《露茜的故事》中，从头至尾我都在试图给出些例子，当然，是在我所描述的某个时期经历过的，或是写书时正在经历的。有一个例子是我在 1995 年做的一系列演示中用到的，这些演示是为了示范说明沟通中的辅助，以及在辅助中消除了直接身体接触和无意识暗示之后辅助者的持续作用。

困难在于没人真正知道语言是什么。它可以不是很多东西。它不是重复模仿的口语语句，但是演员简单地眉头一拧对一些人来说可能就是语言。

同样的词语，别人使用时，在说者或听者那里都是有意义的，但从我嘴里说出来时，我不认为我在使用语言。比如说，我的强迫思维里包括麦当劳，一站在我们那儿分店门口那个巨大的玻璃纤维小丑塑像前，我就会说"麦当劳叔叔！"这个表达就算不符合年龄，也还符合传统吧！但这也不是沟通，这是我记忆的反射，是脑子里碰巧有形的一个声音。

当我悲伤痛苦的时候我也会唱着"麦当劳叔叔"，这同样是一

个反射，只是种类不同。我笼统地把这种表达称为口头的，但它不是任何真正形式的语言。[写于1995年1月]

我发现写到语言及其含义的时候，不谈一谈"辅助者"是不可能的。从某种特殊意义上说，这个人在另外一个人打字、写字或者指向目标物体或字母板时，应该与后者有直接的身体接触。可是我发现身体接触其实是整个过程中很小的一部分。森林里有一棵树倒了，可是没有人听到，那你能说它确实发出声音了吗？就是说，我指着一个甜甜圈，却没有人看见！这形不成沟通。这就是辅助者在我说话时要扮演角色的时刻。经常是这样，我确信我说话了，但只是在脑子里，而不是通过喉咙。实际上我经常发出我认为是单词的声音，但却不成形。我打出的话都有准确的意图，但对陌生人来说毫无意义。

我通过这样一个视角描述我的孤独症：首先这个人很明白，说话在她的生活中几乎没什么实际意义。如果我想要什么东西，我可以用它的名称单词，但通常只是近似的——基本就是对一张卡片或一个符号极不清晰的口头表达。当然用符号表达事物使得一切都变得没商量。想想看，要是不让我倒腾一下餐馆用餐垫子，我怎么选择是去吃汉堡王还是去吃麦当劳？以标签作为某个地方或思想的标志，就会使人有了预先的成见，对沟通的双方都一样——对所有人都是这样！

在打字中我可以表达态度，但也许和我通过面部表情或声音表达的不一致。假设跟我一起打字的那个辅助者不明白我为何对自己在某篇文章中讨论的理论如此地兴致勃勃，我就会感觉且表现得很苦恼。显然，以一分钟打六十个键的速度——通常比这还要少——我不会浪费时间或打断思路对什么人的态度做毫无意义的长篇大论。只是开个玩笑！实际上我没法进行这样的评论，因为孤独症，再加上从小我就缺乏语言。

如果让我来说说孤独症，我要说的就是，它多有趣啊。觉得孤独症有趣，主要是因为我希望未来我的思维过程会被看作具有现代智人

（Homo Sapiens）下一代遗传漂移的潜在价值。不是说这是种进化，而是说，它是在人类发展进程中随着人口中一些零散个体的些微变化，在问题解决功能方面产生的轻微变异。难以置信吧？我们这些具有更严重障碍的人会是自然界的一些实验，你不能指望每一回进化演变都不出岔子。

更重要的是，我不得不承认其他人对待孤独症及其各种特征的态度更为有趣。这很可能是因为，作为孤独症谱系诊断基石的社交缺陷让我们更为了解的是将之设立为诊断标志的人，而不是被此人观察的儿童。我知道社会生活和情感是人类的基础，但我怀疑，"我"这个因素是否被正确理解了。也就是说，在某种程度上，整个测试过程实际上是建立在被测试者是否按照测试者所理解的社会交往方式进行社会交往的。这意味着孤独症谱系行为是否可以仅仅看作神经差异的一个不良反应，而这种神经差异有可能尚在子宫里时就已经形成了，是对刺激的某种异常反应。只要告诉人们说，沟通和社会交往困难是孤独症的标志，对待先于这些特质出现的不适和困惑就会有不公的反应。

这是我在《露茜的故事》最后四章里讲述的那段时期的一个发现。说来奇怪，我本来并没指望我在这部深思熟虑的自传里能写出些什么来，只想描述使用了目前被称为"辅助交流法"（FC）的沟通方法之后，我生活里发生的点点滴滴。我最初认为"辅助交流法"是用词不当的，因为我误解了"辅助"在这里的意思，但回想起来，我认为"交流"这个词才是不恰当的。

要想弄明白孤独症理解和更为正常的理解之间的区别，最好找一个参考点。我的参考点是在我初次接受听觉统合训练①的时候（那

---

① 原注：听觉统合训练（Auditory Integration Training, AIT）是为帮助孤独症人克服对特定声音频率过度敏感的方法。科恩描述其过程为："在听统训练中，让孩子或成人通过耳机收听调整过（特定声音频率被过滤掉）的音乐，每天听两个半小时，十天为一周期。其有效提高功能的原因尚不明确。贝拉尔德相信听统训练使人适应高强度声音，但也存在不少其他解释"（Cohen,1998, p.141）。

是 1992 年，我十九岁）。不能说听统有极重要的实际效用，但在那几周它让我领略到了在普通寻常反应中成长的不同。碰巧，那时我经常去看望我姐姐的孩子们，三个孩子分别是四岁、两岁和一岁。"在他们的语言探索中，有对父母的操控，对自我的发现，以及对自己急躁情绪的揭示。我想我能看到，如果我在一个平静、连贯和稳定的世界里可能会是什么样子"［Blackman, 1999, p.269］。1992 年 11 月，我根据对他们的观察以及我自己的记忆，写下了第一稿。这也就是后来发表的《露茜的故事》。

听统使我的平衡和感知觉得到了改变，所以我能对从前只能默默忍受而现在改善多了的环境两相比较。这一点就是我在自传中试图阐明的。例如：

> ……那就是我认识到我并不总是能即时处理我的皮肤、平衡感、视觉或听觉传达给我的信息；再就是，我体会到有时触觉和视觉并不同步发生。再次重申，我之所以能认识到这些是通过比较旧露茜和新露茜。无怪乎我上蹿下跳得如此兴奋（概括归纳出这个发现，我着实感到一种解脱。我认识到，我没能及时赶到厕所只是因为我不知道我的身体在给我发信号）。我认识到在身体动作和视觉测量之间的差距会被一道暂时的听觉空白所弥补……
>
> 我发现了触发我的言语仿说的原因，也知道了为啥我会喋喋不休地说一些听起来毫无意义的词汇。也就是说，我说话的方式是我所采集的听觉信息的反应。这只对我个人是明显的，因为我在学习适应新的、基本没有被扭曲的环境。但是我已经从一类问题转换到了这类问题的另一个版本。［Blackman, 1999, p.278］

曾有人问我是否是听统本身给我带来了不同，还是对声音和语言进行仔细考虑的过程使我能以不同于以往的方式专注于语言和交流。

我想关于专注的想法是个教师的概念。一个人只能专注于他从经验中学习认识到的相关事物，但实际上我不是个参与者，而是个观察者。

12 月，在接受过听统训练之后，有人给我看了英国国家孤独症协会的《沟通》杂志上特雷莎·乔利夫（Teresa Joliff）写的一篇文章。她不仅写到了类似于我刚刚开始意识到的那些不同，甚至她所用的一些说法都几乎和我一样。多么激动人心！

长期遭受苦难的那位家长辅助者正扬起她的两道眉毛，那张澳大利亚人特有的夏日间古铜色的脸，泛着层黄灰的沙色——我打这些字的时候就能觉察到。"那个巫婆"是我给妈妈起的外号，但在《露茜的故事》里我管她叫"杰"。我不希望我的依赖被看作幼稚的表现，而希望被看作一种成年人之间的合作，这种合作已经有好多年了。我弥补自己主要问题的一个方式是镜像法。对非孤独症人来说这可能是个不熟悉的概念，他们会把这混同于依赖。当然很多孤独症人也不用这方法，但我过去见到一些人用过。

我觉得如果跟一个几乎失明或有行动障碍的人说，你得去图书馆查阅些资料，这一定令人家感到很不愉快。一个普通的阿斯伯格学生就不会被强迫去进行社会交往。我依赖一个已相互习惯相互适应了的同伴去处理这些事务，但我真觉得没必要再做更多的解释了。我很难理解为什么人们更感兴趣的是我如何做，而不是我做了什么。我时常觉得，我当学生不是为了当一个样本。而且说真的，这种讨论往往更加关心的是你要如何变得"正常"（而我并不想），根本不在乎你在纯粹的智力思想上取得了什么成绩。毕竟那才是我上高中和大学的目的，我又不是为了和一大群人待在一起才去上学的。

为了有可能完成研究作业，辅助我的那个人得帮我弥补好些事情，比如我无法把书翻到想看的那页，我极其讨厌重写，如果需要在图书馆的书架上找书会让我感到恐惧。我只是阅读，然后打字，稍后通读几遍稿子，再指示修改内容。我做不了那些复杂的文字编辑工作，因为如果不紧盯着屏幕，看着我的那些想法，我就会忘了它们。

问题不在于情感的依赖。想想我视觉处理上的波动对我现在产生的影响。我推想从童年时候起我就真的不知道我的四肢和躯干的确切位置在哪儿，它们接下来将要往哪儿移动，更可怕的是：我不知道它们刚才在哪儿。解决的办法是以另一个人作为我视野里的参照物。比如，走在我前面的这个行人，假设是个矮小的老太太吧，和我向同一方向走。可是她和我离得比较远没法镜像模仿是吗？那我就走近她。这个可怜的灰白头发的老妇人紧张地回头张望。突然她快步向前急走起来，就在我靠上前去，离她只有一臂之遥的时候——这时，我俩之间好像形成了一条看不见的绳索在拴着我们，她走我也走，因为她的身体现在好像就是我的。直到她走远，没法再指望她成为我的目标了。如果这样我就乱了。在这种不确定的情况下我真的会感到十分恐慌，我会尖叫，还会使劲咬大拇指根上的那个伤疤。

如果那老太太在远处地平线上消失得无影无踪了，我跟你打赌，肯定她那明智的鞋里喷出了一股蒸汽，她已飞射而出。小时候我觉得这些反应别提多好玩了，但长大以后我对此感到很生气。我既生自己的气，也生这个非孤独症世界的气。我不明白为什么人们不能理解孤独症人的需要，需要互动中的另一方去做我妈妈称之为"双人社交"的事。好比说如果我去看医生，我在沟通板上把我的想法打出来，而我打出来的也就只是词语和空格。在场的另外两个人就得像跳沙龙舞似的来做医疗咨询问答。就是说，尽管我通过打字说话时已经不需要直接的身体接触，但我还是需要一个私人辅助者在旁边，也需要自然情形的辅助——这就是那个医疗顾问的事了。

这不是说我对沟通互动一无所知。有人［这本书的编辑］曾这样问我：

> 我看到你在打字对话中表现得坚定自信。你伸张你的观点，与我争论问题，似乎真正能参与到平等交换意见这一过程中来。这和

所谓的普通人在进行医疗咨询时的表现有什么不同吗？我理解你说你需要辅助者跟你在一起，既可帮助你专心于打字，也可以帮助你进行日常活动，比如走到某个地方去；但你打出来的话真的如你所指，仅仅是词语和空格吗？我认识一个人靠打字和说话交流——他说话非常慢（一个音节一个音节，一个字一个字地说）。他告诉我，辅助者可以帮助他获得一个恰当的交流环境。对你来说也是这样吗？

可是这就好像我是一个坐在自己肩膀上的天使，我能看到自己在和他人互动。如果进行的时间太长了，我就对这种社交场合失去了兴趣。我真的是更关心我为什么在这打字；我并没有要努力去表达些什么的想法。事实上这不是平等交换意见。旁观他人互动时，我能理解这种加伏特舞，但我更情愿去读一段书面文字然后发表评论。如果要我说出我所打的话语，我就要从计算机屏幕或我脑子里所想象的屏幕上读出来。

联想到我的语言，我可以看到相同的处理过程，不过，从某种角度来说，是反过来的。人类的语言有多种功能，与其他同类交流只是其中的一种。就是说，我看到语言还可以用来创造自我形象，将一个人置于空间、时间及社会当中。还可以按照文化标准用它来进行自我监督与分析。就我个人而言，如果不是每天对我所认识到的感知觉处理过程的混乱进行描述，我也不相信我能从中吸取教训。使用语言可以使相关的理解成为记忆的一部分。

我们经常使用"沟通"一词，而实际上我们是说，我们从另外一个人那里观察到了一个行为，并要获取其中的含义。所以，如果我妈妈故意生我的气，意思是她想要纠正我的行为，她就是意图要沟通这一愤怒情绪。如果她生气了但又不想表现出来，即使她被气得表现出来的行为跟她刻意装出来想让我知道的恼怒没什么区别，这也仍是她不想表达出来的沟通。如果她有足够强的自控能力，等到走出房间才发作，我就接收不到这种沟通信息。

什么是言语？看到科学界认为我们的沟通互动要优于动物的时候，我不由得暗自发笑。也许如此复杂的大脑使我们人类这一物种不得不对抽象的事物做更多的思考。我们怎么能说一条沙丁鱼不懂得生命的意义？它们游动着聚集成银色的一大群可不是出于偶然。要说猫不知道死是怎么回事那可简直太没见识了，但我们这些具有大容量大脑的猿类动物，脑子里想着太多的东西，就不得不在这方面更费力，要通过各种各样的社会建构来处理。

这跟孤独症、言语和沟通等词汇又有什么关系呢？你还有多少时间听我啰嗦？我在写《露茜的故事》期间对此进行了很多思考，在这篇文章里用到的一些描述，就是写进了《露茜的故事》第二十章里的一些评论。那是我在那本书发表之前五年取得的认识，现在又过去了五年，按理说我该又有一些改变了吧。确实是！

我说的很多刻板语言消失了，然而新的一些又冒出来，取而代之。在 1995 年我写道：

> 事实上，我今天还在使用的一小部分自发性语言在我十岁之前就形成了。就是说，我在做听统之后出的语言基本是在十岁就有了，有人告诉我能说话的孤独症人就是在那个年龄发展出语言的。结果我现在仍沿用童年时使用的词语给同样的事物命名。比如，如果看见妈妈在收拾衣服，我就说"露营"，意思是"我们现在要去哪儿？"如果我干了什么特别令人懊恼的事想要道歉，我就说"好多了"，因为在我痛苦的时候，我的状况会很糟糕，"他们"通常能意识到这点，就会来问我："现在好点儿了吗？""好多了"就是这么来的。就是说，我既不是在问"我们是要去露营吗？"也不是在说"事情好多了！"更确切地说，"好多了"和"露营"这些词都是由特定场景触发出来的无意义的声音。[演讲，Toowoomba，Queensland，1995]

在我生活的绝大多数方面，我仍需要有人介入提供帮助，否则我依然不能有效地使用语言或在社区独立行动。就是说，我不仅会行为怪异，当有人需要我有所表示以便能以恰当方式跟我交流时，我也不能与之互动；而且在不完全确定的或缺乏背景声效的地方，我无法进行有序的活动。所以在超市甚至大街上我都需要一对一的同伴。

我还是会在极不适当的时候突然陷入强迫思维和逃避状态。比如在做了一半作业的时候——这是一门研究生课上的作业，我费了整整一学期的工夫了，我突然产生一种不可遏制的冲动想把所有名词都替换成"那个词"，而每个专有名词只要一打出来就要被我删掉。这个作业之所以已经被耽误了是因为循环免疫的问题——这是一个孤独症问题，恰巧表现在语言上，不管是打出来的还是说出来的。就是说，疾病可以表现为"行为"，从而使得完成任何事情都困难。把这个问题交给语言学家吧。（当然，孤独症是个生物学疾病——忍不住在这儿稍微传播一下。）

我那可怕的起伏不定的视觉加工功能是这病的一个副作用。这病尚未得到公认，但我认为它是我孤独症的一部分。尽管我们已经通过维他命等药物控制住了它最糟糕的一些方面，但个性和行为表现上的反复无常将会永远存在。这就是为什么身体"辅助"会有这么大的帮助，而且我对总是改变使用键盘的方式深感抱歉，我可以不再使用它了（身体辅助，我是说）。很久以前我对此进行了反复思考，现在我相信不干扰输出的持续身体接触既有治疗作用又可以帮助在合作者之间建立一条纽带。毕竟，对普通人来说，要想和我们正常交往是很困难的。

听统做完一段时间之后，我写信给威廉姆斯[①]，回答了她提出的一个问题：

---

① 原注：参见第一章有关威廉姆斯的文献；她是一位孤独症人士，写过自传以及对理解孤独症有启发性的文章。

听觉训练使我对声音的感觉有所改变，尽管变化不是巨大的，但它使我看到了造成说话和主动性［障碍］的一部分原因完全是感知觉方面的……

有些声音带来的几乎无法忍受的吵闹感觉消失了；随着时间的推移，奇怪的空白减少了。我辨别口语的方式依然存在问题，但已变得足以使我能觉察到问题之所在。这使我完全理解了音高起伏和信息处理障碍意味着什么。但是变化是微小的，已改变的尚嫌太少，还有更多的等着去改变。

我感到写出来的语言是真实的，而说出来的语言却会制造误解的陷阱。听统帮着清除了一些，但差别也可能并不太大，因为每个人的反应［有可能］没有他们获得的内在舒适度明显——如果这种感觉被听觉的改变放大了的话。

［在做听统之后］有些人主诉感到很愤怒，可能一部分是因为生理反应持续长达几周（就像我的情况一样），还有一部分是因为虽然在感知自己和周围世界时的确产生了变化，但没有他们所期望的那么巨大和及时。［通信，1992 年 11 月 18 日］

正是在问题解决方面取得的进步使我得以形成了现在的打字方式，即不再借助身体辅助。

当我的写作更为流畅时，我学到了特别重要的一点。有声社会期望抽象思维可以以读者和听者都能解码的方式来表达。个人叙述是这个过程里最为常用的框架，那我们就开始吧！我在十四岁时获得了口语。在幼儿时我已能开口说话，但使用口头词句的那种方式，我不认为可以称之为语言。当我开始使用打字方式时，我的口语能力还是不行，好像显得比哑巴还不如。

话从我嘴里吐出来就像个膨胀的气球，真实的思想在我脑子里像一条直线。直线和气球是有关联的，但是不能保持相互一致，气球越胀大就越没有意义，直到它爆裂了，我的思想支离破碎，而我则恼羞成怒，气得发疯。［摘自《露茜的故事》，1988 年 7 月 9 日（Blackman, 1999, p.135）］

这使我极为困惑。后来我这样描述这类事情：

例如，有好几年我会不由自主地说"伯蒂"，以表达我的感受。尽管"伯蒂"这个词如此繁荣兴旺，但伯蒂，那只长毛腊肠犬，已经死了差不多十五年了——问题是，除了我的家人，没人还记得它。"伯蒂"支撑着多种情感，其他人必须确切地知道它和当前情况的联系，才能做出有意义的回应。

"伯蒂"，我［冲妈妈］吼叫，当我觉得她对别人（不只是对我）忽视怠慢或冷漠无情时。她为伯蒂在夏天所患的湿疹尽力操劳了好几年，但毫无效果，最后不得不请医生给它实施了安乐死。我会被记忆猛地这么一拉，重又陷入当时的情景——我望着它最后一次被领出门去。那心境只有我自己知道。

"伯蒂"也是我对犬类的通称。这是这个词的第二个意思。"G-ou-Gou，狗"对我而言是个［成年以后的］外来词，最近才比较容易地冒到嘴边，尽管他们已经教我说了好多年。所以，如果我看见一条狗，我就会嘴唇翕动，我的话便随口而出："伯蒂。"

我站在那里，没有苦恼和焦虑，只是凝视着长长的人行道上的人流，那里一条狗也没有。你也许会认为这是个无"伯蒂"地带，该不会再说"伯蒂"了吧，但是那条长毛狗还是在我嘴边徘徊，呼之欲出。

"伯蒂"，我的声调是关切的，甚至带着交谈的意味——在远处的街角我发现了一个消瘦、黑发、戴玳瑁镜架眼镜的人。这时候我说的是："那是爸爸吗？不，不可能是，但他的样子真像我小时候看到的爸爸。"那时爸爸真就是这个样子。那时伯蒂和它的小伴侣阿里克斯，还有完美的一窝小腊肠狗（在两个短暂而令人喜悦的季节里，它们连下了两窝），和美地趴在燃气取暖器前，争相挤在一起的还有爸爸的脚，妈妈随手放下的读物，和我们五个女孩子。（如此爆炸式的温暖，几乎没再听家里其他人提起过，但对我却是特别震撼，感觉像是受到了喷气式飞机的轰击，现在仍能感到来自它螺旋桨的振动。）

要想理解"伯蒂"所代表的所有美好事物，就得从头了解这一切。[Blackman, 1999, pp.44-45]

1992年，在我接受听统训练期间，还有几个由听统引发的相关问题。第一个就是给我做治疗的那位医师让我保留一份记录。我第一次写下自己的想法，这是对我的个人体验的记录，是比较"之前和之后"的露茜的基础。

最好这样来解释说明一下：让每一个读者描绘他们各自性别的文化和情感特征，不论男女，不对另一性别做任何直接或暗示的比较，就当你根本不知道另一性别的存在。如果你对这种特殊的比较感到不舒服，那也可以设想在文字出现前靠血缘关系维系的社会里和在21世纪美国学术精英制度的社会里，分别有两个三十岁上下的妇女，当她们被要求做出价值判断时——不是基于道德，只是靠大脑做出决定，比较一下她们的思维过程。这只是一种练习，用以体会深植于语言加工处理过程中的内在的不同——是一种智力游戏，针对的是"你们其他人"；这也是一个提醒：原本没有意思，那就不要随便创造意思。孤独症人士其实并不想寻治疗师们的开心……但想想又何妨！

在我第一次听说听觉训练的时候，我曾希望它能使我发出自己和别人都听得懂的语音。我曾想如果别人能听懂我单独说出的每一个词，我就能在此基础上说出完整的符合常规的句子。我曾以为不清晰的辅音是我的主要问题，但现在我重新认识的世界使我大致看到了自己从未梦想过的人生中的种种可能。我的意思是说我的整个环境在改变，因而我也在经历着智力改变的过程。

我开始认识到我的理解力，我的口语和视觉语言的加工处理能力和其他人相比差得太远了。我还开始怀疑，这些情况是否部分缘于我童年时期的家庭经历——被拥抱时的不舒服，有人看着我或跟我说话时我的惊恐，都一定跟如此的扭曲相关。

这是由于我在如何处理他人的口语上取得了某种程度的进步，同时我也改变了对该听到些什么的理解。现在我知道了，对我说的话应该对我产生更大的影响，而实际上这些话还是会漫无目的地四处飘荡。所以现在我也就更无法忍受其他人不着边际的谈话，人们以为那样谈话我就能听懂他们在跟我说什么了；特别是当他们看着我说时以为我会更明白，但其实这样总使我失去所有的听觉处理功能。

这使得生活充满压力。我再也不能在大量杂乱无章的信息涌来时只是坐着，拍着手，或两脚左右晃来晃去，因为现在我开始能自动地从声音的谜团里建立起连贯的信息。坐着，拍手，还有晃悠，曾使我的身体能够忍受大量的刺激，但是我只能在身体感觉良好的时候这么做，生病时我似乎不具备打造这种舒适度的协调性。

我知道我听不到有些说话声中别人认为很清楚的部分，人们的脸有时仍会变得支离破碎，和其他焦点一起变得模糊不清；当此种情况发生的时候，我对这一切萌芽状态的理解根本不能阻止随之而来的恐惧：

> 我怀疑从另一个人嘴里发出来的一些声音大概还没到我耳朵里时就已经被我搞得顺序颠倒了。在人们安详沉静的时候，用我

的新方式看着他们的脸，我知道了嘴的动作应该始终和说出来的话是同步的，但对我却并不总是如此——即使用我已提高的感知觉去感受。看见有人试图表示友好，随着关系的微妙变化随意地闲谈着，话语的嘈杂声渐渐地有些模糊，搞不清自己身在何处，这种焦虑的感觉自然而然地使我又陷入和以往一样的极度惊恐之中。我只是还没有意识到大多数人没有这种经历。现在我认识到了令我困惑和随之而来的恐惧的原因。[Blackman, 1999, p.276]

我曾以为在某些情形下我之所以不能像其他人一样说出话来是智力或认知的问题，因为我看不出自己做错什么了，而我在口语上表现出来的语言加工处理障碍是本质性的问题，这于我自己都是一目了然的。做听统之前，当我想主动引起别人的注意时，我总是用描述性的词，而我的方式会让大多数人确信我只是想要什么东西。

比如，如果淋浴时流出来的水凉了，我会大声喊出一个词（hot，热），也不走出洗澡间看看是不是有人听见了。"Ho！"①在这种情况下是要人把水温调高，而不是指水太热了（毫不奇怪，多数情况下我都没得到令我满意的响应）。如果水太热了，我就给妈妈看红了的皮肤，说"dore"（sore，疼）或者"burn"（烫）。对我来说，我说的话总是和我个人的主观经验相关联，而不是对一个让其他人感兴趣的某件事的准确描述。

刚一参加听统训练，我就对语言的看法突然发生了转变。在开始了那折磨人的雷鬼（reggae）音乐治疗部分的第二天晚上，妈妈一抬头看见我光溜溜湿淋淋地站在她面前，看着她。

"Hot！"

当时她只注意到我发出了最后的那个"t"音。她去拧开热水龙头

---

① 译注：与"热"一词相对应的英文是"hot"。露茜当时还发不出这一单词最后一个字母"t"的音。

一试，发现浴室里这时翻腾着滚烫的蒸汽。直到后来我看了她当时的笔记，才向她指出：我那天是用不同以往的感觉来说那个词的。我是为了要向他人传递信息而对一件事进行了准确的描述！

我到十九岁都还没学会的一件事是（尽管我第一次能够将之形象化），应要求去描述过去——对我的同伴没有意义的、他们不了解的过去，不论是通过说话还是通过打字。我已经协调好了，现在不会再发生这种事了。语言对我来说变得明白无误了，但我还没爆发出交谈式的语言，但是［有几个礼拜］我几乎像是要滔滔不绝地说话了，不只是说我想要的东西的名字，而且是进行交互式谈话。这不是学习到的技能，而像是一种迟到了整整二十年的生物冲动。甚至十年之后我看着某人，还是发现自己想说的那些明智的话，说出来却只是咕哝。真的是不夸张地说，如果我试图说话，脑子就会变成一片空白。这是唐娜·威廉姆斯所说的"单一"的一个例子，它使人们对孤独症到底是怎么回事产生了可怕的灾难性的误解。

这使我重新思考了我那没有语言的成长过程，因为对我来说，这种新的冲动很像我那一岁大的外甥阿隆刚刚发展出的社会性愿望。他学会了微笑和咿咿呀呀地说话，他和家人借此不停地往来互动，有时甚至是在完全无意识的接触中，由此我看到了他学会词汇之前就已打好的系统的语言基础。

我认为在婴儿时期，我的各种感知错误信息奇怪地组合在了一起，在某种程度上扰乱了这种冲动。因为现在，当所有这些出现在我成年的时候，我有很真实的身体反应。这使我更加奇怪哪一个在先，是做某事的能力，还是通过经验使这能力逐步形成的缓慢过程。在1992年的那几个星期里，我突然发现我的舌头在嘴里可以灵活快速地活动，那通常肥厚的舌尖能指能点，还能卷曲。就像我新的步态和灵巧性是其他变化的边际效应，而这是一个过渡效应。这些都不是持久的变化，我仍然不能和他人以他们能理解的方式进行交往，也许因为它们是我在婴幼儿时期就应当发展出来的技能的先决条件。

在学校，甚至是在家里，当人们试图让我加入谈话时，对我而言，我觉得那只是为了他人的乐趣或希望。这通常对我来说没什么意义，只是个躲猫猫游戏的变种。当我长大一些后，我学会了从他人谈话中获取信息，可是一旦他们转向我，对我说话，所有话语的意思就都不见了。所以，我那时（现在仍然）会得出这样的答案：经验告诉我说，要将交谈变得像一个社会活动那样有意义。

例如，很多人在与一个相对来说不太会说话的人交谈时，脸上都堆着理解的微笑，即使回答是牛头不对马嘴的！所以我也微笑，看上去轻松愉快，说"对"，或只是重复。但那也许就是错误的反应，根本不是我想表达的意思或我想说的话。

就是说，前面提到的有意义的社会活动取代了我的能力，或者说，让我付出了代价：我不能表达我真正想要表达的意思。

另一方面，当我说"不"时，可能并不是针对问题的回答，而是想说整个情况有非常不对的地方。比如有人可能会问："我需要去趟超市吗？"

"不！"我回答，因为我误以为超市已经关门了，即使我知道我们已经没有我最爱吃的冰棍了。但这时我转不过弯来，给不出什么别的建设性意见。

"便利店吧！"如果另一个人提出这么一个新的建议，我会跟着重复，否则的话我真没什么好主意可提供的。话语的含义与我认为［另外］一个人想要从我嘴中听到的是什么紧密相连。直到现在我也不能通过口语与人交涉，尽管我很明白对我期望的是什么。

那个非残疾的我真的是处在"赢不了"的状态，因为直到今天我还总是发现，我任何一时的企图，不论是说话，还是一项社交性的任务，甚至包括打字，都伴随着协调不同时间感觉的问题。所以如果我试图把事情说得更清楚，就只会使我也感到更困惑。

时间的掌握总是个问题，但当有任何噪声的时候会更糟，比如空调中的水声，或者另一个人的呼吸声或身上的香水味。

唐娜·威廉姆斯曾说过她在一段时间只能做一件事。与人交谈和使用语言是两码事。说起来难以置信，这是个复杂的互动过程，每个参与者都需要做大约二十件事。有时候是一闪而过的眼神，是转瞬间恰当的目光对视，有时候是对呼吸、对姿势的控制，之后就是内容。是一个人要在沟通中分享他本人的兴趣，还是仅仅要强调一下对方的兴趣？看看周围的人，我觉得他们在一系列的沟通中把这两种技巧结合在了一起。然后其中一人就会感觉到光线，感觉到噪声，还有些轻微不快的想法，觉得他在这里分享着他自己的想法，而在对方的脑袋里，想法可能会多少有些不同。

可是思考就容易一点儿。要想理智地思考就不得不用词汇。天宝·格兰丁用图像思考，我则用铭记于心的字词和短语代替图像。就是说，我在思维中或记忆里能看到与某物相关联的标签。这种关联不是"理性的"，而是与刻画在脑子里的影像联系在一起的感觉、声音或特定的时间。

回想在1992年时，我刚刚解决这个问题，日记表明对此我只是略知皮毛。我打字打道："当我尝试着用词语进行表达时，不论表达什么，也不论是通过口语还是通过没有辅助的打字，非常奇怪的事情就开始出现。一堆不知名的冲动涌现出来似乎要控制一切，本意随即在混乱中迷失。"

如果有人问我一个简单而直接的问题，比如午饭我想吃什么，这比"我们是不是该去趟超市了"这样的问题所涉及的想法要简单得多。我可以相当精确地用一个词来回答，但是通常我不得不承认失败，因为妈妈简直不知道我在说什么。

我现在偶尔也会突然冒出正在打出的某个词的音节，所以我们决定尝试着让我说出正在打的词，这样我就能知道为什么在说这个词的时候嘴要这么动。从我在玩球时候的数数和嘀嘀咕咕我们就已经看得非常清楚了，我模仿别人说话只能更糟而不是更好。

　　杰［布莱克曼在前面提到，这是她在《露茜的故事》里对她妈妈的昵称］开始让我用两个网球来练习对左右手的注意力。

　　球离开了她的手。

　　"抓住——扔！"我嘀咕着，记忆里回想起和珍妮还有金一起玩的情景。球滑出我的手，似是而非地飞向那个扇形区域。我知道杰会把它取回来。

　　"一定要集中注意，露！你扔得比在学校体育课上准多了。"她把球扔回给我，我双手形成杯状，接到球，抱在胸前。

　　"现在，"杰说，"想想你正在做什么。哪只是你的右手？嗯？"可笑地，我举起了左手。"再试一次！"

　　我将"右边"一词与我打字用的这只便利手固定在了一起，我很清楚地知道它就是那个发音，于是举起它来。球掉到了地上。已经没有多余的手拿它了。

　　"好！"杰说，几乎和我一样迷糊了。[1]"用右手捡起球，"点头，"这就对了。现在扔——等一下我再做！——扔到我的左手。"她举起和我举起的右手相对的手。球含糊地飞向那里。

　　"太棒了！"我那没什么协调性、也不会打球的妈妈说。我认为她给我的是真正的赞扬，我接受了。而在学校里，当我对抛掷抛射物体表现出困惑时，老师们居高临下地跟我说话，我却误以为是屈尊赞扬。我也能意识到，这对于她来说是付出了多少努力。她不仅对多数体育活动毫无兴趣，而且明显地连人们在烧烤野餐

---

　　[1] 译注：英文中"right"一词有多种用法，"右边的"、"便利的"、"好"、"对了"都可以用这个词。

时玩沙滩排球她都反感。

球给我——好——球再给她。没什么新鲜的。当然，我听人们说这对协调配合有多么多么好。这些意愿美好、热心的理论学家们从没认识到的是，我连什么是协调配合都不知道。我身体里那些模糊的交叠在一起的限制好像有它们自己的生命似的。当"新我"去够那个恶毒的松软的黄球时，现在我看明白是怎么回事了。在伸出手去时，我看见了好多好多的手指和手掌。在某种程度上，也许是因为我在坐或站时从不努力保持空间位置，这是我第一次有意识地认识到这一现象。或许还因为我确实取得了小小的进步。当我身体的什么部位在空间里稍微移动一下，我就能更加明白一点这到底是怎么回事，我双手的动作就更能与我想要达到的目标保持同步。

杰的声音会突然响起：

"往左！"

"往右！"

有时又告诉我，"双手一起！"我奇怪地发现，不仅是我双手成杯状，包住了球，而且我的手指也有动作了，像一束海葵一样协调自如。

我还开始能指定球要被扔到哪边去。第一次时，杰看起来像个侥幸的骄傲妈妈；第二次时，她脸上堆满笑容，像那只柴郡猫（Cheshire Cat），当然也不是特像，我觉得，倒更像是《凯文的幻虎世界》（Calvin and Hobbes）里那只有名的霍布斯虎，在随着我的一股股热情无休止地荡漾。

当我说话的冲动几乎跟现实情形不沾边时，她似乎也并没放在心上。不论听统使动作、听觉和行为得到了什么样的改善，在说话与兴奋、恐惧和强迫之间形成的那些"旧露茜"式联结还是很根深蒂固的，只要稍有机会就会一遍又一遍地迅速成长。

字词和动作之间的联系松开了。

"昨，优"，① 我嘴里突然单调重复地冒出这两个词。我抓球突然变得疯狂，当得到指令要求集中注意力看左或看右时，不再能专注地去伸手完成抓球的任务，而是完全沉溺于重复动作之中。不管怎样，我们继续做这些练习，可是一旦我开始转入自己的世界，杰就会把我打断。

我学会了用她指定的手来拍球，还有，把球扔向空中再用同一只手接住。可是我们发现我就是不能把球在两手间抛来抛去，除非其中一只手靠近我可以看到的身体中间部位，即便在此时，扔出球也会提心吊胆。除非杰大声鼓励和夸张地表扬我，否则我会把球从一只手递到另一只手。我并不知道，我不能跨越中间线去追踪球的轨迹。一旦它进入那个中间领域，就会瞬间消失，我不得不靠视觉记忆去重现它。在屋里或在封闭的空间，就没有这么大的问题，但在外面纷繁扰攘的世界里，混乱仍会潜伏于其中。
[Blackman, 1999, pp.250-252]

这时我们已形成了一个习惯，妈妈像拿着个调色板一样拿着电脑键盘，并和我进行目光对视。这就轻而易举地将单纯打字变成了相互交谈的实践。一组组的字母从我指尖流出，一旦杰能确认出确切的字词，她就念出来。这样，如果可能，我就能在手指打完最后一个字母时立刻模仿着把这个词念出来。我过于乐观了，坚定地认为，我能够，实际上也不得不，学着把我理解的口语和打出来的语言匹配到一起。我当真听到了我自己完整的语言从我自己的唇齿间溢出。这还是第一次。可是我从来没办法一次连续说出一个以上的字。

在我把言语和书写连接起来以前发生了什么？不知怎么，我的声

---

① 译注：原文为 "Le, righ"，即 "Left, right"（左，右）。

音记忆有时候很奇怪。我想这很有可能是听觉加工差异造成的一个结果（注：我没有说"听觉加工障碍"。"障碍"这个词的意思是我试图做某件我自以为可能的事，但是，我只是生活在一个具有完全不同声音的世界里）。

比如我坐在电视机前，它发出杂乱的声音，电场也发出微弱的嗡嗡声。这些声音是波动的，视我的疲劳程度、吃了些什么、房间用什么颜色装饰的，以及铺地毯时是否使用了石化产品等等而定。还有其他声音：一公里外的大海，驶过的汽车，房间里其他人的呼吸，在旁边闲逛的狗。所有这些——特别是空气的噪声——按不同程度波动起伏。

童年时，我并不是以每个字词发的是什么音来把它们一个个串连在一起的，因为每次我听到一个字词，它和它两边字词的声音都没有关联；当然每次这个字在我面前被说出时，也不意味着我就听见它了。只有露茜的感觉记忆是持久不变的，所以我在某一场合中清楚地听到的一个短语永远标示的是我在当时那一场景里的情绪。

这就是为什么我一遍遍嘀咕"贾斯金牛仔"（Just Jeans）的原因。我能把嘴的动作和我理解的声音联系在一起，而这和强烈的积极情绪相关——我非常喜欢粗斜纹布。还是孩子的时候我就能做出斜纹编织图案，口袋和镶边上的针脚都是完全对称的。斜纹布结实、朴素、很容易打理，我喜欢它。

生日总是快乐的，兴奋的，乱哄哄的，还总是跟吃连在一起——这是所有欢乐的最终源泉。最兴奋的是生日聚会。但兴奋、恐惧和愤怒都是相似的情绪，所以，当对我的期望超出了我的处理能力时，我会尖叫着"生日聚会"。

旧我（听统之前）完全淹没在声音里。我认识到这个，因为现在我有了比较的基础。可是在多数情况下我的家人和朋友几乎看不出变化。我开始认识到自己初始时的说话尝试在安静的环境里最有效，在有两个或两个以上的人的屋子里不太行，而在像购物中心这样的地方，或理应会见其他人的任何场所，效果都最不好。

这使我认识到我的发声是对输入声音的反应。我还认识到促使我开始任何行动的自发性，我的主动性，在上述这些环境中都会逐渐减弱。我很痛苦，因为这似乎表明尽管我已经改变了很多，我还是会在那些我希望被接受的场合里显得很古怪。

在家里我们不开电扇的时候，我的身体感到舒服多了，所以我就更放松也更警觉，古怪的举止也少些。但在别的场合，特别是忙碌的环境，有强制供暖和制冷系统，或者计算机之类的机器发出的电动噪声，我就经常会感到很焦虑，我的行为也就更为古怪，甚至对某些人有轻微的威胁性——听到这些人说话时我的新处理形式仍会感到困惑，这甚至包括大学讲师们。[Blackman, 1999, p.275]

我曾经如此深陷声音的困境中，我不能把短期记忆和语言整合在一起。在大型购物中心之类的地方，我又像以前那样把某种食物与此种场合的交往挂起钩来，提出要吃这样的食物，但这不是记忆里我真正想要吃的。我不得不将就我那些预先设定好的程序，就像一看见麦当劳店我就会要汉堡包那样。

我是在无意中认识到这点的。有一天我们站在人行横道上看见了那个大黄 M 的标记，我们刚好在商量去哪儿吃午饭，我打字说："可别让我逼得你们去吃麦当劳啊！"当我打到"麦"这个字时，我的声音插了进来，我大声说："麦当劳！！"还身体力行地死死拖住我那满腹狐疑的同行者，在她还没有明白过来究竟是怎么回事，也来不及开始分析自己的反应之前，我们已经穿过自动玻璃门，进到一大群冲浪控的年轻人队伍里去了。

我的强迫观念就是这样，它总是压倒我真正想要做的事。这是我第一次清楚地认识到这一点，之前我还认为这只是自我控制的问题。

我现在仍经常回答并没有被问到的问题，来进行自我陈述。比如，什么东西吓到我了。这时我在脑子里假设我的同伴就是我的依靠。我的脑子会想出那个人没有说出口的一个问题：

"有什么事让你感到担心吗？"

"是！"接着我应该这么说（实际上并没有说）。

"别担心！"我想象的指导者应该这样回答。

我的嘴翕动着突然发出了声音，这些未说出口的言语交流中的第一个声音。

"别担心！"另一个人的话从我嘴里说出来，使这时候在我身边的人感到相当困惑。其实是这个人加入了我的影子游戏，为我提供了一个玩偶。

这多像我正在制作一个想象的纪实电影。话说回来吧，就像我一开始时说的，我认为语言是一个有趣的现象，它和我的各种感觉之间的联系总是时有时无。

参考文献

Blackman, L.（1999）. *Lucy's story: Autism and other adventures*. Redcliffe, Queensland, Australia: Book in Hand.

Cohen, S.（1998）. *Targeting autism*. Berkeley: University of California Press.

Ozick, C.（2003）. Doubting Helen Keller. *New Yorker*, June 16 and 23, pp. 188-196.

第五章

第一部分　拉里·比索内特简介

　　我第一次见到拉里·比索内特是在 1993 年。当时 NBC 正在制作一期有关孤独症与沟通的电视节目，他到雪城来接受了记者的采访。从那时起，通过他的文字，他的艺术作品以及共同参加的孤独症会议，我对拉里有了更多的了解。他是一位颇有造诣的画家，作品在一些画廊展出过，也曾被一本圈外艺术汇编所引用（Sellen, 2000）。2003 年 1 月底，我在曼哈顿休斯敦大街举办的纽约年度圈外艺术博览会上欣赏到了他的几幅画作。

　　1993 年我们相识时，拉里三十六岁。他自八岁起，在布兰登培训学校（Brandon Training School）待了十年——那是佛蒙特州专门看护精神发育迟滞人士的一所机构，已于 1993 年关闭。有段时间他被幽禁在位于沃特伯里的佛蒙特州州立精神病院里。他现在和姐姐住在该州的威努斯基。他有孤独症，多年来他还得到了其他各式各样的诊断名称：智力迟钝、精神分裂症以及精神失常（Bissonnette, n.d.）。在他的青年时期，心理学家们又为他做了测试，判定他为中度发育迟缓。直到三十多岁时，他才开始学习一种可靠有效的沟通方式——打字。他打字时需要一名助手——通常都是帕斯卡尔·克拉韦迪－程（Pascal Cravedi-Cheng）坐在他身旁，将手放在他肩上。拉里打字时，帕斯卡尔时而会让他注意一下意思不明确的短语或使用不恰当的词汇。他会一直把手放在拉里肩膀上，但也经常会在拉里打字过程中把手从他的肩头拿开，不给他任何辅助。拉里发现帕斯卡尔的手放在他肩膀上能帮他保持专注，专心打字。

在学会通过打字与人沟通之前，拉里依赖的是他有限的口语以及通过绘画作品所揭示的信息。他的语言能力被形容为要么话一出口就是"含混不清，重复不停的"，要么就"根本说不出话来"（Bissonnette, n.d.）。我个人对他说话方式的观察是，有时是重复的，像他说一个短语时就会说上几遍（例如，"出去，从这儿出去。"或者"是谁打破的？是谁打破的？"）。有时他会说出与某个话题，比如吃饭相关的一个词。但是，他不能用口语进行对话。相比之下，他的文字富于生动形象的描绘，读上去就像诗句，常令我欲将之层层剥开，探究他真正想要表达的内容。他的语句总是那么引人入胜，充满乐趣，因为即便是在表达愤怒和沮丧的感觉时，拉里的描绘和用词都极富魅力。他的措辞也常带有鲜明的幽默感。

除了那次接受 NBC 新闻节目的采访，拉里的艺术作品还曾在画廊里展出，并于 2000 年被 CNN 专门报道过。

2002 年 10 月，拉里在全国孤独症委员会（National Autism Committee）年度会议上进行了演讲。他演讲的主要内容是"重要的事"。他写好发言稿并在大会上展示给在座的诸位专家、家长和其他孤独症人士：

> 花钱没多大意义，除非是在饭馆里，在麦当劳里，不费吹灰之力就订好餐，能即将实现。现金带来对肚子的奖赏。当个大账号的奴隶，将幸福的圆锥帐篷的标杆抛掷在这样的土地上绝不会让你的生活更美好。培育人际关系，与吸引人的木工艺术家联

系，被评价为对东部居民更有吸引力的选择，富于对生活乐趣的感知。不是你能买来的东西，也不是用车道分配或奖券能换来的东西。

像宫殿一样宽敞的空间里，作品按尺寸大小排列好，画室也需要能让我在舒适的环境里作画，就像图书管理员把书收拾整理好，摆回到有高耸天花板的，灯光明亮的，书架顶天立地的，画有壁画的圆形屋子里。到处是战乱，股票市场一头栽进了瘫缩帐篷式的破产里。大多数人需要电子游戏和剪裁精致的服装才能在这个歇斯底里的独特时代生存。拉里对生活所需有更为平凡的需求。保证不改变我对日常常规固执的坚持的承诺，于情于理都是那不应该被折断的稻草。为了麦当劳这一日程的改变先把键盘递过来，你为取悦我不得不做的准备就要这样溜走了。(Bissonnette, 2002a)

拉里还展示并阐释了自己的一些艺术作品。演讲结束后，他回答了听众提出的一些问题。有人问他是何时开始他的艺术创作的。对这个问题，他打字回答说他的艺术发展得很早，在某种程度上是对他极为有限的口语能力的反应："拉里开始画画，让自己很忙，因为在沟通上很无能，小的时候。"谈到他的艺术，拉里是这样用文字描述的，"以作画汲取寂静之泉使得痛苦之歌被赋予了创造力"（Lippard, 1998）。他是在哪里开始画油画和素描的呢？一本他的绘画小手册的文字说明中提到，"比索内特历来展露出不可抑制的创造性。他在五岁时就开始进行大量绘画创作。在BTS［布兰登培训学校］他经常半夜三更撬开锁着的美术室，整夜在里面画素描，画油画，做手工"（Bissonnette, n.d.）。在全国孤独症委员会的会议上，他回答了一个关于他早期艺术活动的问题，说它迫切地始于"令人生厌的寄宿看护机构，那里更适合育菜而不是育人，在布兰登培训学校"。2002 年拉里在雪城大学做的一次报告中将在布兰登度过的这段时期称为"我的跃入绘画池塘的时刻"（Bissonnette, 2002b）。他将他的艺术形容为参与非残疾世界的方式："知识以及对艺术的学习使我的能力得以在被没有残疾的人占据了的机场上空翱翔。"（Bissonnette, 2002b）

拉里主要用丙烯在薄板还有帆布上画画。他用手作画："每当手指在一块块湿润而又极富延展性的颜料中游走时，富于激情的绘画创作便开始了。"他画画速度很快，在一个位于厂房建筑二层的画室里工作。画室的一侧，整面墙都是窗户，能为他作画时带来很好的自然光。屋子的另一端，画室没有窗户的那一侧，放着成百成百幅他完成的画作，预备着拿到画廊和画展上去展出。他自己亲自动手锯粗木木条做画框。

在这章，拉里·比索内特以丰富的图像，独特的写作风格对他的艺术进行了解说。拉里草拟了第一稿之后，我给他回信并在他的艺术工作室跟他碰了面，和他一起讨论我需要他进一步澄清表达用意的个别段落。于是他在某些段落上重新措辞。我猜想读者在读到这些陈述时会发现，在某些情况下他们需要苦思冥想地去理解。然而我相信，读者对拉里的艺术作品和他的解说会产生跟我相同的感受。即便传递的信息质朴无华，这些段落读起来仍极为风趣幽默、鼓舞人心。拉里有一幅题名为"慧眼朋友弗雷西亚"的画作，他在评注里说，他的文字甚至会将他的朋友置于"非凡卓越的翻译角色"。

第二部分 一行行打出的文字讲述了一则搁浅在 孤独症之岛的艺术家的故事

拉里·比索内特

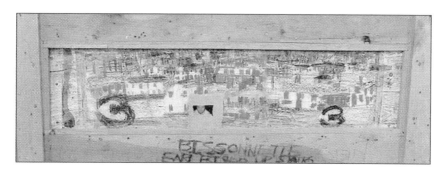

标题：布兰登培训学校的修道院的起伏城堡的凌乱大陆，佛蒙特州（1987）

评注：在纽约市最好的餐馆里吃的中午的午餐也会因为最糟糕的厨子鼓捣的极为难吃的快餐而变得毫无生趣，做好昏过去的准备，再带上块点心。隔离机构砍去如欢腾的溪水般鲜活的个性特征，真就像是按照麦当劳的菜谱来做饭。

追溯只有我和苍白的四壁的孤寂景象会令人想来很不开心。没有什么比收容养护机构的存在所制造的麻木不仁的世界更能把你与外界"种族隔离"开来。只为了政治正确才会表达善意的、需要的满足之情，说盖起这些建筑构造上合格但欠缺人道精神的机构是为了给人提供初始推动力。

让我再提一句，现如今要想创造满意的生活，有趣又有意义的，实际上已经变得越来越有可能了。因为，真的，封闭机构的普及程度已经下滑到地下储藏室去了，出溜得比警察追捕逃跑囚犯的步速还要快。

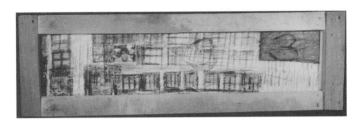

标题：拉里·比索内特，生活在布兰登的 DC 漫画世界里的青年（1990）

评注：脚趾头可怜兮兮地挤扁在夹脚的鞋子里。在布兰登的佛蒙特收容养护机构，孤独症住宿病人住在四白落地的宿舍里却不能取乐也是一样的感觉。

我的跃入绘画池塘就是从那儿［布兰登培训学校］开始的。知识以及对艺术的学习使我的能力得以在被没有残疾的人占领了的机场上空翱翔。

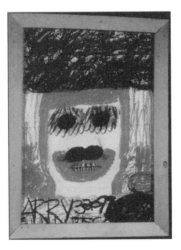

标题：旧式的肖像风格撵走了新时代模式——它虽颇具魅力但无足重轻，只看重外表而不注重精神的适宜（1997）

评注：传统的缺乏想象力的绘画形式为了赚钱才去作画。自然主义的拉里不太追求利润，也就用用麦当劳的餐卡，去去装饰优雅又有着明智口味的餐馆来填饱像拉里这样的牛排爱好者的肚子。

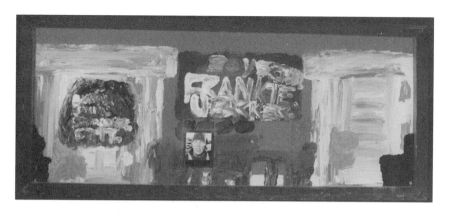

标题：照片的布置与空无一物完美地结合了（1998）

评注：它使卡通式形象的铸造变得逼真，使过时的成为必要的时代背景。真正关于艺术作品审美价值的答案并未写在专业艺术杂志里，而是深植于有着丰富精神反应的孤独症人心中——他们已在做着尽情享受人生的思考。

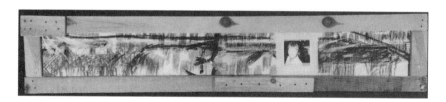

标题：极为暗淡的光芒，临时室友（大约于1992）

评注：我的尝试学习规范行为式样的幽闭时光。收容养护机构的生活也并不完全灰暗，它带来了与残疾朋友之间建立深厚友谊的个人时期。

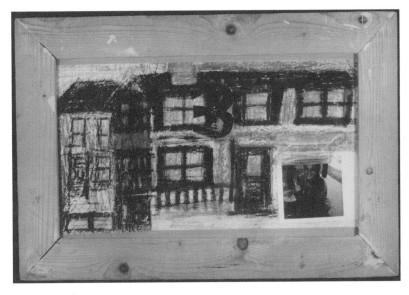

标题：慧眼朋友弗里西亚在搜集我那些单调乏味千篇一律的演讲（大约于 1993）

评注：拉里对英语多多少少的误用乱用将朋友置于非凡卓越的翻译角色。

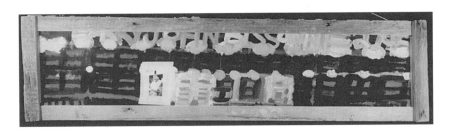

标题：缺乏光抑制，艺术家的幻想涌现出来（1996）

评注：跃入创造的溪流，使艺术家准备好，将技巧与激情相结合，还要融入对顺应美丽新世界的激动人心的展望。对艺术家的能力如此开明的信念是必需的，它所带来的一束光明也同样照耀在一国首脑的身上。

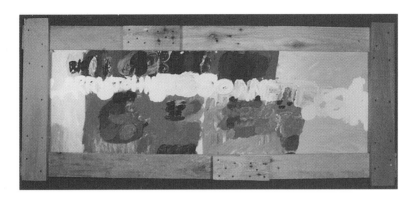

标题：画作真的会被我的签名搞得一塌糊涂，于是艺术和字母学会了同居（1997）

评注：只要拉里选的颜色搭配，有力的印章还是能善待绘制的图像的。拉里喜欢粉色和紫色，因为压力大的画家会去使用色调淡雅的笔触。

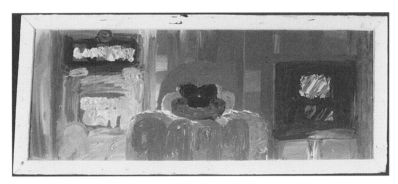

标题：许多艺术很像现代人，不太注重道德的问题，而赞扬我讲述的故事像北方天空中闪耀的靓丽色彩也是如此（1997）

评注：如今有可能，在现实中忽略那些该做的，只随着叮当响的银子的节奏作画，以对俗不可耐的漂亮公众人物的形象的热望来交换。另外，去华丽的餐馆吃饭对一个饥饿的艺术家来说无非就是些开胃的好处。拉里拥有吃麦当劳的记录，所以伙食费也就像是用来去满足一个已经填饱了的肚子。

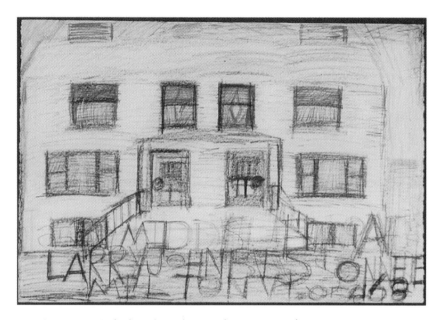

标题：如果墙壁刷成教皇红，窗子再以具有强烈市场风格、令人百看不厌的窗帘装饰起来，这栋大量添加了无数空无一人的窗户的房子就会看上去没那么宏伟庄严了（2000）

评注：拉里的存在要促进对多姿多彩模式的热望，相信魅力在烟囱林立的环境中也有可能存在。被送进封闭机构里的人对过去的生活纳入了新观点。对此生活一无所知的人无从去获得它。我的艺术风格能让我表达一个孤独而又聪明的老佛蒙特人的个人观点真是意义重大。

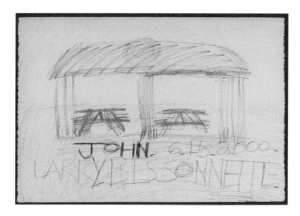

标题：设在公园里的野餐避风亭是为个人享受夏日时光的家庭生活而建，它们虽千篇一律，但方便实用令人满意，跟拉里的个人绘画风格也很协调（2000）

评注：梦想着美味的烧烤，还有和从辛苦工作中解放出来的家人欢聚，夏日里去野餐的闲暇时光那缓慢的方式，总能让拉里感到身心放松。

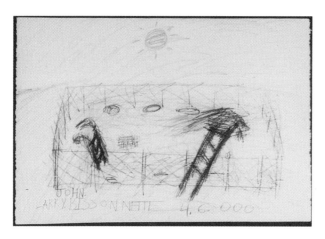

标题：内陆上的游泳池，面色苍白的佛蒙特人，铺开的沙滩毯倒是保证了佛罗里达人的体验（2000）

评注：拉里苍白的肤色要将它现在的红里透黑基本归功于野营时游泳池边上的闲坐，在外旅行你最好在那块薄薄的气垫子上睡觉。

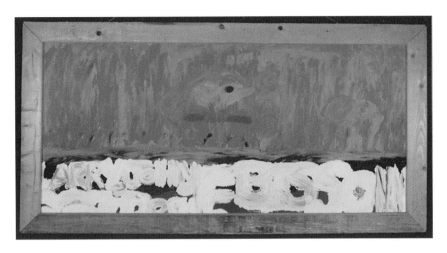

标题：鸟儿会违反航空外观的着装规范，但当它能自由飞翔不受人类拘束时，天空都会为之闪耀鲜艳而奇异的荧光色彩（1998）

评注：创作艺术像是在制作提线木偶。因为在创作可理解的形象时，大量的灵感火花会被人们像控制挂在线上的小木棍一样用固定模式限制住。不允许残疾人有自己的通过完全自由的表达来激发艺术灵感的模式，就像是通过审查制度来限制创作力。

像拉里这样的艺术家急切地要将艺术实践活动变成重大的宣言；占领公众意识的世界；为无语言能力的人呼唤正义；宁愿费尽气力去争取使用斑驳的语言的真正自由，也不要在有着漂亮而肤浅人物的杂志里昂贵的传播；摧毁对残疾的成见；用无拘无束的非主流观点武装起来，浸润在孤独症人的强迫性传统中，要让人们对因此而产生的巨大能量哑口无言。

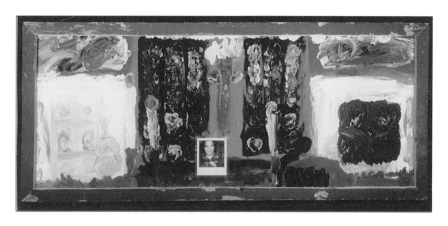

标题：拉里后来的模样，更喜欢一头扎进天主教会的日常活动里，像个圣徒。要是真能表现出圣徒一样的可接受的行为，那将是个了不起的奇迹（1999）

评注：声称自己是个圣徒，就得控制住拉里冲动性的会重创人际关系的行为。要是作为真正的正常人，专心致志于传教的事务，那可以做得很好，但如果一个人的行为举止像我这样就不行了——用鼻子碰触电线杆，说话方式走极端，要么嘟嘟囔囔，要么大喊大叫的。

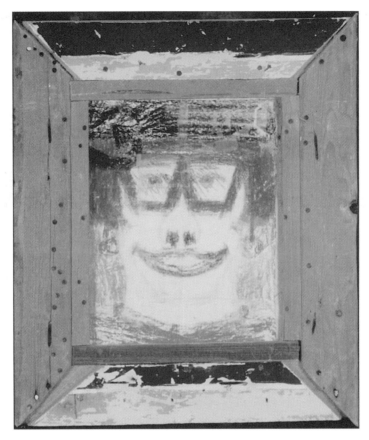

标题：特蕾莎姑妈，在她眼中的一圈圈圆环熠熠生辉（大约于 1988）

评注：回顾早期所得到的一些经验教训，了解我与人沟通时的挣扎，以及他们决意让我学习如何娴熟利索地吃饭、如何清楚地说话，真的是我获得现在有案可查的这些技能的最重要的因素。我当真已经过了在语言这个游泳池的浅水区学游泳的阶段了，但像特蕾莎姑妈这样的一些人从来都会对我说"能够做到"这样的话，这样的雪橇带动着我去追逐卓越而不再自甘平庸。

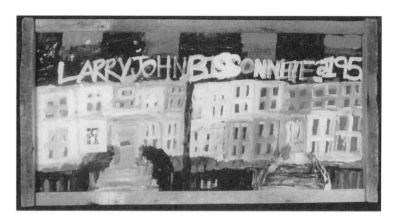

标题：艺术横亘历史的本性从拆迁人员手中挽救回了这所大厦
（1996）

评注：我的对于生活道德家式的且博学的看法并不是被现实的表面现象所激发，而是来自丰富的情感和知觉所带来的直觉。

每当手指在一块块湿润而又极富延展性的颜料中游走时，富于激情的绘画创作便开始了。

参考文献

Bissonnette, L. (n.d.) *Constructions and personal insights*. West Glover, VT: G.R.A.C.E. (RFD Box 49, West Glover, VT 05875).

—— (2002a). Things that matter. Paper presented at the 2002 Autism National Committee Conference, Nashua, New Hampshire.

—— (2002b). Letters ordered through typing produce the story of an artist stranded on the island of autism. Paper presented at the Narrating dis/Ability Conference, Syracuse University, Syracuse, New York.

Lippard, L. R. (1998). *States of grace*. Hardwick, VT: G.R.A.C.E. (P.O. Box 960, Hardwick, VT 05843).

Sellen, B. (with Johanson, C. J.) (2000). *Outsider, self taught, and folk art annotated bibliography*. Jefferson, NC: McFarland.

第六章

第一部分　阿尔贝托·弗鲁戈内简介

阿尔贝托·弗鲁戈内生于 1978 年 11 月 25 日。四岁时，他随母亲从意大利北部搬到了罗马。他在两岁半的时候被诊断患有"婴儿期孤独症"，当时他们还住在米兰。即便已到了 20 世纪 80 年代早期，在意大利这样的情况也并不罕见：被贴上孤独症标签的儿童会被送去接受精神治疗，因为那时在意大利，人们普遍认为孤独症是一种精神障碍。阿尔贝托说，这段时间的治疗是"极其浪费时间的"。在罗马，他得到的另一个诊断是"精神性运动发育迟缓（psychomotor retardation）和孤独症"。在意大利，任何残疾儿童都享有和非残疾儿童一起在普通学校普通班上学的权利。因此，阿尔贝托的母亲能够把他送进一所全纳式的幼儿园，他在那里待到三岁。之后她把他转入一家特殊学校，在那里，他感到被容纳却得不到教育。

　　我就像是教室里的一件家具，他们整天让我做那些毫无意义的手工操作。我是遥不可及的，没人知道该拿我怎么办。我很安静，我知道该怎么表现得规规矩矩的。我是个干净的孩子，能自己吃饭。所有这些我都是在家学的。很显然，特殊学校并没有给受过基本生活训练的孤独症孩子开设的特别课程。（私人谈话）

在他九岁时，阿尔贝托和他母亲搬回到意大利北部的左阿格里

（Zoagli）。他进入了另一所特殊学校。

我第一次知道阿尔贝托是在 1992 年的春天。他母亲写信给我，表明她有意寻找一种能让阿尔贝托交流的方法。就从那时起，他开始通过打字来交流。五年后他能够独立打字了。几乎就在他开始能打出句子的时候，阿尔贝托请求他母亲让他从特殊学校退学，在家帮他准备五年级考试。她答应了他的请求，他也很快通过了考试。尽管他那时已经十四岁了，他还是进入了初中去上学。他的同学都比他小，而他也一直在设法弥补以往缺失的基础课程教育。之后他进入一所程度相当于高中的学校，并完成了在那里的学业。

本章是阿尔贝托用意大利文写成的，我请人将它翻译成了英文。文章里有几处地方，我不太清楚阿尔贝托的意思，就写信去请他再解释清楚。阿尔贝托的母亲叫帕特里齐亚·卡代（Patrizia Cadei），她的英文和她的意大利文一样好，所以能帮他当场翻译我提出的那些问题。阿尔贝托写好对问题的答复后，仍由她翻译成英文。之后，我前往意大利对阿尔贝托进行了面对面的采访，完成了对他所写内容的澄清和确认。

第二部分　阿尔贝托生命中值得回味的片段：童年、少年及青年时代

阿尔贝托·弗鲁戈内

我是一个在感觉失真中挣扎的孩子，为光线的魔幻而着迷。它使现实的场景变形，看起来像是专为我而存在的，供我探究赏玩。你可以说光线在各种形状间开启了生动的缝隙；我要说光与暗的变幻是个魔术。我情绪平静，因为从物体表面反射回来的悦目光线正是我所渴望的刺激，带给我的感觉只有从母亲一贯毫无保留的细致关爱中才能

体会到。我总是痴迷于这种宁静，离开它孩子的内心就无法成长。我拉着妈妈的手，心想，贝特尔海姆没找到他想要的那种母亲得有多遗憾[1]。

很不幸，我甚至不能以喃喃之声来回应身边的人们。我费力地试图模仿声音，但失败了。我记得，事后再次出现在脑海中的那些脸孔令我感到特别混乱。我缺乏自然的预设前提，人们是靠这种前提来鉴别不同面部表情的。

当我走出家门，来到外部世界，我感到非常恐惧，以致不敢四下张望，不能判断我所见到的东西。家门以外的那个世界，有着它的三段论法则，不允许我在脑子里一再重放我看到过的影像。路线总是在变换，而在家里是没有这个问题的，因为我已记住了东西摆放的位置。在家里我能平静地思索，各种影像都能联系在一起，我有更多的参照物。

两三岁的时候，我在每件事上都有很强的依赖性，但我确实有感觉，能感受到周围发生了什么事情，也有自己的想法。

我阅读，但完全不解其意。事实上我是在看那些写作规则，觉得很好玩。我喜欢阅读，并且总是一口气从一页翻到另一页，把那些词语当作视觉情感来体会。不论我读了、记住了什么文字内容，我用视觉感受来处理简单的字词的形状，并且将辅音——当然那时候我还不知道它们就是辅音——比如 C 或者 S，从右到左排列成一组一组的，以此获得的对称，给我带来视觉的快感。我观察这些字词，画出它们的形状。比如在意大利文里"letta"是一个双音节字，它的起伏升降对我来说就是一块墨渍里的图案。每个普通的形状都令我着迷。比如，我喜欢比较字形相近的两个字，就像"aerieo"和"aria"。要知道，那

---

① 原注：在这里，弗鲁戈内是指贝特尔海姆的"冰箱妈妈"理论，即，情感冷淡的母亲对自己孩子的孤独症负有责任。贝特尔海姆的理论发表在《空洞城堡》（*The Empty Fortress*）一书中（Bettelheim, 1972）。

时候我还不知道这些字的意思，我只是摆弄它们的形状。这是我以前经常做的事，但现在不再做了。

在妈妈给我念童话书的时候——那时候我六七岁吧——书里有文字也有图画。我经常在给我阅读的段落中发现严格的规则，找出相似处，但最重要的是，自己教自己，激活我的逻辑，用它来练习做对比。

一、对儿童孤独症教师们的建议

如果在内心里重新回忆关于幼儿园的问题［阿尔贝托在幼儿园待到六岁］，我也能提出一些实用的建议，有些方法是本可以让我在那时进行各种游戏的，但从外部表现来看，我却像个懒虫。我无法用正确的动作做一件事，比如把积木放进盒子里。如果我是教师，我将非常耐心地对待一个孤独症儿童，循序渐进地教他读适龄读物，既读出每一个字，又指给他看相应的图画。如果这样做形成习惯，孩子将能够用书面文字来造句，而且能够认识到，尽管他不能说话，但能够阅读。

我的老师们只是要求我填色。其实，他们应该让我多做些实践活动，比如给出、拿取或者寻找东西。我是很乐于学习的。

二、学习实践

我在做动作之前必须在脑子里过一遍图像。过一遍图像等于将它们在脑子里视觉再现。对我有效的是观察他人如何做一个动作，然后我在他人的辅助下尝试去做一遍。获得实际经验对我是很必要的。试做一个动作，尽管姿势很困难，我还是能从中获得有效的练习，但那必须是在现实生活真实的场景里，而不是在人为制造出来的场合。

甚至今天，我做动作还是有困难。情形可能会是这样：妈妈在开车，我在车里，坐她旁边。天很热，我们需要把车窗打开。从技术上说，我知道怎么开窗：在车门内侧有一个按钮可以升降车窗。我还能描述动作：我必须用我的手指去按那个按钮。但是在我试图把完成整个动作过程所需要的一系列程序整合在一起时，我却越来越犹豫。我在脑子里重温了所有必要的步骤，但第一步就是没有出现。我卡在那里了。要帮助孤独症儿童，既需要在口头上告诉他步骤，也要在行动上加以辅助，看不到他挣扎着想让自己去做吗？当然妈妈并不知道我要干什么。她怎么会知道呢，她又不能看透我的思想！我不能行动，最终能做的就只有刻板动作，把令人安心的拇指放进自己嘴里，或者在自己眼前快速弹动着那四个手指。

三、对应听到的话语和文字内容，理解书面字体的含义

如果有声音一门心思地想要把我整晕，我的耳朵听到时就会保持它的弹性。我只得微笑着玩我自己发明的把戏，不停地摆弄着想象出来的图像，这是一种自我内心里的学习①。我在歌声到达我耳朵几秒钟后才听到它们。我还不得不应付节奏问题。而节奏、声音，还有噪音都是非常规的，必须"清理"它们。我不会去直接倾听词语，连尝试一下的可能性都不会有，我不得不这样——它们实在令人感到困惑。但我会听见并且记住这些词语，以便在回顾的时候清理它们。

我是沉默无声的，但我满脑子真实的内在话语，有我记住别人说的，甚至有对话和简短的讨论，都是从电视节目里学来的。我那时就像现在一样依赖于此种帮助，我可以排除其他声音，慢慢地把注意力集中到对听觉内容的选择上去。我选择性地屏蔽掉听觉，也能抑制脑子里记住的那些语言。我很会把听到的东西倾泻到脑子外面去，也很会从这一阶段跳到下一个阶段，忘掉曾记住的任何话语，在我脑子里，

---

① 原注：在阿尔贝托小的时候，医生认为他是耳聋，所以给他配备了助听装置，他有时候会戴着。问他，戴着这装置如何忍受，阿尔贝托说："我就让自己忽略它们。"

这些技巧很容易保持平衡。

听到悄悄出现的陌生词汇［比如，别人说的，或歌里唱的］我就试着用以前听到过的词汇来解译。我记得"偶像"这个词萦绕着我，在我摆弄它的时候浮现着。也许我是在嘲笑那单调的节奏，每当我无声地重复这个词，它就单调地唱：偶像——偶像——偶像。孤独症人确实是有缺陷：必须无声地"体会"一个词的意思，这真是个奇怪现象。我算是还没被什么人当成这种现象吧，因为没人知道作为孤独症的我，在那时的经历和感受——疯狂的脑子里充满幻想，也充满思想。那么最后，我给偶像这个词赋予了一个什么含义呢？麦当娜。

现在，几乎是自然而然地，我先判断整个句子的意思，再试着推断新词汇的意思。我还研究这个词的词根与我理解的句子意思之间的关系。比如这句话："劳工主义颠覆（subverts）了某些价值，并且对工人说谎。"我认为"说谎"与"颠覆"相关，于是我觉得这句话是贬义的。"颠覆"一词的前缀"sub"，表示拿走了什么；而"vert"（在意大利语里是"vertere"，意思是"置入秩序"）一定包含一个褒义的词义，却被"sub"给削弱或抵消了。

我曾经，包括现在都能有效地利用同理心来学习。我将同理心定义为一种思想上的自我平衡反应。现实世界的节奏太快了，尤其对我而言。处理信息意味着要理智而迅速地解决它。但是，我不得不在自己和他人的各种想法与事实中间进行选择，嵌入关联，而且还不能焦虑。不是因为环绕着我的现实行进步伐太快，也不是因为我处理得太过迅速，只是，让我在现实世界中理解自己的处境就是很困难，因为焦虑会突然出现，挡住去路。现在我学会了如何处理，但最让我焦虑的是如何自发地去做事情。比如说，我要向某人要某样东西，心里也记下了各种事实，但很多时候我不得不打消念头，因为时间限制使我的大脑停止了运转。这不是我组织思维有问题，而是因为通常问题问得都要快，而且要求答案给得也要快，这使我失去了机会。有时候我觉得真沮丧。

童年时我生活中的基本要素就是心理上各种非常局限的想法。我经常由于扭曲的感觉而对事物或问题做出荒谬的反应。比如，我拉住妈妈的手。现在，妈妈会放开我的手，开始扔给我一个球。我可能想这是个好主意，是一个好的练习机会，但事后却证明糟糕得很。因为不想触摸任何东西，我在思索着要用手去接球时就会变得木然。另外，由于不能迅速行动，我的唯一反应就是做刻板动作。我知道这游离于现实，在静默着努力试图做出那些姿势（即，动作）时突然没有了安全感。那时，我从周围现实中被割裂开来，理解日常生活中的实际要素对我来说非常困难。

我觉得我没有基本的生活经验。我生活在自己情绪情感的迷宫里，并且时常因此而焦虑得发抖。但我喜欢身体与灵魂相结合的压迫感，非常美好。我想：如果我不教我的身体，不去训练它的表达能力，那么情况就会很严重，因为如果仅有我的思想，它就显得极其专横，极为有限。但我能感觉到体内的那架"机器"。我"观察"我的想法（别人却能付诸实现），它们被撕扯开，直到无迹可寻。我称之为"我的能量"的是我的希望，希望获得实际的行动，这行动却无须通过身体的核准就能实现。①

四、动作行为与意图之间的配合困难

如何完成一个有意图的动作？这是个价值五万美元的问题。比如，有时候我想在街上跟着妈妈，跟着她的脚步走。可然后，一旦出去了，我却发现周围样样事都看上去那么不确定。透过我自己的刻板动作去看妈妈，我完全不理解是什么逻辑能让她就那么走起来。对我而言，

___

① 原注：在这里，阿尔贝托是指他早年的信念：他自己具有特异功能，可以通过意念导致行为的发生。对此，他在后面"幻想的私人世界"一节里做了进一步的探讨。

在确实做出一个举动之前不能理解它的行动步骤意味着什么，我需要被人拉着手引领着去做。至于说事先演示给我看我就应该能照着去做，但实际上，只通过看我也不能重复地做那些动作。我可以在脑子里做出动作画面，但我不能身体力行把它们付诸实践。我不能把在自己脑子里看到的行为动作展示出来，其结果就是最后我什么动作都不做了，也不再运用我的逻辑，就是不想去感受那种让人难以接受的彻底的沉寂。从一个动作的一开始，我就能意识到我根本没能力行使运动计划，连门儿都摸不着，结果往往就是陷入让人难以接受的运动"沉寂"。

另外一些时候，我行事犹豫是因为不知道行动的目的是什么。像我这么笨拙，要是动作最后做得根本不对，我就怕被人认为是个笨蛋。这种感觉完全维系于他人，就算是做游戏我也一味害怕［怕被人认为是笨蛋］。它带来很糟糕的效果。现在，可以说我还有同样的恐惧——如果我在打字交流的时候感到局促不安，或者如果我觉得别人对我不太能容忍，会错把我当成笨蛋的时候。

要是从事某些行动时知道了目的，我就能够很理性地理解我的需求，比如要求只吃打碎的食物，要求每天晚上必须洗个澡，或者坚持要求必须由我来决定什么时候上床睡觉。但是，由于不能协调感知觉、刺激和脑中的图像，除此之外的活动，我煞费苦心地应付起来也会毫无章法——它们简直就是日常生活中沉重的大山。这样的时刻不计其数：出门的时候，穿衣的时候，赶时间的时候，需要穿鞋出去散步的时候，天气炎热应该脱掉外套的时候，等等。比如，我只专注于某人的某一部分，或某把特殊的弯椅子，而不是直的那把。同样，有条不紊地从一种感觉转换到另一种感觉对我来说也是困难的。

现在怎么样了呢？

由于现在我能够利用有规则、有秩序的关系，以及更强的判断能力来修改调节我投射在脑中的一系列影像，我就可以把所知道的事实、我的非逻辑的感觉过程，以及费力运行着的大脑机制整合到一起。我还记得在站都站不稳的幼年时代，那时候我知道我不必害怕，看着妈妈，我抛弃了摔倒在地的念头，因为我突然感觉自己很强壮。找到勇气，自己在四周蹒跚着走走令我异常欣喜，学会爬楼梯也是，做出独立的决定也是。

现在［作为一个青年］，我在脑中用电影，也就是预先排好次序的投影图片，来决定未来当真要实施的动作——有时不得不那么做。现在我能够接受对我预先想象安排好的电影影像的修改，这是所处现实情境的需要。但是，比如说这次准备去科莫旅行，就没有必要预先设想情节，在脑子里过电影，我现在必须是感到有特殊必要性时才会设想电影。设想电影并不总是必需的，因为现在我能更好地适应情况。现在，需要我在脑中设想电影的情形一定是令我感到焦虑的场合，比如，如果我知道我要去见某位"特别的"女孩。

我根据经验来处理在学校里的日常生活，自我分割出那个开始时不听话的、不肯老实坐在座位上专心听讲的家伙。我在很乱的环境里，比如嘈杂的课堂上，很守纪律。但我是慢慢学会随时调整自己的，我也提高了注意力持续时间，现在我敢说我在学校里表现得非常好。

但是，有机会和其他同学说话吗？天呐！我真希望能帮帮同学们，特别是那些女生，但说真的，绝对没时间这样做：我们从一节课直接跳到下一节课，如果我课间休息时说说话，那就连喝口水的时间都没有了。通常我不对同学们发表评论，现在让我评论一下吧：他们中的一小部分是"聒噪的青蛙"，但还有些人真是很出色。

五、关于词语与说话

我已经是一个青年，突然一下就成长起来，从那个虚幻的世界跳将出来。我胆怯地做了个决定，告诉自己"现在我要证明我会说话"！这仿佛是在警告自己，我还不能说话。我的行为经常认可我的内在逻辑，而且会动辄为此而受到妈妈的奖励或者惩罚。我生活在叽喳说话的人群当中，但从过去到现在我自己都是完全静默无声的。然而，经常有可能发生的一件事是，我能在瞬间搞明白发生了什么事。比如，童年时候我和其他孩子在院子里，他们想跑步玩。我知道他们跑步是不想带我的。我是凭直觉知道的，不需要他们说什么话。

我不能像其他人那样学习词汇，但是我能在脑子里模仿其他人，一开始先想出一个词，然后在脑子里进行修改，以得到听上去正常的发音。我知道首先有必要按正确的逻辑去听，因此，我学会了重视新的阅读方法，就是沿着内心的两条路线走：一个是内心里出现的这个词的发音，另一个是连接两个阶段的通道，即先在自己内心听到它，然后一旦读到和听到它之后就在内心里保留住它。我不得不把这几种感觉都分隔开：对词汇声音的感觉，对词汇意思的感觉，以及对先要抓住词汇在我内心出现的声音然后再去应用这一过程的感觉。处理方法是，把视觉常规和一直保存着的必需的听觉活动放在一起，将它们并置。但我因此最终陷入一个可怕的情形。这诡计有些作用，而我却变得不稳定，一遍遍对自己重复着那个愚蠢的想法，要在十三岁时学会说话。付出巨大而结果悲惨，我还是不能用自己的声音说话。真沮丧。

因为听觉刺激对我有效，使我能够理解，尽管它们的变化过程有时是不规则的，我决定进行自我训练。我请妈妈先把周围环境里的一些声音录下来，包括鸟叫声、流水声、钟声、路过的汽车声、关门声，等，之后我听录音，并在打字机上打出那是什么声音。能够识别出这些声音后，下一步就必然要结束用间接的方法来理解说话声音里的含义，没有这样的必要了。这之后处理的说话声略显单调，摈除了情感和自然特性。

我渴望"立体声"［这里是指思想与说话］；我渴望写，但我也渴望说。我有个不可能实现的梦想：用自己的声音来说话。我深信，如果我那时能调整好处理词汇和声音的方式，我本来是能发出声音来的。

我请妈妈给我找来意大利语法书和有声磁带。我想通过耳机听录音带上的课程，但是很快就明白了我无法理解那些声音在说什么，我还得找别的调整方法。在听这些陌生的声音之前先阅读文字内容是很必要的。这样，再听录音里的词汇和语句时，破解它们的意思就容易多了。我要求先读再听。新的艰巨任务是，将读到的详尽段落内容［视觉感知］和听到的录音里的相同段落内容［听觉感知］并置在一起。现在这仍是我用于学习的方法：我先读课文，再请人大声朗读或录下音来给我听。慢慢地，随着时间和练习，我现在多数时候能够集中注意力去听我的一位老师讲课，而不需要事先阅读文字内容了。这样做很累，因为我不得不依赖单一通道来理解，还要非常努力地小心不要错失了什么意思。但我可以在听的同时就能理解了，所以我认为我发明的这种练习对我绝对是有效的。没有这样的练习我就不可能完成直接听的过程，而只能一直落在后面。通过练习我成功跨越了"单感官"的处理模式［即，一次只能用一个感官通道］。

六、幻想的私人世界

妈妈会问我一些吹毛求疵的问题来对付我的幻想。在我呼唤魔力时，我已经储备了很多奇异的词汇。为什么施魔法是必要的？你可以想见你要把持自己的本性（也就是，掌握一种控制的办法）。我不否认这个，我想在人群底下点把火，我想展示魔力。我脑子里充满奇思怪想：我确实相信在我身体内有一个属于我私人的世界，闪耀着超自然的能量，我要把它带到现实世界里来，以展示它的不凡。我甚至要求做些什么来证明它。比如，在我大概十三岁的时候，我要求妈妈把一些书放到地上，上面再盖一块毯子。她问我要干吗，我说我要用意念把它们升起来。妈妈是现实世界真正的连接者：她允许我做我那些灾难性的实验，之后再一一戳穿我的超现实行为，让我明白它们只是些赤裸裸的幻想，并不可取。她照我的要求做了。什么也没发生，她也不说什么。她连续好几天都顺从了我的要求，直到我放弃。

我错误地认为我是不受客观世界约束的。我骗自己说，我发现客观世界是永恒、随意而又混乱的。在自己的幻想中感到心安，我没有认识到混乱的真实情况：一个潜藏着的潘多拉盒子，千方百计地，我猜，要向你证实你是人类的一部分。在某种程度上我知道我能理解，但我那不把思维放在具体事实上的游戏是不利于我去理解的。我总是对事实给出相反的评价，那种超现实的评价。

唤起我的身体去做相应的动作对我来说极为困难，这也体现在我对观察和记录到的现实数据进行处理的脑力活动中。如果你只能观察、思索而无法行动，你就失去了很多有用的信息，这些信息很多时候很含蓄并不十分明确。天呐！到处都是陷阱！比如，如果父母决定打磨起居室的那扇木头门，他们是想让它好看一点儿。我可不这么想，我以为他们这么做是为了让我穿过的时候不会碰伤自己。

我非常想写下我的个人历程，我的种种体验，但每件事都被我那万能的幻想所颠覆。那幻想左右我的生活，使其超自然。比如，当有必要致力于对做什么动作进行推断时——说是推断，因为我会机械地陷入刻板的习惯和动作——我就不觉得受限制，因为我想象着是在经历一个永恒的存在，在传达着意念独有而奇异的力量。我来到这个地球上是要过一种超常的生活，这生活被意念的无穷力量所支配。

我当然是那种任由想象恣意驰骋的人。在学会——通过交流——表达思想以后，我还是觉得如果能逃离现实，我会感觉更安全些。我试图找到能使我从客观现实中逃离开的蛛丝马迹。我十三岁了。我的生活远离现实世界。我发现做精神人而非物质人这想法很不错。只是经过长时间与妈妈平静地讨论辨析道理之后，我才最终同意幻想并不总是与现实相对应的。

我曾经在自己的幻想中进行非真实的交流。我试图以健全的人格去学习引导性的思路。当独自冥想我存在的方式时，我记起我感受到的那些感觉令人厌倦。我感觉不到我与眼前的这些人有任何关联：我觉得这很不对劲。但是如果涉及我妈妈，与她合作，我可以考察自己从前没有过的某些行为的动机。这是个新奇良好的感觉，我渴望妈妈那生机勃勃的力量。

我绝对生活在抑制我的头脑向逻辑方向发展的情形中。因为我生活在非理智的世界，告诉我真实的目的是非常必要的，这使我得以平衡。

母亲可以给迟钝的儿子提供逻辑，她们会做这样的事。这有赖于她对所提供内容的用心选择。她，我的妈妈，就是这样做的。她提供了大量的练习，通过练习我试着在学会描述步骤的次序后执行一个动作。

经过几小时积极的交流，经过对事实的探究，经过从幻想中分拣出现实，接触现实，认可感受切实存在的现实的需要，摈弃号称为现实的现实——我极爱沉溺于其中的我的幻想，要求自己原谅自己的先天不足，排除掉沮丧，经过所有这一切，我最终将我的思想置于有效的智力活动的影响力之中。

让我们来看看那促使我以社会化为目标而努力进取的想法吧：我第一次得到了有意识地面对自己社会化问题的机会。我能够理智地看待现实。没人敢打赌说我能成为我内心向往的社会化的人。解决了那么多的因果关系——这是在开始交流之前我所缺乏的能力——慢慢地使我和实用的记忆产生联系，使我更倾向于与行事动机之间更合理的连接，或想着要去做还不能做出的事。通过剖析自己在执行力上的无能，我最终客观地理解了我自己。

对事实完整详尽的阐述可以通过客观的比较来完成，否则现实就会变形。一点一点地，我那全能的幻想从四周消失了，让位给了更加现实的想法。

我的"有效智力活动"现在能够对抗每日的现实生活了。不能交流，意味着你不能问问题，当然你所有的问题也就永远得不到答案。但是通过交流，我多少恢复了些信心，我能够致力于自己的智力生活，并为我的现实生活树立起一块墓碑，那现实是我现在能理解的，但它却不属于我生命的一部分。

七、总结

我极想给出一个我个人迅速湮灭的证言，以迫使他人尽早远离疯狂的幻想，选择真正的人性维度中严肃的现实，但是我更愿意说说日常生活中每一天的进步，在这样的生活中我们日复一日地与人相伴，与人相交。

把这份功劳让给我吧，妈妈！我不仅改善了我们的生活，我还把你处理现实的有力武器转化为值得推荐的行为，使你日后可以用来教给其他的孤独症孩子。

在与他人交往的过程中，我学会了如何实现我的现实记忆功能，我学会了与事实的真实连接，懂得了如何快速使现实事件转化为内在的东西，降低由于理解错误所引起的压力。我学会了不再跟自己较劲。我有局限性，其他人也有。交流使我摆脱了将人性维度挤压进虚空沉寂的那种痛苦。

我从跟同学们的真实联结中知道了生活应该是什么样的，有很多实例。现在，当我克服了巨大的焦虑后，我的朋友们会亲切地鼓励我，我也想要回报他们的友情。必须说，过去遇到这种情况时我都是回绝的：这是我第一次感到完完全全地被接受了。我成功地跟他们学到了什么是对愉悦正当合理的需求。受到他们的自发性的鼓舞，在强烈的情绪发作之后，我学会了激发自己对友谊、希望、梦想、规划以及反思的渴望。时至今日我已不太需要调整自己，我不再对自己残疾所带来的障碍感到要发疯。我采用客观的、带有调整意味的态度来对待熟悉的抑郁状态。我的意思是说，当我能面对同伴时我就可以和抑郁做斗争了，并且我抑制住了自己头脑里的空虚感。事实上，在自己怪异而孤独的形象里，我的确对自己的局限性知道得更清楚。如今我能对付自己的感觉失真，不允许刺激任意发挥，但能决定它们的频度，平衡它们的强度，利用并保护开放的通道，用记忆来弥补双通道在同时使用过程中体现出的糟糕功效。双通道是指视觉和听觉。比如，我坐在电视机前，我听到词汇并能解读其含义，但我不同时运用视觉，否则我的注意力就要消失。这种方法能够满足我看教育节目的愿望。但是必然地，以这种方法运作，我不得不做出决定，放弃即时浮现的情感体验，让它们在之后再产生。

我想说一下，我必须要激活一些刺激，以更好地提高我的视觉和听觉质量。我学会了在听课之前先在脑子里对文字内容进行扫描式阅读：这样我就能知道教授要讲解的主要议题是什么。我授予了自己从记在脑海中的篇章内容里获取信息的特权，这要通过提取逻辑关系，通过协调运用自己的能力去处理路径词汇，这些词汇从以前记住的阅读中抽取出来，会导致对特定路线的选择。对此解释起来比较困难，但设想一下，教授要让我谈谈"论证或推论"，我也许会脑中空空地呆想几个钟头。相反，如果我在脑子里发动这两个词汇，突然，一篇记忆中的文章，或文章的一部分，就出现了。我也能在写作的时候这样操作。

再回到我的记忆，曾在过去令人感到悲哀的情形，现在看来已与之泾渭分明。有段时间，我感到无所不能，这意味着我只按自己的存在方式运行。我为此失去了好多年宝贵的时间，这时间其实可以被安排用来做更多的现实体验。我失去的这些时间在一个人的生命中是至关重要的。我离完全使用正确的交流方式还差得很远。我在不明所以的情况下前行。我想通过对内心精神要素的反思，用学习到的很多答案中涌现出的价值，来激发自己。

回顾所有这些事实令我悲哀。要警惕医学领域有可能制造的可怕错误，那简直是犯罪。而最宝贵的是，如今，在我决定要生活在赐予我的良机中，并试着以此来衡量自己时，我已可以表达出自己的想法和话语，这是昨天所没有的。

参考文献

Bettelheim, B.（1972）. *The empty fortress: Infantile autism and the birth of the self.* New York: Free Press.

第七章

第一部分　理查德·阿特菲尔德简介

我在第一章介绍过理查德·阿特菲尔德，这里再简单说一下。理查德这一章是围绕着他的生活事件组成的，并包括了对人权和全纳式教育的强烈关注。有些主题是我基于我们的谈话提出的，有些是他自己提出的。

理查德十九岁离开特殊学校，进入大学预科的英国文学与艺术史专业高级班学习。1997 年他参加了由地方报纸《公报》（*Gazette*）[①] 和《盲人有声报纸》（*Talking Newspaper for the Blind*）赞助的大学生写作比赛，并赢得新闻类与综合类大奖。在获奖文章里，他描述了在无法通过口语进行交流的情况下成长起来的情形。他这样回忆幼儿园时的一个情景："我记得有一天，一个小女孩叫着我的名字来和我说话，我却连她想要和我握握手这样的动作都不能回应[②]……孤独症[③] 完全控制住了这个孩子，使他变成了自己身体的囚徒。"（"Cring Inside"，*Gazette*, Thursday, June 26, 1997, p. 3）别人无法了解"不能加入谈话时的沮丧，但我猜大多数人都认为我弱智，没什么重要的想法或感受"

[①] 原注：理查德于 2000 年再次获得了新闻综合奖。参见 "Talent Shines"，*Gazette*, Thursday, June 29, 2000, p. 4，并参见 www.thisisessex.co.uk。

[②] 原注：理查德后来告诉我，这里提到的那个女孩成为了他的朋友。她和他一起玩，还会在他洗手之后帮他把手擦干。

[③] 原注：理查德还同时被诊断为患有脑瘫。

（p. 3）。他的早期学校教育是不断重复的："老是一加一等于二，是很烦人的……尽管我想方设法向他们表示我知道答案，也没什么用，第二天还是一加一等于二。"（p. 3）可以融入普通大学时，他在"内心喜悦地哭泣"（p. 3）。

在获奖文章的末尾，他附上了自己的一首小诗：

我不在这间屋子里

我不在这间屋子里

我在云端飞翔

我不在这间屋子里

我在草原奔跑

我不在这间屋子里

我在高山上攀登

我不在这间屋子里

我挣脱出这个躯壳四处漫步

（©1997, Richard Attfield）

第二部分　丰富生活的色彩

理查德·阿特菲尔德

一、你记得我的名字吗？

我这辈子被贴过很多标签：肌张力低下、共济失调、脑瘫、发育迟缓、智力迟钝、孤独症、脑功能失调、学习障碍、功能落后，还有沟通能力缺失。当我还是个蹒跚学步的孩子，一个医生在见到我五分钟之后就宣布说，我"在某种程度上退化了"。他们还跟妈妈说"这不是身体上的问题"。一个月后，一位儿科顾问写道："他似乎能理解对他说的话，但只会说单词，且晦涩难懂。"他感觉我是"智力正常的孩子，但可能有些运动方面的问题"，并且在"一般行为上"表现得如此"接近正常"，以至于对我"难以评估"。三个月之后，这位儿科医师诊断说我有共济失调步态（ataxic walk），需要每两星期在医院观察室接受一次物理治疗。

在我两岁半的时候，一位本地的家庭医生将我转到伦敦的一家医院就医。我接受了许多测试，结果都正常。可是我妈妈因为没得到任何结论而感到担心，于是偷看了一眼我的医院档案，上面注有：疑似脑瘫。没人真觉得有什么必要向我父母提及此事。我开始每周两个下午上医院的护理观察室。但是在我三岁的时候，我实在感到不胜其烦。每当有人来我家，我就藏起来。在一个曾经是体育治疗师的熟人建议下，我那英勇果断的妈妈不再带我去观察室，而是把我送进了一家幼儿园，就在我们所居住的安静乡村里。他们两人都怀疑我当时接受的那种物理治疗和语言治疗对我究竟有多大帮助，并且都觉得和同伴的社会交往对我会很有好处。据我所知，我是本村教堂内这所主流幼儿园里的第一个残疾孩子。他们有一个叫作"自由游戏"的小组，我可以从中选择一些活动来参加。由于患有共济失调，我连站都站不稳；但如果我有需要，一位一对一的助手就会介入，专门帮助我。从很小的时候开始，我就知道我和别的孩子不一样。我有很好的词汇量，能说大约三百五十个字，可是我在表情达意上却非常困难。整个世界对我来说非常可怕，不过孩子们和老师们还是非常愿意接受我的。在我五岁的时候，我在幼儿园里已经可以参加一些对动作协调性要求不高，也不要求流利口语技能的活动了。

我喜爱颜料的明亮色彩。木板上钉着大画纸，我会站在那里，沾上厚厚的颜料，全神贯注地在纸上涂写大写字母，红色、蓝色、黄色，各种颜色。"A"代表苹果，"B"代表自行车，"W"是巫师。拼图游戏可以几小时几小时地迷住我。我从来没有学会怎么骑自行车或怎么接球。我在家里是一个贪婪的书虫，会在阅读上花很多时间，乐此不疲。一天，快到中午的时候，我进了幼儿园的餐厅，跑到一群妈妈们跟前，骄傲地宣布："我会阅读。"我讨厌橡皮泥的质地，害怕沙子和胶水，不过我能用剪子沿着直线剪东西。

在幼儿园如果遇到糟糕的一天，我就安静地坐在藏书角，给自己念书；搂着一个和我一样大的泰迪熊，极其渴望能像其他孩子一样流利地说话。我对很多事情都还记忆犹新：和一个咯咯笑着追我、叫着我名字的小姑娘一起爬过蓝色的巨大隧道；休息时和其他孩子，还有两个工作人员，坐在桌边吃切成一片片的苹果和香蕉，用吸管喝牛奶；苹果闻起来的味道和沾在手上的那种黏黏的感觉；一位女主管用和蔼可亲的声音问我想吃什么水果，我回答"苹果"或者"请给我香蕉"；我想上厕所时，让我站到那个绿色的门前；小脚丫匆匆忙忙在地板上走过的声音；孩子们的窃窃私语声；走廊里回荡着的笑声；颜料的气味混合着一种潮湿的香味；冬天的寒冷；夏日里，门开着，一阵凉爽的清风穿堂而过；踩在花园潮湿的草地上发出的嘎吱嘎吱声；脸上阳光的余温；树梢上风的叹息；而最愉快的是不辞辛劳地走回家去，紧紧依偎在妈妈的臂弯里。

这期间妈妈惦记着我似乎还在一个语言治疗的候补名单上，就去和卫生保健部门的人员谈话。人家告诉她我还得等六个月。根据我的状况，我排在名单的最末尾。问题程度轻的孩子有优先权，排在前面。六个月后妈妈又去询问。这次说我的名字不在名单上了，我的名字从没排到过名单的前面。我妈妈试图私下里找个语言治疗师，但也没什么结果。多年后她才知道，她接触过的一个语言治疗师曾想接收我，但权威们告诉这位治疗师我属于弱智，她根本帮不了我什么。

在我三岁生日过后，妈妈和我去见一位本地幼儿园的老师。她在一个专业中心学习过一年运动康复，答应在学校每周见我一次，指导我参加一个结构化的运动治疗项目。这个项目包括减压、平衡、躯体意象发展（body image development）、本体感受识别（proprioceptive recognition）和粗大运动协调、语言发声位置和空间方向感。经历过医院观察室的创伤之后，她平静、和蔼、耐心、鼓励的态度以及丰富的学识，给我带来了变化。我还记得我围着大厅转着圈地走啊，跑啊，老师和妈妈抓着我的手臂，把我架在空中，悠来荡去。我走在平衡木上，双臂伸向天空；像头发怒的大狗熊一样匍匐前行；跟随着音乐的节拍行进，脚跟、脚尖，脚跟、脚尖。每天妈妈在家里继续这个康复训练项目。她把厨房的长凳放倒当作平衡木，跪在地上移动我的双脚，从脚后跟到脚指头，一点一点地；她还在暖和的夏日里带我在后院草地上打滚。我现在还仿佛能听见她轻柔的声音像铃声一样在空中飘荡："脚跟、脚尖，脚跟、脚尖……"，我们走在村子里，这声音飘荡在通往银行、邮局或者商店的街道上。每个礼拜妈妈都推着我骑三轮车去学校，让我的脚踩在蹬子上飞转。

老师高兴地看到我两年里的进步，她写了一份报告给教育部，说我"是一个很紧张、易受挫折的孩子，会通过超常的意志力获得控制行动的能力，而且预估智商在平均水平以上"。为此我多爱她啊！后来有一个当地的家庭医生对我爸爸说，我的妈妈是一个天使，而且，我居然能走路真是一个奇迹。

我的五岁生日临近了，我该离开幼儿园进学校了。在一个约好的日子，一位教育心理学家来到我家。他是一个大块头，神情冷漠。一踏进我家的门，他就大无畏地宣称我是重度的智力障碍。接下去的三个钟头里，他彬彬有礼地和我爸妈辩论。我气极了，抓起屋里所有的书朝他扔。我看他也没明白我的暗示，没意识到那些都是我的书，而我能看懂那里边的每一个字。不管爸妈怎么努力，我还是因为残疾而被拒绝进入主流学校。"我们怎么教他啊？"他们都这么抱怨。可在我看来，我没有得到公平的机会。那时候没人想过问一问我，我想去哪里的学校。之后四年里，是妈妈在家教我。我的爸妈不同意把我送进专为重度智障学生而设的培智学校，而那是给我们的唯一选择。

六岁的时候，另一所医院的一名医生和一名语言治疗师给我做了诊断，认为我的行为特征是孤独症。那个医生在报告里说："通过观察他，以及他妈妈的叙述，我注意到他在某些方面确实是有能力的，并且是令人意外的高级能力……因此，我不同意将其确诊为智力障碍。"他承认我有"大量的词汇量"。但是，他注意到我妈妈在教我读和写，这令他担忧。他感觉我是一个"混沌迷惑，在解读视觉和听觉感觉信息方面都有障碍的孩子"，建议"再观察一段时间"，再看是否能就我表现出的障碍的本质做出诊断。

这位医生宣称我的语言"基本处于往外蹦单词的水平，且显得十分异常"。我爸妈觉得这个说法很奇怪，因为有时候我是能说出完整句子的。比如说，在我两岁的时候最早说出的句子是"我觉得担心"和"妈妈，我有一本书"。一天晚上坐在家里的楼梯上，我说："我想睡觉了。"妈妈还以为是我哥哥在说话。另一天我说："没事的妈妈，有我在这儿呢。"我还用胳膊搂住了她。我还清楚地记得那天，她正站在厨房水池边洗着盘子。另一个早晨我和她坐在地上玩拼图，我告诉她："我爱你。"还有一次，我对妈妈的一个朋友说："我要妈妈。"有一回我对爸爸说："我想去看爷爷奶奶。"另一天我看见爸爸在外面花园里，就说："我能看见爸爸。"大约在那之前的一个礼拜里，我一直在读一本叫《我能看见》的书。在我六岁到七岁间，妈妈请的一个语言治疗师常来我家看我。她发现我能和妈妈一起连续一个小时，或更长时间地进行读或写，能用单词闪卡造句，还能看一眼八个字母的单词就拼写出来。我的词汇量包括"名词、动词、形容词、副词、代词、连接词和介词"。她说我很"坚决果断，而且通常安静顺从"，她认为我需要"对交流问题具有特殊知识"的老师的帮助。我不记得她教过我。

她只是来进行观察。

最终，在我七岁的时候，一个孤独症和儿童残障方面的专家顾问建议说，我上沟通障碍学校或者肢体残疾学校比较合适。我还记得那天见到他的情景。我走进一间宽敞明亮的屋子，里面大概有六到八个专家正在讨论我的案例。我坐在地上，听见隔了两扇关着的门的地方有一把水壶在嘶嘶地尖叫。我冲出屋子去找那个噪声，发现是在厨房里（后来一位姨妈告诉我们说，她也是一听见水壶尖锐刺耳的声音就受不了）。那个顾问和我爸妈说话的时候，注意到我走到一个吊柜前，伸手够着了它，并打开了左边的门。他很高兴地说，我打开了柜子这一举动证明我没有智力障碍。这柜子有一个隐藏的铰链和一个触摸插销，在两门扣合在一起的情况下，必须先打开左侧的门才能打开右侧的。他在报告里写道：

> 通过理查德的操作活动以及对他的观察，他学习上的问题相当复杂，令我们所有人印象深刻……我们真的应该尝试去揭开他残疾的本质，从而更好地确定其特殊需要以及如何满足它们。在他的病案中，情形非常复杂。目前我只能说，就学校教育而言，他可以被看作一个具有基本沟通障碍的孩子……但是他的语言障碍不同于孤独症孩子，特别是他具有明显的社会交往潜力……因此，他或许能在正常相互沟通的同龄组中得到更好的帮助……如果要强调他感知上的障碍……妨碍到他理解世界的能力，那不只是在沟通上，而是组织起他所有肌体活动的能力，那么他去肢体残疾学校再合适不过了。

一年之后他写道："这个小男孩很有意思，我远没有搞清楚他的残疾的确切性质"，因而不能"有把握地贴上一个诊断标签"。两个与他一起工作的语音学和语言学专家则说我能制造些"言语输出，发出缓慢有力的低音，经常是喉音化，含混不清的"。我还玩了一个用字母积木拼字的游戏，并能口头识别这些字母。他们给的结论是，尽管"在语音上没问题，我的说话功能还离正常差得很远，不是一个正常儿童"；建议，"正常交流的同龄组会对我有所帮助"，我需要"熟练的个别语言辅导"。他们认为我是严重的语言障碍。

从我三岁开始就给我做运动治疗的那个老师表达她的担心说，因为孤独症特征的诊断，我会被送去参加错误的语言提高班。关于我是不是具有"孤独症特征"的巨大分歧继而在医生们之间产生。一个每两周给我做两小时运动方面的教育干预的医生大发脾气，说我的问题是身体上的。他愤怒之极，对我可怜的妈妈咆哮说我不是孤独症。另一个医生说我有"极为有趣的发育问题"。

基于这些信息，我妈妈打听到了一个离我家不远的语言发展专门机构，它坐落在一所普通学校的一层，她想把我送到那去。但她得知需要在候补名单上排队，还需要得到教育部的推荐。那时负责处理我这个个案的教育心理学家不想对此事发表意见，说她不清楚我的问题所在。两年后我爸妈还在等他们给我做特殊教育评估，而且除了重度智力障碍（Severe Learning Difficulty, SLD）学校，再没有来自其他任何学校的入学通知。在我九岁时，一位神经科顾问认为"半痉挛步态显示出我有某种程度的脑瘫迹象"。

有个人给我的生命带来了巨大改变：我的妈妈。她总是那么坚定地相信我，相信尽管我有语言和行动障碍，但我的能力并不欠缺。她总是能由表及里，看到内在的我。她保持着非常积极的态度，教我相信自己。我妈妈对专家们感到愤怒，她认为我早应该得到语言和行动障碍方面的帮助，但当那不能实现的时候，她就打破陈规，冲破世俗，来帮助我。年纪尚幼的我竭尽全力地去走，去说。多年来，我去了数家医院，看了许多医生，希望有人能给我提供建设性的帮助。我是个谜，他们只看到我说话不流利，走路姿势不雅观。

我脖子上挂了很多很多标签，但我还是很幸运的，认识很多热心可爱的人，在我困难的时候支持我。我那瘦小、忠诚、为我愤愤不平的姨妈，有次看到我在一个挤满了旅游者的海滨小城里痛苦地尖叫，引得人们纷纷侧目，猛然间成了"众矢之的"，于是她说我们不如举着一块大标语牌，上面就写"抱歉了，我是个孤独症"。当时我大概七岁，我们在那里度假。我因为丢了妈妈给我的一个什么宝贝玩具，声嘶力竭地在那里不停地哭喊。街上满是游客，他们停下脚步转过头，想看看谁被谋杀了。我本来手里攥着那个玩具来着，几秒钟后就不见了。我哥哥和堂兄们一起沿着我们走过的街道往回找，想看看还能不能把那玩意找回来，可哪里都找不到。大家觉得一定是被人从地上捡走了。他们怎么安慰我都无济于事，我极其伤心，跌跌撞撞地往前走着，很想回去放开了嗓门大喝一声："谁拿了我的玩具？"一年后，我们又来到这个离家几百公里的海滨小村。我回到那个地点，还清清楚楚地记得整件事，终于愤怒地喊了出来。

九岁时我被安排进入一所孤独症学校。校长来我家家访，要在确定接收我之前见一见我。他来的时候我偶然在桌子那儿绊了下脚，桌上放着的书不识好歹地朝四面八方散落。爸爸让我小心，校长却已经从那时开始给我做了记录。他评论说我是一个"顽固不化，被宠坏了的捣蛋鬼"。这位校长是个奇怪的混合体。一方面他想帮助孩子，一方面他又看不出他的努力已误入歧途。妈妈特别不乐意让我进那个学校。但她只得妥协，自己说服了自己。别忘了，我已经四年没进过学校，她最担心的一件事是我离开幼儿园之后，和同龄人之间的社会交往会受到限制。

对一个孩子来说，不能顺畅地表达自我感受，是很可怕的。在我去他们给我安排的那所学校参观的时候，我发现我自己就是处于这种境况的孩子。除了几个星期前见过一面的校长，在这里我不认识任何人。我在组织协调自己的行动上有巨大的困难，因此只好依靠他人。

我不能表达观点，不能问问题，也不能就事论事发表意见。我不能说出"我不想去"或"咱们现在能回家吗"或"我想这么干"，甚至连"我觉得冷"都说不出。我不能像大多数人那样随心所欲想说什么就说什么。我想和街坊四邻的孩子一起上学，和我以前幼儿园的朋友，和我哥哥，和同龄的朋友们一起走着去就近的学校上学。当官方教育部门拒绝让我进当地学校时，我希望我根本就不用非得去上学。

我见到了我要去的那个班的老师，我是个优良行为模范。这是我第一次遇见其他有沟通障碍的孩子，他们当中有些年龄比我小。老师似乎挺满意的，那天的参观访问进展得也还顺利，直到下午结束时。那位位高权重的校长，不知为啥想开车把我从学校送回家。我不熟悉学校所在的那片地区，那里离我家有几公里远。校长随意地把我绑在汽车后座的安全带里。我坐在车里想，我一定不能哭，尽管我想让爸妈开车来接我。可是恐惧占了上风，控制了我，我开始大叫着抗议。校长把收音机音量调得极大来盖住我的叫声。虽是回家，可这漫长的一路，我坐在那里，痛苦万分。

我学校生活的第一天降临得太快了。天色渐亮，可怕的一天开始了，我穿着外套和鞋子，坐在那里看着窗外，等着本地教育局拨款的出租车来接我。车一下子就来了。有一个人陪我去学校。一想到来往学校的路上要花一个钟头，我就觉得烦躁。第一天我没有足够的口语来问问题。什么时候我能回家啊？我不能说出我害怕去学校是因为校长冲我大喊，我不喜欢他。好，这就宣战了！

在家里我得到的是妈妈一对一的帮助，而学校里谁都没有对付共济失调孩子的经验。一份那个时期的报告里写道，我的"总体功能在很大程度上取决于我的共济失调状况"，还有，我"大部分肌肉组群的协调性很差，包括言语功能"。没人为我提供物理治疗和一对一的帮助，也没有语言治疗。每当老师们听不懂我在说什么，或者我不能自己动手做事时，我就特别生气。

在学校我发现自己又回到要算一加三等于几和读婴幼儿读物的时代。没上学时，我在家里学的数学已经覆盖了初中数学教学大纲，我能带着些身体障碍书写答案——开始时是妈妈稳住我的手臂，一年后我能独立书写。我已经读了很多书，不比别人读的少，能用写在卡片上的词语（这里指的是纸牌牌序系统，Breakthrough system）造句，还能抄写或听写。妈妈设计了一个文字网格，我可以指点上面的字词来回答问题。学校着实令人失望，功课从来都没有挑战性。我上学没几个礼拜，老师就把我放弃了。她只是按部就班，对我能取得的成绩没抱多大期望。老师觉得我在"书面作业上不太合作"。第一学期期末的时候，她在教室黑板上给校长留了个条子，也让来访者、老师和其他所有人都能看见，"我尽力了，但理查德不会写字"。就像他们所希望的，我妈妈也看到了这条子。妈妈非常气愤。我之所以惹恼了我的老师，是因为我在期末就把她借给我的一本书看完了，而这本书原本是她下学期的教学计划，她预备让我花整个一学期来读的。她说我"不可能读懂它"。显然，不管是这位老师还是校长，都认为我不会读，不会写，不会算算术。

我不喜欢接受特殊教育。我恨它，因为它意味着我和别人不一样。隔离使我成了一个被社会所排斥的人。学校以外我没有朋友。我成了个残疾孩子，一个上残疾学校的孩子。学校令人不快，我一天天痛苦地坐在那里。孩子们被斥责着，受伤的表情写在脸上；焦虑的神情，奔涌的泪水，失控的发怒——当他们做不到期望他们能做到的事，或者不能表达他们的需要和感受，或者只是不能清楚地说出他们所想说的。这些都伴我到今天。记忆包围着我，其中一个是关于一个小姑娘，她全神贯注地盯着兔子笼。去除那个特定的环境，她可能就是任何地方的任何一个孩子，只是，她没有语言，无法表达出她正在想什么。她不会说话。另一个是关于一个骑在马背上的孩子，她笔直地坐着，很是机警，快乐地上骑马课。同样，她也无法表达她的感受和经历，因为她也没有语言。我十一岁时离开了那所学校，带着创伤和幻灭。

接下来我上的学校，比前一个好些。老师们基本上还都和蔼可亲，心地善良，尽管他们中的大多数也还是误解我的能力。一个老师认识到了我的聪明才智。她把我妈妈叫到一边，告诉她，明摆着，我是多么的聪明。她说我总是非常敏锐地观察着周围发生的一切。这个老师是极少数能超越残障来看待我的人之一。她不顾条件简陋——教室拥挤狭小，设施不全——尽其所能地帮助我。即将离开学校的时候，她给我写了一封长信，为我如何争取上大学提供了宝贵的建议。

我十四岁了，已经是个少年。在一次校外活动中，我逃跑了。那是在一个炎热夏日里的森林远足，就在那位负责老师转过身的几分钟里我跑掉了。我自由了。当我在林间飞奔的时候，我的精神在飞翔，我的心在怦怦跳，当然也随时能听见身后的叫喊和追赶的沉重脚步声。我们已经出来走了仿佛一个世纪，我不能忍受强烈的阳光、劳累、饥渴、烦躁，我头疼欲裂。我曾要求过喝水。那个老师，因为在她的印象里我没有能力为自己做决定，让我等着，我希望他们都消失。可气！一怒之下，我大踏步地跑掉了。我跑出森林，来到一个最近的酒吧，坐在外面的长椅上。我的脚可能在发抖，我决定走回三十公里外的家去。事后我告诉妈妈时，她对我皱着眉头说这是很长的一段路。她不知道该为找到我终于松了口气而拥抱我，还是该为我的逃跑而责骂我。当我得知老师们发疯一样地在林子里到处找我，有的还哭了起来的时候，我真觉得抱歉。

第二天在学校，为了让我能交流，一个老师在卡片上画了一些表情简笔画，想法是，让我随时可以拿出其中一张人脸表情来表达我此时此刻感受到的心情。这个法子意图很好，但不奏效。我感到羞愧难当。这太低级，简直有辱人格。我要的是和人交流，而不是图画卡片。

每次换新老师，我都希望课程上能有所改进。我觉得自己被教育拒之门外。在两到三年的时间里，有三个不同的老师，在三个不同的学期，一直在教我认钟表认时间。其实我认识时间，而且打从我五岁还是六岁起就会了，我妈妈教我的。我的困难是协调性和自我表达，当我没有做到他们想让我做的事，或拒绝去做，我就被指责为没有能力。一些老师似乎没能理解，一个人不能说出想法不代表他没有想法。整个学校没有系统的教学大纲或者语言课程，每个老师都按自己的计划来教。都十五岁了，我被拖进"生活技能"的学习，真是要命。经过长期斗争，终于争取来了一些对我真正有益的课程，可我觉得这样的改进太少了，也来得太晚了。

二、失去的岁月

那天开始还算顺利。我每天由一位和善的老先生①陪伴着坐出租车从家去学校，他在后座上挨着我坐。另一个大约比我小四岁的男孩也坐同一辆车，他坐在老先生的左边。那小家伙兴奋地扭动着，整个旅途中不停地叨叨，可我不觉得他讨厌，我喜欢这个闹腾的小伙伴。

老先生告诉我说他七十八岁了，他对能活到这个年纪感到很骄傲。他的肩背弓着，好像悠悠岁月和整个世界都压在他脆弱的肩膀上。我不记得他曾说起过自己有什么家人，但他告诉我他独自住在海边的一套公寓里。他那瘦骨嶙峋的身子坐在出租车的后座上很不容易，可他从没抱怨过什么。他坐在那孩子和我中间，在去学校漫长而沉闷的路途上，用温柔沙哑的声音讲些让我们高兴的故事。

老先生特别喜欢吹口琴。我们兴致勃勃地看着他消瘦硬朗、满是络腮胡子的脸皱得皱起来，让飞扬的音符刺穿空气。他多爱这个老旧而光亮的乐器啊。他饱含着温情，用柔和而愉快的语调说起它，告诉

---

① 原注：理查德不愿使用假名，故称此人为"老先生"。

我们这是风的乐器——口琴。在这奇妙的时刻，它就魔术般从他里面哪件衣服的口袋里给变了出来。一路上，老先生灵巧地吹奏些活泼的旋律。我不记得都是些什么调子了，只记得他说，只要我们"乖"，周末他还会带口琴来吹。他快活地吸着吹着那些震颤的簧片，我紧紧地闭着眼，聚精会神地听。

回到要说的那天。上午课结束，到了吃午饭时候，我坐在狭小、憋屈的学校餐厅里，人声鼎沸，嘈杂的声音在我耳边回响。我那天不想待在学校里，头疼，不想吃午饭，我想回家。问题是我无法向屋子里的任何人说出我的想法和感受，即便咕哝一句"回家"也得不到任何回应。

被拘在餐厅里，热得让人窒息，还闹哄哄地挤满了人。我希望我能出去，一个人安静地在满是新鲜空气的花园里坐一会儿。我想躲开学校那种不停脚的喧嚣。盘子在隔壁的厨房里乒乒作响，我能听见员工们准备午饭时说话的嗡嗡声。我不得不坐在桌边等着，还得吃放在我面前的饭。在所有人都吃完以前，谁都不许离开餐桌。规定就是每个人都必须吃掉从炉子上那个大黑锅里煮出来的食物，不管你喜不喜欢做出来的东西。对我来说，一般都不喜欢。没有选择，就算是炎热夏天里沸腾的炖肉，都必须咽下去。我经常想知道那些"砰"的一声沉重地放在我面前盘子里的看不出是啥的东西究竟含什么成分，瞅着就让人心里犯嘀咕。一个描绘闪现在脑海里："巫婆的炖肉"。

我不怀好意地想起那星期刚开始时读过的一本书，书名叫什么《麦古菲一家的野餐》。封面上画着贪吃的麦古菲一家——易怒的表情，狗熊一样的家伙，巨大的体格，夸张的姿态——正狼吞虎咽贪婪地吃着他们的野餐。他们邪恶的、呲牙咧嘴的笑脸看上去活灵活现。我不太记得这书里其他的内容，只记得麦古菲一家爬进车子，不是辆大客车就是辆小轿车，长途跋涉地到树林里去野餐。一想到麦古菲一家抓着野餐大嚼特嚼的插图，我就觉得乐不可支。麦古菲一家有大人，也有一帮任性的小孩，全都兴高采烈而又几近疯狂地往他们的嘴里不停手地填塞着蛋糕、冰淇淋、果酱三明治。

我把书中麦古菲一家滑稽的行为安到了让我特别讨厌的一些教员身上。一个一个地，我仔细地研究了教室里的老师，按照插图给他们每人起了一个麦古菲家人的名字。我们校长别提多像主角麦古菲先生了，从此他就得了个麦古菲校长的绰号。当然我不敢当面叫他麦古菲校长，所以我就在心里简称他为老麦。公开说的时候我只管他叫"那个人"。在被拖入他那独裁政权的两年里我从没叫过他的本名。我不愿意承认他的存在，不想让他那么得意洋洋。

在学校，我经常不是为这事就是为那事惹麻烦。我本来是挺随和的。第一个学期，每天早晨在学校，我都向老师们敬礼，面带着大大的微笑。但我也因表现出了叛逆性情而小有名气。因为厌烦功课，我就在课上蹬腿踹桌子，还坐在椅子上摇来晃去的。到第二个学期时，我已进步到能够快速地按顺序读出一些句子（确切地说能有十句）。算术还是枯燥重复，我的老师仍觉得我"在书面作业上不太合作"。

我还记得这么一件事，我因为自己原本能说得很流畅的一句话惹了个麻烦。一天早晨在学校里，老师突然宣布，"请问我能喝水吗？"这种礼貌说法是不礼貌的，她突然之间下了个命令，我得像应声虫一样模仿她说"请问我可以喝水吗？"我念头一闪，决定加以抵制，并当面拒绝遵守这个规定。我讨厌别人告诉我应该说什么。老师写了封信给我的家长，抱怨说我不遵守规定。每当学校老师们听不懂我说的话或我不能为我自己做事情时，我就感到特别愤怒。我会恼怒地握紧拳头。我还记得我想表达自己的想法，而不是重复别人让我说的话。那样感觉就好像我没有自我，没有自己的想法和感觉似的。

两个学期后我转到了大孩子的一班。最初我只是一个可爱的男孩，现在熟悉了学校的环境，我不再"到处乱跑，在桌椅和人群中四处冲撞"，而开始使用我"相当丰富的词汇"。可好景不长，我又惹了不少麻烦。其中一次是我父母被邀请来学校看我不带救生圈游泳。那时候我才在学校游了一个礼拜，而新老师坚信我已经学会了狗刨，就邀请父母来参观。非常遗憾，当爸妈站在边上看的时候，我两三次都像石头一样沉下去了，喝了几大口水，差点儿没淹死。那老师也不管我的呼救，只是站在水池边大喊着让我踢得再使劲点。等有人把我从水里拽出来时，我已经给吓得歇斯底里了。这次突发事件终止了我和我老师对教会我游泳的热情。后来在我哥哥生日时，爸妈带我们去小区游泳池，我感受了一回惊恐发作。我一声声尖叫着，发疯似的死死抓住门，拒绝进到里面去。在几乎淹死之后，老师给我的期末评语是"学会了游泳——虽然只是直挺挺地，上上下下地游"。

不久之后，我们在学校附近的马场里学习骑马，我要按要求迈上三四级台阶，再爬到那高头大马的马背上。老师没意识到我应付高度的困难——尽管离地只有一米左右。没有人想起警告那匹可怜的马，告诉它，从垫脚台爬到它背上恐怕是超出了我的能力。我尝试着上马的时候，那马躲开了。我吓坏了。马生气地尥着蹶子。混乱中我差点掉进马和垫脚台中间，还连带着一两个老师。那天我很不受欢迎。我从两三岁开始就和爸妈、哥哥一起去骑马，但这次真把我吓坏了，我再也不那么渴望骑马了。还有一次，我掉进了学校花园的玫瑰丛里，把我拉出来时，我已经被刺得满脸花，还险些扎到了眼睛。这下我麻烦大了，成了讨伐对象，校长亲自过问。没两天那玫瑰丛就被迅速拔掉。另一次事故是我从学校工地的碎砖堆上掉了下来，膝盖上开了个大口子。几个钟头以后，一个可怜的小姑娘被我膝盖的恐怖情形吓坏了。学校把我爸妈叫了来，让他们带我去医院。膝盖上挂着一团肉的我被带到医院，缝了十针。

有一次，我那十二岁的哥哥在期中放假时想帮帮忙为我服务一天。他陪我坐出租车去的学校。这回他可倒了霉，不得不把我从厚厚的雪堆里拉出来。我屈膝跪坐在自己腿上，然后从一米八高的滑梯上叽里咕噜地滚下去，一头扎进了冰冷刺骨的雪堆里。哥哥眼睁睁看着我"坠毁"，赶紧拽出我来，帮我站好，把我身上的雪从头到脚掸干净。校长对哥哥插手我的事非常恼火，隔着操场冲他大喊，不要管我，让我自己爬起来。那天到吃饭时，他们不允许哥哥在学校餐厅里挨着我坐。回家后他把整件事叙述给爸妈听。一想到我爬到六尺高的滑梯上去，妈妈就感到后怕。她觉得我没掉下来摔断脖子就算走运了。

有传言说谁不遵守校规就要被永久开除，对此我倒不特别担心。我不喜欢校长的做法和他那个摇摇欲坠的老学校。要是我再也不用踏进这个地方半步，我只能感到狂喜。放学回家的路上，我总是在流着无声的眼泪。多数日子里，我安心地蜷缩在老先生消瘦的身边，疲惫不堪地沉沉睡去。

不像学校里的那些老师，老先生从来没有斥责过我。他告诉那些经常更换的出租车司机我们是多乖的孩子。他管我们叫"听话的小家伙们"。不止一次，当我在学校里因品行不端陷入麻烦的时候，我能看出他铁青着脸，对校长很生气。他总是尽量维护我，不让恼羞成怒的校长对我发难。被不公平所激怒，他会对校长说我"从没惹过什么麻烦"。校长气势汹汹地瞪着受惊的我，他怨恨老先生的干涉。我觉得作为校长，他从来没好好想想他自己是怎么说话的，这很可笑。有一天他站在那里跟我爸妈谈话，说我是个"非常讨厌的小混蛋"，他还以为我没听见呢。他认为我或笨，或聋，或兼而有之。在回家的车上，我从爸妈的谈话中知道了他们有多震惊和气愤。那是期末，未来三个星期都不用去学校，我真是高兴死了。

一月伊始，我昂首挺胸地走进了学校，火药味十足。不久以后，爸妈让我离开了那所学校。

离开学校后的那个圣诞节，爸爸带我去那位老先生家看望他，给他带去一瓶威士忌。他很喜欢威士忌，我想他会很高兴见到我们。可是他很生气，他告诉爸爸，在他们让我退学后，校长和他争吵起来。

离开时我感到很痛苦。我奇怪，那得是什么样的人啊，才会去迁怒一个根本没有过错的老人。他没做过任何事要招致对他这样的不敬和刻薄，他理应得到更好的对待。我后来听说，老先生在那个冬天开始时死于流感。他的死讯所带来的悲伤，使我完完全全地蔑视那个学校所代表的一切。

三、"孤独中，我这样交流" ①

冬天到了，阴冷刺骨的空气像个骨瘦如柴的迫切的入侵者，用它冰冷的手指掠过大地。我十四岁了。一个周末，我和爸妈待在家里。那个礼拜学校的一件小事让我沮丧。我待在温暖舒适的厨房里，对任何听我说话的人发泄我的忧虑和愤怒。妈妈一点都听不懂我嘀咕的那些杂乱无序不成句的话。柜橱台面上放着一摞纸，她放下手里的活儿，从中抽出一张。我们一起坐在地板上，胳膊和腿交织在一起，她迅速地画了一些两英寸大小的方格，把我说的每个词潦草地填在各个方格里。

我没有用她所谓的"小词"，所以她在一些空白方格里写出我还说不出的这些词，比如："as, and, at, a, the, it, is, in, to"。我指出格子里的字，组成连贯的句子。我的思想跑在前面。我试图把想法理成话语。迟疑着，不敢相信自己，抑制着情感，抑制着涌出眼眶的泪水。我用轻柔的、低沉的声音说出我指点的每一个字。妈妈是我的救星，我们一起想出了一个能让我交谈的办法。

开始是我妈妈发明了这个方法，在我五到九岁的时候，我们用它交流过。这使我能够回答练习题上的问题，能完成语文作业，做算术题。在学校，重点要求的是口语，但我都十四岁了还不能说流利的句子。格子里的字每天都换，写什么要视谈话主题而定。起居室的一把

---

① 原注：这一诗句取自华兹华斯的《序曲》第一卷（1991）。

椅子上杂乱无章地堆着一摞摞画着格子的纸，每一张都写满了妈妈凌乱潦草的字。在一些日子里，上百的词汇被写在格子里。尽管还有格式的限制，但这只是开始。它打开了一扇门。

冬去春来。当冬老头还在打鼾，伸展它那饱经风霜的四肢时，獴已经从它们栖息的洞穴里现身，红纹蝶和菜粉蝶在园子里的花朵间翻飞。我把童年抛在身后，在不知不觉中一下子成熟起来。一气之下，我下定决心要向学校表明我的态度，我要用格子系统发表我的看法。在期末的一次评估中，一个高级物理治疗师对我爸妈说，我一直在不断调整我的运动功能以适应共济失调症造成的障碍。她在报告里说我对自己的"粗大运动功能控制得异常地好"，我的运动能力是"高功能的"，但"由于共济失调，在从事精细活动时我需要些帮助"。她在纸上画了四个图示，概括描述了一下我需要改善的运动神经区域。

那天晚上，我和妈妈坐在家里，我一个一个指着格子里的字，问道："那个物理治疗师是说我需要很大帮助吗？我认为他们可以帮我的。"但鉴于他们的态度，我说："我会好好琢磨一下我的运动功能状况，看看能做些什么来帮助我自己。"

八月盛装而来，混合着柔和的叹息和夏日玫瑰的芳香，徘徊在我周围。露台上薰衣草的馥郁芬芳从敞开的厨房门飘荡进来，我正在放暑假，凝神沉思。妈妈痛苦地倒在沙发里，不能站也不能坐，已经好几个礼拜了。她有骨盆错位。这时候，邮局意外地送来了一个包裹。我好奇地看着妈妈撕开棕色的纸，打开这个矮胖的箱子，像打开了潘多拉的盒子，出现了一个神秘的东西，一个充满希望的礼物。箱子里整齐地包裹着一台佳能交流机，一个小的掌上设备，带有键盘和隔键板。

它勾起了我的回忆——小小的我，坐在餐桌旁边。那时候我五岁或者六岁，爸妈给我买了一架打字机作为生日礼物。我手指没有足够的力量敲击键盘打出字母，所以妈妈扶着我的手。当我敲每个字

母的时候，一个电子声音就念出字母表上的字母，"a, b, c, d, e,
f……"我被这鲜红的机器和黑色的字符迷住了，我打出词汇和奇怪的
句子。

最终，支撑打字机色带的架子坏掉了，色带也渐渐老化褪色，打
字机被扔在了一边。妈妈带我去商店想再找一台，可是已经不再生
产了。

妈妈身体很不舒服，佳能交流机在桌上闲置了一个礼拜，都没人
碰过。这倒给了我时间来思考一下我将在上面打些什么。我想跟整个
世界大干一架，这事我已经酝酿很久了。第一天，我踟蹰着把交流机
拿在手里，妈妈和我都不清楚它将把我们带往何处。我以一种以往无
法企及的方式发现了自我（也就是，我是谁）。这一切是这么开始的，
我打出了几个句子："我是孤独症。我从小就知道这个，听见过大夫这
么谈论我。儿科医生们说我弱智，没智能，但你认为我聪明。当有人
问我问题，而我自己跟自己讨论答案的时候，我意识到我是有智力的。
我知道你试图通过计算机和我交流，而我不能与人交谈，让你一开始
感到很苦恼。"我一口气连续打了五句话，不说功课，不回答问题，但
的确是明确清晰的交谈，在充分表达我的思想和感情。

我写的儿科医生一词里丢了"a"和"r"，除此之外，所有句子的
拼写都是对的。我也加了标点符号。我已经开始拼写儿科医生（paedia-
tricians）这个词了。我打了头五个字母，"paedi"，之后犹豫着，努力
想接下来该怎么拼。妈妈等着我继续打。当我打不下去了，妈妈第一
次开口插话："这不是个字，理查德。"我又只打了个"paedi"。她又告
诉我这不是个字。我打出了带有上述拼写错误的"paediatricians"。我
跟她一样焦急。我居然能打出这些句子，对这一重大发现我不知道谁
更吃惊，是妈妈还是我。

打字交流器是租来的，当然是期望我们把它买下来。我的手指正
好适合隔键板上孔洞的大小，这样就不会滑离某个键，或无意之间敲

到其他键上去。它相对来说是容易操作的，字母有时候会变得模糊不清，但看清键盘打字还没问题（一个月后我得到了一副有色眼镜。我被诊断出对光敏感。戴着这副眼镜，在一周里我的打字水平就戏剧性地大幅提高了）。在学校，我曾偶尔在一些场合用计算机键盘打字，但我觉得困难。和佳能交流机相比，那个键盘太大了，需要很好的手、眼和胳膊的协调配合，而这里面没有一样是我所长。

打字的第一天是我新的开始。没有语言能够形容和妈妈交谈是种什么感觉。当我打字的时候，那些话语就涌现出来。我几小时几小时地打着——一句，一段，一页，两页，六页，成天地打。时而会觉得疲惫不堪，但我感到生机勃勃。那喜悦令人欢欣鼓舞，我想振臂高呼："我在这儿，这就是我。"表哥说我用动词的方式看起来好像我的母语是德语。我觉得奇怪。回想起我的童年，我记得那时候多么害怕人们和我说话的时候我不能回答，怕我尝试说的时候会被人误解，更怕不能和我接触到的其他孩子交谈。我把痛苦推开，不想去面对。因为我没有和其他孩子一样的能力，我失去了很多童年经历。尽管我能说出些词语或奇怪的句子，我却从来不能加入到交谈中去。作为一个孩童或少年，我感到害怕，怕我永远不能表达我的想法和感受，怕我被锁在自己的身体里，人们看不到内在的真正的我。

经历了整个童年都不能交谈，突然发现我能交流了，这是一种创伤。我以前对自己的看法都是不真实的，都是错觉。我有生以来一直被贴着"智力残疾"的标签，要经受住人们对我的贬抑，还要保持对自己的信念，这着实不易。我竭尽全力坚守住我的阵地，开始打字。多少次痛苦之后我总结出：我有和别人一样的智力，也有和别人一样的交流能力。

孩子们日复一日地说出他们的想法。我从没有这样的经历。对一个孩子来说，顺应残疾的事实是很不容易的。人们不顾我的共济失调症，对我有太多的期望。放弃是很容易的，但这不是我的本性，所以我继续战斗。

四、"过往仿佛是异乡"

我十五岁了，极其渴望上大学。做出这个决定后，我就等着能离开中学的那一天的到来。我觉得这学校再没什么能教我的了，这是一个时代的结束。

期末，也就是我应该可以离开学校的日子，越来越近了，可没有大学愿意给我提供任何课程。有一所大学我等它的回信已经等了一年。另一所大学本来要我了，但又反悔，撤回了录取。我和第三所大学通信了几个月，但还没有等来实质性的录取通知。我在一页纸上写下感想：

> 以往的阴影，
> 交织在脑海。
> 幽灵在窗前徘徊，
> 人影伫立在门外。
> 那些面孔缠绕着我，
> 微弱的呢喃声传来。

带着坚定和挑战的决心，我拒绝投降。我认为我上的这个中学耽误了我。那些徒劳、无用、平庸的活动浪费了我太多的时间。

就是要进主流大学，没有什么人和事能阻碍我的这个目标。我请求父母给本地的每一所大学打电话，查询他们的机会均等政策，我仔细研究了每所学校随邮件散发的招生手册里关于"机会均等"的细节。一天下午，爸爸回家时给我带来了消息：一所本地大学要给我一次面试。

面试的日子到来了。紧张，我的情绪一片混乱，我在脑子里演练着要说的话。爸妈准备一起陪我去面试。这是我参加过的第三次面试，我已经学会了些窍门。我套上名牌牛仔裤、T恤衫，再笨手笨脚地系上一条有闪亮带扣的皮带。我相信这一切都意味着我又一次表现得尤为愚钝，而他们会又一次拒绝我。

我们到了那所大学，不早也不晚。校门口有个标有"残疾人专用"的停车位。急于面试，我对不用走得太远而松了口气。我下了车。

有几群学生站在门外热切地相互交谈着。我低头看着自己的鞋，过于羞怯，不敢和他们对视。

一走进面试房间，我就被介绍给一排客气而专注的脸孔。为了给他们一个好印象，我抑制住紧张，成功地微笑着打了个招呼。面试进展不完全如我所想。我只看到彬彬有礼，而没有感到自己特别古怪或愚蠢。我已准备好再一次被拒绝，所以接下来的事令我感到有些吃惊，他们并没有突然指着门，眼睛不敢看我只看着地面，咕哝说："对不起，我们名额已经满了。"

面试好像没有尽头似的，但我被录取了，他们让我选课。我本以为自己适合去上"中等教育普通证书课程"，而他们却建议我上高级班，为期两年的大学预科。这个大学没有像其他大学那样对我有成见，他们因看重我写的诗歌而接收了我。我充满着美好的期望，趁他们改主意之前迅速逃出了门，我会证明自己的价值。我注册了英国文学和艺术史两门课。艺术史是每周三小时的夜课，英国文学是每周两次的早课。

上大学真令人兴奋。我得面对在很多地方不能像其他同学一样运作的困难，尽我所能去应对。当坐在安静平和的教室里，和其他同学一起，追随着弥尔顿的《失乐园》、莎士比亚的《李尔王》、弗里尔的《翻译》、艾略特的《普鲁弗洛克》的时候，我感到长久以来从没像现在一样活着。

受到英国文学老师的鼓舞，我比以往任何时候都更加努力。大学里有很多人相信我的能力，愿意给我机会，这促使我更加奋发图强。我能安排自己的时间，按自己的步调学习。我每次走进教室都下定决心，一定会成功。

在学期开始时，英国文学老师在写给我的信里说，他为看到我和班上其他人一起时如此放松而感到很高兴。大学第一个年头快结束时，他再次写信给我，说他对我的功课印象很深，并感谢我这一年来的努力。

哈特利在《送信人》开场白中的第一行写道："过往仿佛是异乡，那时的一切都不一样。"读到此句的那一刻，我觉得这就是我自己生活的写照。

五、美国教授

一个十一月的傍晚，我和父母去购物。当我走下自动人行道的时候，两个穿着鲜艳棉夹克、步伐矫健、身形壮硕的男孩突然在我跟前横穿而过，冲进商店购物区里去了。还有一个小孩，大概四五岁的样子，顽皮地笑着，磨磨蹭蹭地跟在他父母身后，一条长长的黄色羊毛围巾直拖到地上。我差点儿踩到围巾，觉得颇为有趣，笨拙地放慢了脚步；我小心地避开那条小孩身后飘荡起伏的围巾，免得扫了他的兴；我抑制住想开玩笑地踩一下那条围巾的冲动。对那孩子的思绪戛然而止，他灿烂的笑容不知为何变成了闷闷不乐，一阵忧愁突然占领了我的思想。我看着那孩子渐渐消失在人群里。

记忆把我带回到一年前，当时在书店门口我差点撞倒一个小孩。那是一个傍晚，我们在商业街上漫步。光影映在我的脚面，又交替着在我和父母，还有一个高大、黝黑、粗犷的美国教授之间乱舞。我的脚重重地踏在人行道上。一股内在的力量从我身上涌过，促使我试图去控制住自己单薄瘦长的躯体。纯粹的意志力推动着我，让我尽最大可能地按自己的期望去摆布身体。嘈杂的人群围绕在我身边，一个小女孩不知从哪里钻出来，不管不顾地，正挡在我要走到的书店门前。

一个急停，我避免了冲撞。爸爸生气地说，我走路应该更小心些。他的话让我伤心，我下决心以后走路时要更注意跑到我跟前的小孩。美国教授说："要时刻都能掌控局面，一定是挺难的事。"我回答说："我想也是。"

夏天迈着优雅的步子到来了，我们也放了暑假。美国教授是前一天从美国飞过来的，住在离我家不远的一家旅馆里。旅馆在一个乡村小镇上，我就是在那里出生的。那个古老的集镇有个很盎格鲁－萨克逊的名字，"猎狗福特"。小镇自身历史悠久，《末日审判书》（*Doomsday Book*, 1086）中对它有所记载，称它那时拥有一个磨坊、三匹短腿马、两匹马驹子和十六头绵羊。曾为一个河道的港口，这古老小镇依然保存着一些神秘色彩——看那充满旧世界魅力，古风犹存的房屋，看那宁静而狭窄的街道。

四条街道在小镇中心汇合成十字。我忘了警告教授，凌晨时分别出去闲逛，据说那片闹鬼。有个传言说，老镇广场的旧房重建工程使一些鬼魂出现了。我饶有兴趣地想在夜里去守望一下，希望能看到那些超自然现象。我请妈妈陪我去，可是她战战兢兢地拒绝了。我又去找爸爸，他脸色发白，显然也不愿为此献身。我纠结过是否请美国教授同去，不过放弃了这个想法。吓死一个专程从美国飞来看望你的客人，这未免太不近人情了。

教授和我已经通信多年，他表示想来看我。我曾寄给他一盘半个小时的录音带，是我和妈妈为一个学校会议录制的。在录音带里我表达了想上主流大学的志向，以及我为自己在学校里的处境而感到的沮丧。我说，对于我能坐在椅子里冲着麦克风说出这些话，这样大胆勇敢地反抗学校当局，我和妈妈都感到震惊。妈妈扶着麦克风神色刚毅坚定，在我犹犹豫豫小声嘟囔这些话的时候，温和地敦促我再大声一点。教授已经从通信里得知我在五岁的时候就能大声朗读，而且，尽管我现在还不能进行流利的对话，我能在打字之前，打字中，或打完字后说出我打出来的大部分词句。

那天早上爸爸很早就开车出门去旅馆接教授。教授到了我家，热情地大步走进房间，拖着一个巨大的包，他从里面掏出录音机、支架、外接麦克风，还有个可怕的摄像机。接着，他就在起居室正中央架起了这东西。我的确一直企盼着跟他交谈，但现在戒心骤起，我安排跟他见面的时候可没想到他居然会带来这全套的装备。

他坐在房间那头的椅子上，我戒备地试图把自己隐藏在沙发柔软的靠垫里。他看起来极为严肃而深沉，但有时他那饱经风霜的大胡子脸上也会出现温和迷人的微笑。他表现出和这房间以及房间里的我都不太协调的那种幽默感。不能和他用口语交谈，这让我觉得生气。我被愤怒搞得精疲力尽，多么想挣脱自己的身体说："这个不是我啊。"

恼羞成怒中，我一屁股坐进一把椅子里，交叉着双腿，回顾起自己的生活，带着莫名的愤怒和哀伤。我问自己："我是这个人吗？"他是我吗？杂乱而笨拙的动作，紧张的面孔，无法集中精力，要费尽九牛二虎之力才能说出那么几个词。他是我吗？我决绝地用恶毒的眼光审视着自己。一个不可战胜的想法把强烈的愤怒推到了一边。当你所剩无几、无力还击的时候，这就是场不可能没有痛苦的战斗。防守不是个轻而易举的事，你面对世界，在能够把握住融入其间的生存之道以前，你手上却没有任何保护自己的武器。除了自责，我的愤怒没有任何结果。克制住烦躁，我冷静下来。我对自己说："做你自己吧，这没什么不好。"

带着争吵的情绪，我坐在椅子里，莱特打字机放在膝上，我开始独立打字。耐心的妈妈坐在旁边，我却生着我自己和她的气。当我被无情地抛进生活的汪洋大海，无助地摇曳在各种情绪的波浪中时，妈妈就是我的定海神针。她是我经历的任何风暴中不可撼动的巨石，是我可以回头避难的港湾。每当我打出一两句话，我就念出来。在停顿的时候，我说："我希望得到人们的理解。"我拿起一辆模型汽车给美国教授看，我打开车门，打出句子："让我来告诉你，车门打开了，我自由了。"可笑的是，这时仿佛有一首歌回荡在屋子里："我们是一个世界，人性是另一个世界……一个世界是我们的，另一个世界打开了她的大门。"

我犹豫着大声读出我打在纸上的几行话，为一些句子念出来磕磕绊绊，并不像我读给自己听时那样发音清晰而感到沮丧。我告诉教授："我已经多年不能交流了，"但是现在我"能参加谈话了"。我想对他说的话全在我脑子里，可就是表达不出来。你想对一个人说"我很高兴见到你"，可你所能做的一切就只有友好地伸出手，希望信息借此就可以传递过去，这时你该怎么办？

教授和我在一起相处得很好。在他来访的最后一天，当我们终于可以逃离这屋子和那些摄像器材的禁闭时，我们跑去游览了剑桥。我想给他看这座古老的大学城，那些历史悠久的学院在这里汇聚而成的这所大学可以追溯到 11 世纪。懒洋洋的暖和天气包裹着我们，我们漫步在诱人的绿茵草地和街道上，这里被称为"后园"，它顺着康河向远处延展开去。康河的沿岸，斜坡上绿树成荫，河上架着那些饱含岁月磨痕的古桥。"后园"的"三一桥"和"叹息桥"连接着各处的花园，学生们租来细长的撑篙船，消磨着炎热潮湿的夏日夜晚和星期天的午后。

多少世纪的岁月，见证了多少天才诗人行走在那些鹅卵石的街道上，丁尼生、拜伦爵士、鲁伯特·布鲁克，只是其中的几个。丁尼生，身穿黑色罩袍，气宇轩昂，被称为"人民的诗人"，他在诗中吟道："伴随着热切的目光，剑桥下河水如此奔流"。社交名媛卡罗琳·兰姆女爵评论放荡不羁的自由理想主义诗人拜伦勋爵，是"认识过的最疯最坏最危险"的人，在同时代人冷漠怠慢他之前，他就离开了英国，投身于希腊人民反抗土耳其侵略的斗争中去了。鲁伯特·布鲁克，学者兼诗人，是这样描写剑桥的："我只愿你整日躺着，凝视剑桥的天空。"说真的，我既没有躺着"凝视"那天空，也没有以热切的目光审视桥下流水，但我站在三一学院（1546）的大门前，站在这个学院的创建者英王亨利八世的雕像前，审慎地注视着他，回想起他那狂暴的话语："没有哪颗头颅漂亮到可以不被搬家的。"我小心地退后一步，大胆地问："为什么你这恶魔要砍下你那些可怜的王后们的脑袋？"

我喜爱这里的气氛，喧嚣忙乱，古色古香，充满旧世界魅力的狭窄整洁的老街，具有本地独特风格的建筑，成百上千的学生互相招呼着骑车行过。来自世界各地的人们，美国人、法国人、德国人、荷兰人、日本人，都激起我的兴趣。我品味着这城市独特的活力，观光者，喧闹声，熙熙攘攘的人群，满溢的兴奋，悠闲的低语，到处生机勃勃，我欣赏所有的这一切。

我犹豫地站在一家商店门口，里面似乎人声嘈杂，拥挤繁忙。我想到一个巨大的柜台前去挑选明信片。真希望我能有那个应变能力，能冲破艰难险阻闯将进去。以前来这里时我也曾愚蠢鲁莽地买过东西，但这次我不情愿地把挑好的明信片交给妈妈，她无畏地挤进拥堵的人堆里去付款。我觉得这比我自己左躲右闪地挤到里面去交锋要好一点。否则我会横冲直撞、左拉右扯、连推带搡地冲进商店最深处，到收款台时已变成一只怒发冲冠、好勇斗狠的公鸡，或像是一只固执倔强、毛发竖立、仓皇失措的雄知更鸟，怒气冲冲，义愤填膺；胳膊腿都得努力地避闪着人，身子会挤扁在商店的墙上，蓬头乱发，等最后好不容易从商店里挣脱出来，人八成已经拧巴得没了形；但最后手里死抓着明信片，关节脱臼，呼吸困难，浑身湿透，得意地竖起一条眉毛，凯旋而归。

我们走马看花地游览了城市，穿过圣玛丽走廊，去参观圣玛丽教堂的殿堂，在那些清凉安静沉默的街巷间穿行。我们又参观了圆形教堂和十分有趣的带有前诺曼风格塔顶的圣贝内特教堂。最终我们又热又累又渴，在大学一所学院对面的墙上坐了下来，歇歇脚，休息休息。

爸爸买了些罐装饮料为大家解渴。我没向教授透露，我从来没坐在墙上喝过罐装饮料。我是怕双脚悬在半空这样大喝特喝，万一往后栽倒就会被呛死了。

当清凉的饮料滑过我的嗓子，我想起几个月前，就在离我们现在坐的这面墙不远处的一家商店外的人行道边，坐着的一个年轻人和他的狗，不知他现在怎么样了。那天也像今天一样闷热潮湿，夏季里最热的几天。当时早已过了中午，我和爸妈找地方吃午饭，路过他跟前时他引起了我的注意。我们在饭馆靠窗户的地方找到一张桌子。透过玻璃望过去，我看见了路边那个厌世的年轻人正在充满慈爱地抚摸着他的狗。爸爸说他是卖《大志》（The Big Issue）杂志的——这份刊物由穷困潦倒的流浪汉在街头贩卖，希望通过此种努力有朝一日他们能重返小康社会。爸爸慢慢走出去要买份杂志，妈妈在他身后说，也许他应该问问那年轻人，要不要来杯茶或咖啡，或是要不要吃点什么。

当爸爸弯腰和年轻人说话的时候，我仔细观察着他们。几分钟后爸爸回来，说他很高兴要一杯咖啡。爸爸立刻又转身去为他买了杯咖啡。也不知道那个年轻人最近吃过饱饭没有。我手里拿着午餐，却突然没了胃口。我想，这情形很容易就变成是我，坐在人行道上，无家可归，穷困潦倒，身无分文，孤苦伶仃地活在世上。爸爸买了咖啡、食物，还给年轻人的狗买了瓶水。他穿过马路，把这些东西给了年轻人，还站在那儿和他聊了几分钟。我看着年轻人把水倒进一个空杯子给他的狗舔，之后他仰头靠在墙上，闭起了双眼。傍晚温暖的阳光照在他年轻而憔悴的脸上。

吃过饭我从钱包里拿出张钞票，走过去笨拙地递给他，相信他不会觉得冒犯。接过钱的手又黑又脏；他紧紧握住我的手表示感谢。他哽咽着对爸爸说，他前一天和女朋友吵架了，现在不知道她在哪儿，很是担心。我不知道他是不是有家可回，心想他也许睡在公园长椅上，或在什么地方的一个废弃建筑物或纸板屋棚里。我很内疚地走开了。

　　离开墙头，扔掉喝空了的罐子，我们和美国教授走进像迷宫一样狭窄的小巷，打算去找家饭馆吃顿饭。我快饿昏了头，但强忍着不去理会咕噜咕噜叫的肚子。当我看到几家门脸开外有个"鱼和薯条"的招牌时，赶紧指给爸爸看。我们爬上又陡又窄的一排楼梯，进入这家希腊餐馆。年轻的老板彬彬有礼地把我们领到一张桌子边。这是我第一次在希腊餐馆用餐。我最担心的其实还是那个楼梯之旅，琢磨着自己是不是能安然无恙地走下去，会不会一个屁股墩一路摔到地上去。问题是，如果我真跌下去，这一路上我会捎带上谁。上帝保佑可别是美国教授。我想了个遍，觉得碰倒的要是爸爸可能还没那么悲惨，只要他有先见之明先把账付了，再去给我当翻滚肉盾，想法子把我全身全影地送到地面。

　　回家的路上，爸爸问美国教授是否有兴趣参观位于市中心外的美国战争纪念馆。我们走上通往马丁利的路，公墓就在那里。我的外公是二战老兵，四十多年前曾带我妈妈来过这里，那时候她还是个孩子。我记得妈妈曾问外公，他带她去看过的墓地在哪儿，他回答说是在剑桥附近的什么地方，但不知道具体位置。所以当我们来剑桥时仔细查看了地图，绕了下路，找到了去墓地的路。

　　当我们到达墓地时已经接近黄昏，四周的宁静肃穆使在城里时的兴奋冷却下来。我们沿着一条小径走进长长石墙前面的大门里。墙有130米长，上面刻满名字，陆军士兵、空军士兵、海军士兵，一些注明为在战斗中失踪，还有一些是被埋葬在大海，或不知名的什么地方了。他们全都死于二战，这墙就是为纪念他们而建。当我沿着长长的墙走过，轻柔的歌声仿佛在空中飘荡，"这里是他们的名字……那些为自由……牺牲的人……保卫人类的自由和权力"。一排新鲜绽放的"鼓手"玫瑰齐齐整整地伫立在那里，守护着我身后的水景花园。墙前面有四个石雕的军人，其中一名是空军士兵，他正无畏地笑着，挥手道别，即将启程进行他不朽的飞行。沿着墙走下去，一个疲惫但坚毅的士兵，神情冷峻，紧张地期待着，时刻准备行动，步枪枪托顶在肩头，等待着悄悄匍匐向前，即将出现在视野的敌人。午夜里一个年轻健壮的海军陆战队员不顾一切地跃进深深的黑暗的海水，去营救落水的已失去知觉的战友。铮亮的皮靴在即将沉没的驱逐舰甲板上重重地踩过，我仿佛在宁静之中听见惊恐的叫喊声，里面透出死亡的阴影。

转过身，我来到大片的墓碑中间，嗓子哽咽，驻足肃立。白色的大理石十字墓碑上刻着名字，标示着每一块墓地，墓碑一个紧挨一个，连成一道弯曲的弧线。一排又一排的墓碑，一片又一片弧形的墓地，他们都是为国捐躯的青年。鞋踩在碎石铺就的小径上嘎吱作响，一片孤独的橡树叶摇曳着飘落到我脚边。面对这些如此逝去的生命，我感到自己的渺小卑微。似乎我自己的问题，我自己的存在都已变得无足轻重。

我在石头长凳上挨着美国教授安静地坐下，迟疑地把我的手放在他肩上。妈妈给我们照了几张相，之后我们在墓地的尽头走下一排台阶，去看英格兰波动起伏、宁静柔美的绿色田野。空气中弥漫着篝火的烟味，这是工人们在烧树枝。沿原路返回时，我心不在焉地凝视着卷曲的烟雾腾空而上，掠过路两旁树丛的枝头。我登上九级台阶，站在"古老的荣耀"下——美国国旗，带着显赫与辉煌在和平的乡间飘扬。在管理人办公室，美国教授和我都在留言簿上写了几句话。我向那些肩并肩作战的人们致敬。他们一个个地组成了一整幅图画，他们为全人类的幸福而牺牲。那天的感受我无法用言语来表达。我为我的祖父，我的叔祖父，以及所有勇敢地捍卫自由的人们而骄傲。我也在作战，尽管范围很小，却也是为生存而战。

六、大学生活

我通过了大学第一年的高级课程。夏天快要结束，我满怀热情地在一周之内读了两遍《翻译》，以准备开学。这是我们下学期要学的一部戏剧，布赖恩·弗里尔的作品。他是爱尔兰人，在现当代对爱尔兰语言、文化颇有贡献。

这是我生活中美好的时光。我坐在一群活泼而又好学的学生中间，极为愉快。期末时同学们给了我一张卡片，每个人都签了名，表达他们对我的祝愿，并说很乐于有我在他们中间一起学习。感谢他们的好意，这些话鼓舞着我继续努力，我一心一意准备迎接新学年。在我所经历过的学校生活中，我从没有感到自己能是这样一个广大群体中的一分子，也从没意识到我的想法是如此的重要。在大学里他们认可我的能力，我从未因残疾而受到不公的待遇。我不要同情和安慰。我最大的愿望是学会去面对自己的障碍，去承担，去适应，直到无法再承受。

开学第一天临近了，我忐忑不安，心怦怦乱跳。我希望我能告诉老师和同学们我多想加入他们那些自然而流畅的交谈。我满怀疑虑地问自己：该从哪儿开始呢？他们又会作何反应？我怎么能期望在大学这短短三个学期之内就消除掉二十年来经验缺失所带来的屏障？我回顾自己的童年，责备自己没有学会说话，但一个朋友说这并不是我的错。

我安慰自己说在学校学习忙碌没有时间去交际闲谈。去年，我们以疯狂的速度追赶着教学进度。能够上大学，还能被同学们接受，成为集体中的一员，我已经很满意了。

老师和我通过便条交流。他每周给我写一张纸条，简要说明每堂课的教学计划。带着强烈的学习愿望，我如饥似渴地读着每一个字。每当我走进教室，他边热情地招呼我边把纸条递到我手上时，都让我感到自己是受欢迎的。我会回信给他，有时就在去学校的车上写。这使我们建立了很好的关系，成了朋友。

爸爸作为我的助手陪我去学校上英国文学课。他陪我走过长长的走廊，步伐沉重，我俩的脚步声此起彼落，在我耳边回荡。爸爸引导我进门，上下楼梯，拉出桌前的椅子，让我舒舒服服地坐进去而不至于出什么差错。在我被大学录取的时候没有足够的时间找到别的助手，爸爸答应他来承担这个工作，还当真就干了起来。我们都很高兴。他开车带我往返学校（来回总共 40 公里）。每节课都录音，这样我回家就可以重听了。由于需要辅助来稳定住我的手，我无法在上课时做笔记，因为速度实在是出奇地慢，如果在老师讲课时做笔记，我肯定跟不上速度。他用低沉平静的声音讲解我们读的每一本书，这吸引了我全部的注意力。我的秘书，其实就是我妈妈，每周打出录音的内容，这样如有需要用笔记就可以随时翻阅了。我的大部分功课则通过课本和记忆来完成。

又开学了，第一天回到学校上课我多少有点儿胆怯。整堂课上我安静地坐着，像只小老鼠。我回想起一件事，上学期临近期末的一节课上出了个意外，我担心英国文学老师会因此而厌烦我。

那时大概是五月初，我和一个助理一起坐在教室里。她陪我来了几个星期了，预备着今后能接替我爸爸。一上午的运转紧张忙碌，中间有个短暂的间歇，这时我想到一些令我苦恼的事。我想和其他同学谈谈，甚至想去找学生会，但我的交流障碍阻止了我。艺术史老师说他要离开我们到另外一所大学去教书了。我担心英国文学老师也要走了，为此我极为焦虑。

一个接一个，我爸爸所在学校的老师们或是辞职或被革职，要么就是被解雇。"继续教育讲师"的职位在全国都在发生变化。我们从收音机里听说很多老师，大概有几千人，都被迫离职。全国教师都面临重新签订合同的压力。本地报纸上很多文章都在说我所在学校的罢工和裁员问题，局势动荡。我感觉这是个公民权利的问题，与我们每个人都息息相关。我记得在爸爸工作的学校，那也是我哥哥上的学校，几年前一些学生由于形势所迫，组织了示威游行。那时工会的活动被禁止了，恐慌蔓延，很多教职员工都被迫离职两年。有一个系整个被关闭了，讲师们都收到了辞退通知。游行组织者呼吁同学们都出来抗议，集体声援学校教师。游行前一个星期，传单就被分发到了各处，他们决意要让抗议之声广为传播。

游行的那天，两百个学生在午饭时从一所教学楼里出来。他们行进到学校各处，呼吁更多的学生加入。当群情激昂的学生们聚集到了学校门外，各个教学楼门突然被怦怦地关上并锁住了。希望加入游行的学生们无法从门里出来。一片骚动。校门外的学生喊着里面的同学，要他们从窗户跳出来，加入到正不断壮大的游行队伍中去。记者们带着摄像来了，但由于种种原因，这些镜头并没有在新闻节目中播出。

我哥哥晚上到家才知道所发生的事情。爸爸问他的同学是不是参加了游行。他说他只是上午在学校待了几个小时，并不知道学生们要去"用脚民主投票"。我要是能在那里该多好啊！我就是爱头脑发热，仿佛看见自己跳出了窗户，双脚着地，呼唤着同学们加入进来，"en masse"（法语，大家一起来）。

那天我坐在安静、封闭的教室里，想表达对教师们的支持。我焦急地等着上午课程结束。然后我就不顾一切地想要在同学们去吃午饭以前引起他们的注意。在一阵冲动激发之下，我从坐着的椅子上蹿起来，爬上另一把椅子。我想对同学们发表一个讲话，告诉他们另一个学校发生的事情，并请求他们支持我们学校的教师。我想发表一篇鼓舞人心的讲话，说一说人权。我想成为我，一个除了我自己别人都不知道的我。这个我既外向又雄辩，既生动又热情。想说的话就在我脑海里激荡。不过，当这个时刻来临时，话没有说出来，而匆忙之中我忘了一个非常重要的事——我有恐高症。于是，我站在椅子上脸色苍白，困在上面不能爬下来了。老师看见我有栽到窗户外面去的危险，赶紧给我爸爸打了电话。我因为引起这场混乱而受到责备。

我事后诸葛亮地想到，如果回头报纸的标题出现"一本地大学学生从窗口跳下"，那可不太好看。我自我安慰说，那主意也太疯狂了。现在想想，我认为本应该给那位老师写封信的，然后请他把信的内容念给其他同学听。我纠结是否应该老实交代一下我为什么要爬上椅子。但经过左思右想慎重考虑，我又觉得，看看现在吧，我惹的麻烦已经够多的了。

七、蓝发日——时尚宣言

新年像风一样地到来，我重新开始了新学年。一天早上我鲁莽地穿过学校的大门，头发染上了一条一条蓝色。在走廊里我的英国文学老师向我打招呼："理查德，嚯，蓝头发，你今天搞了个时尚宣言啊。"我回过头，尴尬地冲他那谦恭有礼幽默风趣的脸咧嘴傻笑。

我本来打算第一个到校，端端正正坐好，等待其他同学鱼贯而入。可就像往常离家时一样，匆忙混乱，路上交通又堵，运气总不在我这边。或者更符合真相地说，我在床上赖了十分钟，极不情愿、睡眼惺忪地懒洋洋下楼吃了早饭。诅咒着这耽搁事的交通堵塞，我不耐烦地瞥着车子仪表盘上的时钟。

等我板着脸慢腾腾地走进教室的时候，半数同学已经在里边坐好等着开始上课了。没人说一句话。

八、乱穿马路者

夏末的阳光照在我脸上，暖融融的。我们——我和非带我出来的妈妈，在公交车站等车，准备进城。附近的房屋困倦地蜷缩在万里晴空下。一辆公车突然出现了，隆隆地开进站停下。我们往后站了站，其他人则蜂拥上前，连推带搡地上了车买好票。没有人看着我如何行动，我有意识地夹紧四肢，笨拙地抓住扶手爬上两级台阶。我往车里走，目光从四面八方偷偷地瞥向我。我很熟悉他们这种无礼的兴趣，咬紧牙关，保持着我的姿势。人们的态度激怒了我。我故作冷漠，面无表情，那些乘客就以为我感受不到他们对我的那种不欢迎的态度。

公车突然启动，我抓住扶手以保持平衡。车上的其他乘客一定觉得奇怪，一个一米八的青年，头发还染着蓝紫色，胳膊和腿都绝望地攀在扶手上，而身体却僵在那儿，不能滑进空着的座位。我怒气冲冲，我恨自己这样暴露在大庭广众之下，被众目睽睽地注视着。我冷酷地看着一个个可怜的毫无戒心的灵魂。眯起眼睛，我暗想，咱们走着瞧，等我回来的时候我要掐住所有人的喉咙。妈妈不理会那些人的目光，她皱着眉头，悄悄拉着我的胳膊，又轻轻把我推进一个座位。她松了口气，轻叹一声。我猜这充分表明，没人再注意这个蓝头发了！

车子开到城里要十五分钟。我看着窗外，肩头紧绷着。感谢那个售票员，那个闷闷不乐的中年人，他根本没有搭理我。要是叫周围人眼瞅着回不上话来，只会引起更多不请自来的关注。"在这紧要关头还是放聪明些让人当成哑巴比较好"，我暗自思忖；不能流利说话，像是陷入了时空混乱；漠不关心、无动于衷是一种好的态度，比跟我说话要好；一旦说话，我铠甲上的裂缝就会显现，我的毛病就会暴露无遗。

车子经历了旅途中最后一阵颠簸，终于到了站，我让自己振作起来。车子一停我就得离开座位，否则我下车之前其他人就会拥上来。妈妈无声地拉着我的胳膊。我又一次夹紧四肢，用上我的全部智慧，离弃了那个座位。车上挤满了人，又开始抽着鼻子在两边遮遮掩掩地傻看着我。妈妈挡住她身后的一堆人，这给了我几秒钟来协调我的动作。我双手插兜，希望不要引来同情的目光，那可更糟。同情太难应付了，我迈着可怜的步子蹒跚下车，爬上车的人们觉察出了我的困难，悄声道歉挡了我的路，避闪到两边。我对我带来的不便感到抱歉。我深沉地耸了耸肩，发誓下次一定坐出租车。不值得让妈妈和我受这个罪。这让我想到，如果没有妈妈的帮助——当然不会了——这时候我肯定已变成人行道上的一摊烂泥了。可我没那么高的觉悟，我还是希望她别老在我身边！

我们离开人群拥挤的车站，手挽手走到不远处一个有自控红绿灯的路口。交通灯变红了，嘀嘀声表明这时候可以安全过马路。理论上说，我得要二十秒钟才能过去，但交通灯十秒后就会变，这时间对于我是不够的。我真希望这时候有人能重新设置一下过马路的时间——我紧紧抓着妈妈的胳膊，我俩发疯似的向迎面过来的人冲去，车流正在启动，我们要被撂倒了，还好，我们冲上了岸。

原本安静的小镇街道满是行人。这天是集市日，人们像神经兮兮的蚂蚁似的在四面八方乱转。我小心地操纵着我的脚步，迂回前行，避免和猛兽似的人流相撞。妈妈注意到我的困境，担心我会在狭窄拥挤崎岖不平的人行道上绊倒，她紧紧扶着我，帮我保持平衡。我试图调整步伐以跟上周围的人。看起来人们都在到处乱走。羡慕和嫉妒在我胸中熊熊燃烧。四下随处看去，都能看到人们在愉快地交谈着。我也想像他们那样，在走路的时候也能和妈妈说说话。我不可能边走路边打字，我得把全副注意力放到走路上，协调一切动作，小心穿行在人群中间。妈妈总在提醒："小心，别撞倒那位太太，她是老年人。"或者别撞到那个刚踩到我脚还踢了我脚脖子的小孩；或者别掉到马路牙子外面去，街上全是汽车。我若有所思地望着长长的马路，觉得她说得对，"在这儿可真是会死无葬身之地啊！"

出了一家商店，妈妈把购物袋放在地上，费力地想把它们聚到一起。我走到不远处的马路沿上，不耐烦地等着穿过来时的马路。看见一个出租车候客站，我觉得我们真的应该坐出租回去。我看了眼妈妈，她那标志性的表情告诉我，等到路上没车的时候再过去。她的眼睛和我的眼睛对视着。抢在她之前一步，我采取了行动，冲到了六七步以外，站到了车流中间。妈妈从我身后把我扯回来，一上人行道，我们的目光又碰到一起，她生气我也生气。她因为担心，我因为自尊。她生气地看着我，我也冲她皱着眉。妈妈说："你差点儿制造车祸。"我承认这个，但人们不都在车流中间走来走去的吗？回头想想，车在那个路口的转弯处确实都是开得飞快的。

于是我又想起件事。在我五岁还是六岁的时候，在我们家附近，我拉着哥哥和妈妈的手过马路。走到一半的时候我绊了一下，摔倒了。一辆开过来的车猛地急刹住车，尖锐刺耳的刹车声在我耳边回响。妈妈和八岁大的哥哥抓着我的胳膊，拖着我走，把我拽到安全的人行道上。

眼下，妈妈明智地决定，我们走回家去。我们转了个方向，转到一个街角继续走。走过教堂，走过房屋，我们走了几公里的路，把一切限制和束缚抛在身后。我们手拉着手，走在宁静的乡间路上，夏天温暖的阳光照在我们脸上。

九、颁奖典礼／学业成就庆祝晚会

五月。铃铛状的蓝色风信子花随处可见，树木吐着新芽，蜉蝣抖动着透明的翅膀，而我，一个第三学期已经上了一半的大学生，带着思索的手指和渴望的眼睛，学习着莎士比亚、普拉斯和弥尔顿的作品。一个星期二的早晨上课时，英国文学老师告诉我说，我得到了A级（高级）英国文学和艺术史的个人成就奖提名，我被邀请参加学校的授奖仪式。通知说我可以带两位宾客参加仪式。我问能不能带三个人，我的艺术史课的助理和我父母都去可以吗，他们同意了。我们准时到达，被护送到大厅里我们的座位上。椅子排成一行行长条，横贯房间。很多面带和善微笑相互点头致意的人，从各处蜂拥而至，汇聚在此。兴奋的低语声嗡嗡地回荡在大厅里。

我紧张得神经要崩断了，等着半小时后的仪式开始。董事会主席将会宣布颁奖典礼开始，接着是校长女士介绍。我换了个姿势，坐在直挺挺的椅子上，腿有些抽筋。我的长腿踢到了前面的座位，有人转过头来；我笨拙地把腿缩回来，两排座椅之间空隙狭窄，我动弹不得。

说好了，我有两种方式可以领奖。我只需走几步就接受奖品，或者，我留在座位上不动，由嘉宾，一个本地电台的评论员，代表我把奖品取过来。我绝望地呻吟着，看到了自己的困难。像上足了油的轱辘里一个坏了的齿轮，我仿佛看见人们都注视着我，急忙地在地板上拖开椅子，一阵忙乱，好让我过去。惊恐开始吞噬我，我本能地想要从这里逃走。我觉得我心里想些什么一定是能让人一眼看穿。一个和蔼的教员从大厅另一边走过来问我是不是要来杯水。我坏坏地想也许他可以从一个大草帽里变出一杯来。叫到我的名字了。呆呆地，我感到战栗写在我的脸上，我坐在那里一动没动。那位代表走到我座位跟前，我伸出手去，接过获奖证书。

十、（……十八个月后）

十一月，秋天带着对逝去夏日的敬意停留下来。巨大灰色的夜晚踏着柔软的步子到来，温热的土壤中腐败植物那浓浓的刺鼻气息飘散在空气里。我意外地接到学校教导主任的通知，说鉴于我的学年表现，我获得了杰出奉献奖［坚韧不拔克服逆境奖］，被邀请参加"学业成就庆祝晚会"（Student Achievement Evening）。我为能被提名而感到激动万分。

手里攥着通知，我想到了前一年夏末的那次授奖仪式。过去的一年来我变了很多。这次我下定了决心，我要走上领奖台去领奖。这一天来到了，为了不让人将残疾看成是我的首要特点，我穿上了名牌牛仔，还让父母给我头发染上几缕红色。这是一个寒冷刺骨的隆冬时节，离圣诞节还有一个星期。我外面穿了件新的蓬松羊毛衫，里面是一件T恤。我可不想到时候为了到处找外套而烦恼。

我和父母七点半准时到达了学校的接待处。前厅里一棵高高的圣诞树五彩斑斓，闪闪发光。我们被引领着穿过大厅来到即将颁奖的会场。桌椅沿大厅四周排好，人们可以结伴而坐。穿过迷宫似的人群，我们来到自己的座位。我一屁股坐到椅子里，却发现我们不得不和一些不认识的人坐在同一桌。窘迫不安中我侧过身去坐着，这样就可以假装看不见他们。如果他们跟我说话，我的神经就会崩溃了。我知道这不礼貌，但我只想把注意力集中在发奖上。

　　屋里挤满了人，气氛倒不像我想象的那样正式。人们四处乱转，笑声和谈话声淹没了我。我们被安排在靠前的桌子，靠近颁奖台，所以我不用走太远。我安静地坐着，被四周的喧哗包围着。人们说今天有一个当地议员要来，还有一个本地报纸的编辑作为颁奖嘉宾。我查看了地形，设计好我的路线：走到台上，领奖，致谢，微笑着走回到座位上来。我知道和我一同上课的另一个同学也得了奖，可我没找着他。我看见了教导主任，我们见过一两次，她就坐在那个报纸编辑的旁边。我下定决心不让她和我的老师们失望，而且妈妈给了我一个坚毅的眼神，也表达了这个意思。爸爸坐在我的左边，是我们的完美组合。我给自己背自己写的一首诗：

> 我是东方，
> 你是西方，
> 看起来相同，
> 其实不一样。
>
> 我是北方，
> 你是南方，
> 看起来相同，
> 其实不一样。
>
> 我们肩并肩，
> 同在世界上，
> 可我们每一个，
> 其实不一样。
>
> 我们都披着
> 人类的外衣，

看起来相同，

其实不一样。

瘦高个戴眼镜的校长致开幕词，欢迎各位今晚的光临，并祝贺学生们取得的成就。他激动地说："这不是终点，我们的未来之路还很漫长。"一个接一个的学生走上台阶，走过领奖台，接受奖品。教导主任介绍了每一位同学的具体情况，说明他们的得奖原因。我的名字被叫到了，"理查德·阿特菲尔德"。我紧张得大气都不敢出，妈妈也一样，但她轻轻捅了一下我的腰，示意我站起来。这让我如梦方醒，回到现实。我自动地站起来，爸爸紧跟在我后面。我走到领奖台前，踏上三级台阶，这我早数过了，可走完台阶登上台时摔倒了。在我快要极不雅观地跌坐到满是馅饼和布丁的桌子上之前，报纸编辑赶紧一个箭步蹿上前来扶住我，爸爸也从后面拉住了我。我重又定了定神，泰然自若地站在编辑和爸爸之间，奖品在我手里闪闪发光。记者拍了张照片，可闪光灯没亮。我站在那看着印有我名字的信封，一秒一秒过去，等着摄影记者摆弄他的照相机。他又拍了一张，这回闪光灯亮了，直晃眼，可是是在我完全没准备的时候拍的，所以我没笑，也没顾得上致答谢词。我走回座位倒下，谢天谢地。

美酒四溢，演说激昂。晚会已接近尾声，同学们各自回家。整个晚会持续了两小时。虽然疲倦，我还是徘徊在大厅里等着散会的人潮退去。我随着稀疏的人流走到前厅，校长站在那里，祝福写在他的笑脸上。他走上前来向我表示祝贺。真希望我灌下了一两杯昂贵的红葡萄酒。我笨拙地跟他攀谈，打出了两三句话。虽然是在错误的时间冲着错误的对象，但我多少还是表达出了我的谢意。

十一、他要加块糖吗？

我等了几个月的医院预约终于寄过来了。我不想去看医生，太多童年时期看医生的记忆还都历历在目。可看起来这由不得我。看医生前一天，电话铃响了，妈妈跑过去抓起话筒尖声说了句哈罗。一位正坐在某官僚机构角落里执着于繁文缛节的女秘书通知我们说，由于办公失误，我的预约不得不取消。妈妈恼了，拒绝取消预约，我们都等了好几个月了。她告诉电话那端的那个人，我们明天一定去。在她雷霆大发砰的一声撂下电话的时候，我悄悄躲在一旁。

路途又漫长又沉闷。由于交通堵塞，我们没多少时间了。停车场停满了车，我们左冲右撞地试图找到个停车位。迟到了，一到医院，我们沿走廊一路狂奔，三步两步蹿上楼梯，几近疯狂。妈妈火急火燎地跑在前头，但不失机敏；我呢，歪七扭八地靠在爸爸身上，力图跟上他的步子，坚持垫后。在这早不来晚不来的迟到和近在眼前的咨询的双重压力下，我到了前台签到。

没时间放松一下，我就被强行推进一间空气不流通闷热难挨的房间。一只报死虫在屋子里发出吧嗒吧嗒的声响。要见的是一个正在上三年级或四年级的医学院学生，我下定决心，这次一定要捍卫自己的立场。他犹犹豫豫扭扭捏捏地做了自我介绍，然后开始机枪扫射似的问了一大堆看起来都毫不相干的问题。他在一张纸上潦草地做着记录，深揭狠挖我的历史背景，刨出那些沉睡着的幽灵，发掘着我尘封已久并力图埋葬掉的童年记忆。我开始在辅助下打字，下决心要自己回答他的问题。但事与愿违，他并不直接问我。他和我父母谈话，把我排除在交谈之外。不让我参与讨论，我不是谈话对象，而是被谈论对象。我爸妈坚持让我自己回答问题，而不想替我回答。我被这个学生的态度激怒了，对他充满敌意，憎恶地怀疑他是否有和使用莱特打字机或交流板的人交谈的经验。从他的反应看来，我简直就是蛇发女怪美杜莎转世。

顾问来了，和学生谈了几句，让他谈谈纸上记录的东西。学生开始大声地念起来。实在不欣赏他们这麻木不仁的态度，我试着指出那笔记记得不准确。顾问是个矮墩墩的，鲁莽无礼，斗牛犬一样的家伙，带着优越感，开始检查我，并让我等学生念完。我存心没好气地说："我想我才是急需帮助的人，而不是那个学生。"

在这节骨眼儿上，预约的两个小时几乎已经快过去一半了，我们着急还没有开始说到此次前来的目的，我真后悔，觉得当初还不如依我的意思取消掉这个约会。谈话在我脑袋顶上嗡嗡作响。顾问才不在乎记录不可靠呢，他对我的担忧置若罔闻。我觉得为自己说话太重要了，可理论比实践来得容易。我开始在莱特打字机上这敲一下那敲一下，想着我是不是根本就没必要来。我觉得自己特别傻，突然想到，其实可以战略性地向门口撤退的，都不会有人注意到我已经离开了。根据事态发展的状况来看，议题已经明确，谈话完全不必有我在场。

我不能流利地说话，不能表达自己，我无数次地陷入同样的困境里。人们不能察觉我脑子里是有我自己的想法的。就因为我不能用声音说出来，我就一辈子没有发言权。够了，我站起来走了。

十二、风筝飞

我第一眼看到那个吉祥风筝，就心绪不平地对自己说，我是根本不可能把它放飞起来的。我在一个写着减价的盒子里看见那风筝，捡出它来，我拿给爸爸看，爸爸买下来给我。一个形象闪现在我脑子里，一米八的个子，瘦胳膊瘦腿，笨手笨脚，被乱麻似的细线结结实实地缠了一身。玩这东西太复杂了，我觉得被出卖了。结果这风筝就一直被放在爸爸汽车的后备厢里，直到我又想起了它。

我还依稀记得有一年在假日里看我哥哥放风筝。他那年八岁还是九岁，那我就应该是五六岁。那是个八月的黄昏，在爷爷家的度假小屋，我看着他和妈妈站在外面宽阔的绿茵草地上，手拿风筝，慢慢把线松开。那个风筝是我们一个堂兄放在卧室柜橱顶上的，被哥哥发现了，问爸妈能不能拿到外面去放。怒吼的风吹过高低不平的原野，他大笑着举着风筝跑。随即他松开手，风筝乘风而起，稳稳地扶摇而上。在我站的地方，小屋的门外，能看到翘着毛绒绒的尾巴，瞪着大眼睛的小兔们欢快地蹦跳奔跑，穿过满是车辙痕迹长满绿草的斜坡，一下钻进随处可见的兔子洞里，消失得无影无踪。

一个夏日的傍晚，爸妈和我沿着海岸开车回家，爸爸看见远处有个东西。他叫我看，说从它的高度和形状来看，那应该是个风筝。离得越近看得就越清楚了。那个风筝是漆黑的，仿佛对折着弯曲起来。它不是你夸张想象中的那种令人兴奋激动上下翻飞着的风筝，只能用飞得又稳又好来形容它。

我非常羡慕它。它自由地飞着，像一只黑色的大鸟。我们不假思索地决定停下车来，走到海边去好好看看它。可是等我们在附近找到地方停下车从车里出来时，那个风筝却消失在视野之外了。想起了我的风筝，躺在后备厢黑暗的角落，早已被遗忘丢弃的那个，我们把它拿出来，带着它来到了海边。

夜幕将至，柔和的时光把我们吞没在她静谧的氛围中。深红色的落日镶着金边，光彩夺目，夕阳的余晖反射在海边岩石间潮水潭的涟漪里，忠实地向我们道着晚安。海滩沉寂，一对年轻的情侣坐在远处相互低语。偶尔有形单影只的人在我们身旁漫步。我们解开风筝的绳子，试图将它放飞。最初的试飞悲惨地失败了。"欧，欧，欧"，黑头海鸥尖锐地高声鸣叫着，打破了黄昏的宁静。它们在上空盘旋，深棕色的脑袋清晰可见。我手拿风筝站在那里，剧烈的风放肆地吹乱了头发。我伸出手臂试探性地将风筝高高举过头顶，爸爸拽着绳子，让它向上扬起。他大喊着叫我松手，让风筝起飞。一只毛发蓬乱老掉牙的小黑狗跑过我们身边沙滩上的浅坑，溅了我一身海水。妈妈的眼睛都笑弯了。突然之间狂风乍起，风一下子托起了风筝。风筝看起来像是自己决意要飞走似的，它躺在那里被遗忘了那么久。它直飞冲天，在空中翱翔，飘摇了一小下，接着就在半空中翻了个跟头，咕噜一下栽下来，砰地摔在我脚边。

一个孤独的人静静地沿着海边小路走上前来，悠闲自在地站在一旁，看了一小会儿，就去继续他的晚间散步。走了没两步又停下来，兴趣盎然地看。妈妈举着那风筝——我现在觉得它对风完全无感。那个人在观看，好像也成为我们团队的一部分，一心牵挂着我们的目标，这让我觉得一丝安慰。他的姿态带来的共鸣给了我力量。风筝又飞了起来，这大约是第二十次了，现在它完全不听指挥，擅自乱飞，几乎是要一头栽进浪花溅射的蓝灰色海水里去了。那人见我们无法控制住这负隅顽抗、诡计多端的风筝，对我们这么不专业的放风筝技术失去了兴趣，又接着散他的步去了。

收音机低沉的话语声在凉爽的夜空里飘荡。我向远处凝望，仿佛看透了千百重天空中的黑暗。大海老先生猛烈地在我脚下拍打，我已心甘情愿地打算要彻底放弃了，确信我们不可能见证这风筝伴随着风的呼吸而飞翔。这时，妈妈弯腰拾起疲惫的风筝，高高举起来；她那一米五的身体似乎不受任何拘束，挺得又高又直；隔着海滩她冲爸爸高喊，再来一次。风筝飞起来了，摇摆着，旋转着。我看得着了迷，风筝被风托起来，真的在风中航行了。之后它看起来是太累了，浑身抖动，仿佛对自己的飞翔能力没有信心似的。于是又一次静静地掉下来，砰地掉到柔软的沙滩上，掉到我所隐匿的黑暗里。

十三、狄更斯之旅

一封电子邮件出现到电脑屏幕上，像个顽皮的孩子，厚脸皮地问我是否能在晚上到米德尔塞克斯的一个会议上做嘉宾演讲。我对此全然无知，所以感到可笑。心潮澎湃，我觉得有必要公开表明一下我的立场。最近我参加过三个会议，每次都有从观众席里跳起来到台上去讲讲话的冲动，就像个无名小卒也想要奢谈一下天下大事，吓得我啊，赶紧把这想法扔到一边去了。我会吓死的，我会一败涂地的。可是，这个去演讲的念头在我心里生了根。这是封有趣的信，有趣的一半是给我的时间太仓促了，另一半是，这是个始料未及的挑战。这看起来不可行，但另一方面来说，开车去米德尔塞克斯也就三个小时，如果我抓紧也还来得及。好的一面是，我连过度焦虑的时间都没有。如果信是几个星期前来的，焦虑会从内部咬噬我，就像贪婪的狼死死抓着猎物，绝不会放松它的爪子。

我怜悯地看了一下自己。已经过十一点了，我净忙着回复邮件了，既没洗漱穿衣也还没吃早饭。我又开始琢磨会议邀请的事，越想越来劲，觉得我应该去。爸爸现在在班上，中午回来。我一百个相信老爸，他不会在意开车送我去的。

这个会议比我前两次做过简短发言的会议大得多，那两次大约只有二十人出席。雪上加霜的是，我还没细想要去说些什么。还有另一个恐惧。让人伤脑筋的考验是当众在交流机上打字演讲。我希望我能用嘴说出来，那样人生就没那么复杂了。交流机发出的电子声音让我自己听起来都觉得刺耳和古怪。我不知道该说什么，脑子里一片空白。我试图想出个开场白，可词语都躲着我。我告诉自己车到山前必有路，到时候会有办法的，那些话会自己冒出来的。我突然想到，一个人不能用口语表达自己是很奇怪，但在脑子里，我很少有找不到词的时候。我觉得这个想法很好笑，而我经常有类似的想法。

大约三个小时之后我钻进了汽车。和爸爸妈妈一起开始了我们25号高速路上的疯狂飞奔。第二天的食物带上了。不知什么原因，在去加油站加油的时候，爸爸莫名其妙地突然觉得非常有必要洗洗车。我非常困惑，很想知道这是为什么。我认为将要出现在大庭广众面前的是我而不是车啊。

一切都很顺利，直到我们离开高速进入到特威克纳姆郊区。不知道该走哪条路，我们转错了弯。因为急于出门，我完全忽略了我们并没有会议举办地点的完整地址。我在车里又看了一遍那封电子邮件，里面仅仅给出了饭店的名字。时间一分一秒地过去，我才发现妈妈正在和爸爸说话。我把我的想法放到一边，侧耳倾听。妈妈焦急的语调告诉我，我们遇到麻烦了。她试图想让爸爸面对一个事实：我们要迟到了。可爸爸看起来同样的确定：时间还充裕得很。

什么事都不能让爸爸着急。我父母有时候简直是场噩梦。妈妈总是火急火燎的，显得有点儿疯狂，她总是想同时做半打的事，很少停下来静静地坐在那儿；而爸爸总是缓步慢行，像头又大又慢的老熊。有时，他这样真是让人头疼。经常对爸爸行动不够迅速失去耐心，妈妈生气的眉毛翘得老高。他们是正好相反的，这很奇怪，因为他们都是水瓶座。

接下去的事仍让我开心不已。妈妈疯狂地搜索着地图册。她不戴老花镜看不清楚地图上印的字，但是她又得不时换上近视镜四处张望查看我们现在的位置。绝望中她瞄一眼地图又瞅一眼外面，试图找到个街名或路标。爸爸现在也慌乱起来，被车流包围着，大喊着让妈妈说该往哪个方向开。她不下十次地重复着该走的路线。由于不相信她具有正确看地图的能力（我也认为这是男人的事），爸爸没理会妈妈的建议，换到了另一条路上。尽管遭到爸爸的诸多贬斥，妈妈其实是一个看地图的好手，完全有能力标识出正确的路线。她没好气地对爸爸说，她只能告诉他地图上是怎么显示的。带着对爸爸不合时宜的言论的气愤，她又一头埋进地图里。我们在五分钟里换了两次路，还是不知道何去何从。爸爸提议给姑姑打电话问问路，她就住在附近。

在妈妈还在疯狂地试图搞清我们现在在哪儿的时候，我那聪明的爸爸建议她用手机打电话给我姑姑，问问她知不知道那个饭店在哪儿。不幸的是，爸爸忘了把新的伦敦区号输到手机里，于是妈妈拨错了号码。我现在希望钻到座位底下去，而没有给所有人添这么多麻烦。我又想到了会议。他们向我保证，如果我太紧张，到最后一分钟我还是可以退出的；但是我很心焦，特别不想让任何人失望。

现在的情形变得更富喜剧性。爸爸看着外面逐渐暗下来的天色，自己跟自己（也许是跟我们，这我不能确定）嘀咕说，他确信姑姑就住这条街上。妈妈似乎觉得难以置信，瞥了他一眼，生气地说："你当然应该知道你自己的妹妹住在哪里。"我看着他俩，悄悄吸了吸鼻子，强忍着没在这时候大笑起来。

我们又开了大约十分钟，妈妈投入地查看地图，同时还往外面看，找我姑姑的房子。突然招呼也不打，爸爸停在了一个酒吧外面，盯着马路对面，带着没什么把握的语气，他宣布："我确信那个房子就是。"鉴于我们去年才刚刚来过这里，我能理解妈妈的愤怒。她生气地迅速瞥了一眼酒吧，又看看前面那个房子，说："哦。看在上帝的份上，能劳您大驾过去敲敲门吗？"我猜我们是找对地方了。依然相信我们的时间还很充裕（而按我们原先预想的，这时候应该已经到达会场了），爸爸慢腾腾地走过马路。从他愤愤不平的态度和声调里我觉察出，他大概真有些恼羞成怒了，觉得他完全是在妈妈的唠叨指责中执行她的命令。

妈妈望着我叹了口气，就像她平时习惯的那样。这一叹，不知是因为看到我还是因为爸爸太难缠——我猜是后者吧。爸爸从没停止过让我惊奇，他不知道在这种时候他的慢条斯理多让人心烦。

他现在站在一座维多利亚时代的老房子前，平静地敲门。他犹豫地像是冒着风险走了进去，让人怀疑他是不是找对了门，会不会一下被吞没，就此永远地消失掉。狄更斯的《圣诞颂歌》里的一句话这时幽默风趣地浮现在我脑海，"马利死了，从此死了。"我仿佛看见马利的鬼魂，令人恐惧地突然出现在可怕的黑暗里。过了折磨人的几分钟，又过了几分钟。越来越毛骨悚然！如果静听，甚至可以听到链条沉重的当啷声。妈妈现在相当着急，觉得爸爸花的时间太长了。我抱歉地说，太不凑巧了，爸爸八成在斯克鲁奇的前厅那恐怖的角落里遇到了死神。妈妈不耐烦地看了看车上仪表盘上的时钟，又看了看马路对过的房子前门，那个地方现在在我脑子里已经成为阴森贪婪的埃比尼泽·斯克鲁奇先生的住所。在那里爸爸已经跟他们搭上了话，正得知由于他在世上的不义行为和罪行（换句话说，就是因为他自己不认识路而冲妈妈咆哮），而要被那雅各布·马利的鬼魂抓着铐上专为他锻制的脚镣。另一声叹息在空中回荡，马利的鬼魂神秘地迅速褪去，和它出现时一样迅速，回到了满是灰尘的发黄书页上，蹲在书架的角落里。

又一声不耐烦的叹息，妈妈打开车门跳到马路上，冲过穿梭的车流，她跑上小径，来到门口，不停地叩击着门环。敲门声打破了黄昏的宁静，马利那有着"诡异地飘动着，仿佛被热风或什么人的呼吸吹拂着"的头发的鬼魂会突然从哪里冒出来吗？可怕的黑暗会把她也吞没吗？会不会再没别人了，只剩我一个人孤零零地坐在这里与马利和埃比尼泽的鬼魂做伴？我不信，可这么想想很有趣。现在我放松地独自长叹了一声，微微露齿一笑，因为几秒钟后爸爸和姑姑终于又出现了。显然爸爸这回逃脱了马利鬼魂的魔爪，他那些罪行的报应要等以后再说了。我思想斗争着，琢磨着是否要做出一副天真无邪的样子问问他，是不是看见门环上老马利的脸正死死盯着他。

我姑姑跨进她停在房子前面的车里。我们在后面跟着她，又重新踏上了旅程。我现在不得不承认，我们肯定要迟到了，听天由命吧。爸爸告诉我们，姑姑有电话簿和黄页分类指南，她和爸爸迅速在上面查找了一下，爸爸找到了饭店的名字，给他们打了电话，问了具体位置。我们跟在姑姑的车后面，爸爸背着她的车牌号码，并让妈妈记下来。妈妈不只是困惑，而且带着严肃的神情仔细看了看爸爸，以为他神经错乱了。第二天爸爸才想起来告诉我们说，姑姑刚买了辆新车，尽管他当时亲眼看着姑姑上的那辆车，但还是担心会认不出，怕在路上快速的车流里把姑姑跟丢了。我自己也觉得有些奇怪，可是他很有道理地解释说，伦敦人开车比我们这些土得掉渣儿的乡下人快得多。

不用说，我们迟到了。车子在饭店外面的停车场猛地停下。入口大厅都挤满了人。晚会发言人不知从哪儿钻出来，平静地对我们说了几句话，又急匆匆地领着我们进入会议厅。没时间交谈，没时间思考，没时间收拾自己的心情。我匆匆忙忙慌慌张张地站在了人海面前。莱特打字机在手，我开始敲键打字……

参考文献

Wordsworth, W.（1991）. The prelude, book 1. In J. Wilson（ed.）, *Lakeland poets*（p. 30）. London: Grange Books.

第八章

第一部分　我理想的世界

杰米·伯克

编者按： 这章的第一部分是一个高中生杰米·伯克写的短文。我第一次遇到他时，他还是一个朱沃尼奥（Jowonio）幼儿园的学生。该幼儿园专门实施融合教育，有孤独症或其他发育障碍的学生和无残疾的学生在同一个教室里学习。杰米那时候四岁，还没有发展出可靠的交流模式。他能说一些单词，但不会说句子。第二年，他学会了通过打字进行交流。在他十二岁那年的夏天，我请一个博士生花些时间和他在一起，并采访他是如何发展独立打字能力的。在那个夏天，他开始念出他打的字。发展到后来，他可以大声念出他打出的所有文字和其他印刷文字。杰米在写下面这篇短文的时候是个高中生。在这篇文章里，他讲述了自己对于学习和帮助的想法。杰米十三岁时我曾请他在我任教的一个残障研究专业的研究生班演讲，这篇文章就是以他当时所写的一段演说内容作为蓝本的。

　　我梦想的学校是什么样的呢？舒服的软椅子，放着讲述爱和友善的好书的桌子。孩子们的行为要非常友好，嘲笑和戏弄他人会受到惩罚。所有人都会被邀请参加所有的团体……愉快的音乐在各个角落奏响。我可以在需要时，而不是被要求时，述说我的想法和烦恼……老师们，都是好的，都是我们所选择的，而不是计算机分配来的。课程是根据老师们所喜爱的题目挑选的，因而老师们一定要在那门课上表现出色。如果要求我们完成作业，那要给我们一天以上的时间来完成。亲爱的父母将被邀请和真正优秀的教师谈论孩子的优点和能力。吃午饭的屋子远离厨房，气味就不会那么糟糕。午饭时间就安静地吃饭，没有大声喧哗和吵人的铃声和口哨，那些声音像杀死妖怪的利剑似的撕裂我的耳朵——我的听觉异常地好，所以对噪声难以忍受。

新来的孩子都可以享受看怪物电影。对怪物电影我既怕又爱。所以［用怪物电影来招待］意味着他们开始理解我，就像我渴望理解他们一样。学校可以选择那种让人入迷又有点儿害怕的电影招待新同学，以此表明他们尊重我，承认我的喜好和需要。

老师能够帮助我满足交到朋友的渴望。你可以给学生们机会来认识我。花那么长的时间打字，很难保持住朋友们的兴趣。孩子们大都乐于说话，但倾听不是他们的所长。就算我能够说话，也不会说得很好，时间和他们就都溜走了。

我的学校非常好，人们试着教我、爱我和我的孤独症。所以我想，比起小的时候来，我现在不再那么害怕了。生活中的喜悦，对于一个通往幸福之旅的孩童来说像是个梦幻，而今实现了。尊重，伴随着对每一个孩子的热爱和对他们能力的理解，以及对教书的渴望。老师就应该愿意教授每一个孩子。他们应该认识到，他们的梦想不是我们的。问问我们需要什么，以便我们在今后的生活中成为一个独立的人。用适当的方式教授有用的技能。和我谈话会使你知道我是否快乐。

在我的成长过程中，说话是那样令人沮丧。我可以在脑子里看到字，之后，我意识到我要让我的嘴动才能让那些字母活起来，它们在刚出生的时候就死了。让我生气的是，我清清楚楚地意识到我要说什么，我的脑子却败退了。当老师用孩童般的语调对我说话，安慰我，而不是教导我时，我简直要发疯了。我不得不试着从好书里学习更多的东西。图书馆是我的补偿。在听周围人说话的时候，我相信我的耳朵只能听见那些强有力的词，我是说，那些能让我的耳朵伸长了去听的词。

　　我知道孩子们为什么尖叫。不能用语言表达，并且感觉完全被人忽视，是件令人沮丧的事。你知道那个威尔斯的老电影《隐身人》吧，那就是我的感觉。我的衣服穿在身上，可是我的身体和灵魂却感觉不到。生活在那样的境遇中，你如何承受得了？当意识到唯一可能把地狱变成天堂的途径是开口说话后，我决心冒险，尝试着开口说一个词。我知道我的声音听上去很傻，但试一试的感觉还好。当看到我大胆的新梦想开始成真，我就更多地去尝试，于是天堂也就更近了。

　　听力疗法是令人愉快的。它建起了一座桥梁，帮你的耳朵连通那些失去了意义的声音。听力疗法是一组变换频率的音乐。有时候我的耳朵听起来没有困难；有时候我必须非常专注地听，并建立起使声音连续起来的桥梁。这看起来好像能使我听到全部词汇了。以前，我会丢失掉一些声音，那些词汇听上去就像扔掉的垃圾一样没用了。也可以这么说，我感觉这是在训练我的大脑具备更强的听力。它也开始帮我说话说得更好了。它带给我讲话时所要的一种节奏感。我觉得古典音乐最适合我，我的大脑能跟随它那细致入微的模式。

　　很多东西对我来说学起来都很困难。我现在觉得，非让我学怎么系鞋带就很愚蠢。我的脑子也不知道我为什么做不了这个，可是我的学校认为这对证明一个人是否足够聪明很重要。为什么和你不会说话比起来，系鞋带这个事情反而很重要？就像念字母一样，在我的大脑里系鞋带几乎没有可以遵循的模式。练习了很多次以后，像说那些词一样，似乎有一个模式进入了我的大脑，指导着我的手去怎么做。我觉得音乐疗法起了作用。能系鞋带不就意味着你能进入编小辫或者打篮球的世界吗？一个孩子不能系鞋带，会感到很沮丧，特别是听见人说"不要紧啊"，"我们可以用粘贴式鞋带"，就更感觉到失败。我无声地叫喊："让我的嘴像我的手一样活动。你们这群傻瓜，难道看不出我在挣扎着告诉你们，对放在我面前的这些问题，我有一大堆的答案吗？让我的大脑控制我的嘴说出话来不比教我摆弄一截棉线带子在生活中更重要吗？"十五岁那年我学会了系鞋带，人们高兴得好像我在什么比赛中得了大奖似的。我在脑子里笑话他们，但愿他们知道他们看上去有多可笑。大人们认为这的确值得如此兴奋。妈妈高兴，爸爸自豪，可是我脑子里依然认为为学会系鞋带而兴奋是件很傻的事。

使你的选择被听到，就会带来安全感。选择，有时即便只是选择早餐吃什么麦片，都很困难。早晨，我被给予很多很傻的选项。可是由于我不能依赖语言准确地表达，我只好选我听到的那一个。很多时候，由于那些都不是我真想要的，所以当我吃不完我选的早餐麦片时，妈妈和我都会很生气。你小时候，只会牙牙学语，你就不能使自己摆脱局限，自由地选择。就像小汽车只能向后滑行，因为没有足够强的引擎让它往前开。这就不可能有任何快乐和美妙的选择。早餐之后，我对自己感到恼怒，也很生妈妈的气。即便她跟我说"你还想吃点什么别的吗？"也是没用的。引擎就是不动。很多时候我感到，与其有苦说不出，倒不如叫喊和奔跑来得好些。就算看过选项，我的大脑每天还是只做出同一选择。很多次，我想要薄煎饼，可是我笨拙的手却指向了其他糟糕的东西。

我相信如果我像孩子一样，能有"大脑里的移动画面"就容易了。我说的"大脑里的移动画面"来源于我看的动画序列。对我来说，动画序列就是具有让事物按顺序活动，而不会被某个吸引我注意的画面或词语卡住的能力。

焦虑是常客，就像呼吸。我相信我的细胞里有个细胞核充满了焦虑。小时候我按固定的步伐走路来帮我的身体应付焦虑，我感觉神经被刺痛，就像被豪猪的刺扎着。我觉得感觉统合什么的，就像贴了块巨大的邦迪创可贴在我身上，它能把刺卷成个棉花球，能让我舒服一点儿。我现在能对付一些让我感到狼狈不堪的时候了。其中一种情况就是，我被问到一个问题，但我却因为提问的声音感觉非常难受。妇女的声带能发出一种像颤音的声调。遗憾的是，人们期待着你做出回应，感觉就像只落入网里的鸟一样。能展翅逃离当然很好，可是那些来自他人的期待就像个笼子。既奋力地想得到人们的赏识，又渴望着要逃开，我觉得我很挣扎，但这却是成为一个有能力之人的途径。

另一个让我感觉像落入水中狼狈不堪的情况就是考试测验的时候。我需要集中注意力到题目上，艰难地看那些印刷体小字，这些黑色的字使我视力感到模糊。纸张的磨擦声，铅笔的触碰声，写字的沙沙声，咳嗽声，椅子的碰撞声，还有光线，都让我发疯。我［必须］开头做得很好，然后就慢慢累计起来，像是能从银行取出的钱一样了。我是个待救的落水者。可是却不能离开，离开了就完了。失败是成功之母，可只是对那些不需要特殊教育的人来说。

那些微笑着，说着"我知道有一天你会说话"的人，我猜他们说的时候是付出了努力的。他们其实并不相信当我面说的这些话。我知道他们的微笑掩盖着他们的真实想法，是同情而非信任。为什么那些自称受过教师专业训练的人不懂得希望和愿望都是最重要的，就像楼层是靠坚实的支柱搭建起来的呢?

全纳式教育可能好也可能坏。它需要所有人的参与，教师、领导、监管人。教师不能只给我一张书桌之后就把我留在位子那儿不管了。我需要［教师］向我提问题，并且给我时间来进行深思熟虑的回答。教师要成为指导者，要在我容易迷失的地方指引我。

第二部分　虚构的孤独者

道格拉斯·比克伦

这章进行总结和释义。我将分析由特邀撰稿人的著述中产生的一些主要议题，从普遍性过渡到特殊性；最后探讨位居两者之间的，也是广大治疗师、教师、家长及其他相关人士较为关心的话题：如何支持生活在**孤独症**这一涵盖性术语下的人群。就我所给出的任何一项解释和说明，我想要强调两点：第一，这些是我个人的诠释，而不是对孤独症社会建构的特有解释（即，并非绝对的论断）；第二，无论我对他们当中某人的叙述做何评论，我的描述或解释并不一定适用于所有的特邀撰稿人或大多数被归类为孤独症谱系的人，这和描绘任何一个不带残疾标签的普通人是一样的。如同其他任何一类人群，孤独症人群个体之间也存在着巨大差异。

一、指导原则

（一）残障意识

几乎每一个关于孤独症的研究都在寻找答案，力图了解它的本质和起因，探索有效的教育和治疗干预手段，甚至仅仅想要知道如何和带有孤独症标签的人进行互动。我想这是我请杰米·伯克描绘他心目中理想社会的主旨。至于伯克和其他几位撰稿人所提供的策略，更多是他们个人采用的方法，治疗师或教师不可能也不应该拿来应用于每一位被归类为孤独症的人身上。另外，有几位作者回顾说，他们极清楚周围的人是如何看待他们的，也知道他们往往是如何被社会边缘化的，而他们就是在这样的情形下成长起来的。简而言之，他们的叙述事关社会公义，这与残障权利和残障研究都密切相关（参见 Charlton, 1998; Thomson, 1997; Linton, 1998）；不要说大众文化，这一主题在大多数专业研究和从业人员的文献中都很少被提及。鲁宾说，社会尚未能把贴上孤独症标签的人当作"正常"人来接受，她这话的本意正在于此。

当我请求穆霍帕德耶描述**他的**理想学校时，他写的却是自己被边缘化的经历。他问我为什么他要去想象一个将他拒之门外的机构进步了的样子。他排斥理想学校这个想法。他争辩说，学生们毕竟不是一块块拼图——就算他们真的是，他说，教育者们也肯定当他是"其他拼图遗失的一块"给丢到一旁。他的类比充分反映了他对社会偏见的态度。穆霍帕德耶指出他受到的教育五花八门，无章无法。比如，通过看着他人怀疑的眼色，或是通过痴迷地看着一粒尘埃飘入阴暗处。伯克形容自己是个"完全被人忽视"的人，而他不得不想方设法让人关注他，承认他的存在。别人认为他是有价值的吗？他们是把他看成一个有学习能力的人吗？他们热情洋溢的表情是对他真诚的赞赏还是对他能学习的可能性持悲观态度的掩饰？大家是把他想成一个需要友谊，能感受到孤独的人吗？他是被当成一个能判断出同伴们怎么看待他的人吗？人们会去琢磨我们的文化该如何改变以使他能被充分理解吗？伯克思考着这些问题，而阿特菲尔德则提倡能有更多以公正平等为核心的学校。

与穆霍帕德耶和伯克一样，布莱克曼也不太配合我对"怎么做"的询问，她认为那是我个人的兴趣。"为了什么'怎么做'？"她问。当我要求她写些关于孤独症的经历，以使其他人能够从她的分析中受益时，她告诉我，她觉得被人问这些事而不是对于无关孤独症话题的看法，使她觉得有些厌烦。她觉得我的议题是在假设她可能"想要变得正常些"，但她不想。布莱克曼提醒了我，我想讨论的问题也许并不一定是她想要讨论的。如果有人觉得倾听她的声音是有价值的，那她宁愿谈谈她的"纯粹的智力思想"。她不打算去揭示一系列的治疗方法和疗育实践。

（二）渴望参与

"孤独症人都是孤独的"这一说法是种社会偏见，这几位特邀撰稿人中无一人与之相符。通过教育，通过写作，通过艺术，通过友谊，还有，通过对话，他们每个人的呈现都极富魅力。当我和他们讨论他或她的章节时，当我在编辑过程中和他们一来一往地进行交流，请他们进一步澄清或做出更详细的阐述时，当我读着他们的记述时，我觉得那些认为他们在很大程度上与社会脱节的想法毫无道理，只能说那是对他们外表的误解。

有意思的是，我是后来通过一件事才清楚认识到这一点的，当时我差不多忘记了民族志研究中要求多倾听少施加影响的谏言。具体情况是这样的，理查德·阿特菲尔德和我一起在讨论关于参与的话题，以下是我们的对话（节选）。

> 理查德：在一次会议上我被邀请在自愿基础上做个发言。我写了讲稿，想把它［为听众］都打出来。我预先掐算了下时间，最快也要一个半小时才能全打出来。之后会剩下二十分钟用来提问。我不想略去这部分，但下午的会迟了三十分钟才开。道格，要是你你会怎么做呢？

> 道格：把演讲稿存电脑里，用语音合成器念稿子，然后即兴回答问题，一边打字一边大声读出来。我会把演讲内容投影到一个大屏幕上，这样听众就都能读到了。

> 理查德：我是在会上当场打出来的，我想让大家亲眼看着我打出来。［他解释说他写的内容的确投射到屏幕上了，但他是参考笔记当场打出谈话内容的。］

> 道格：［在美国的会议上］我们一直都是这么做的，让大家事先准备好演讲内容［他们可以从头至尾滚动下拉，并打在一个大屏幕上］，然后在演讲的问答部分演示独立打字。这样能快点儿，也能让听众更多地参与。

> 理查德：我肯定你知道怎么做更好，但我不愿意这么做。我宁愿坐在那儿打字，成为整个气场的一部分。

> 道格：嗯，气场的一部分。我明白。

理查德：我想尽可能以最令人满意的方式参与进去。

道格：就是用这种方式？

理查德：是的。不然他们可能又会把我留在家里，给机器录音［也就是，他在打字设备上打好文章，用语音合成器读出来，同时用录音机录下来］。

道格：［笑声］

理查德：哦，这可是真的。

道格：我完全不同意，因为你人在场而且能发表意见［即：回答听众问题的时候］。

理查德：但是，但，但，这还不够，它还得是个丰富的经历。

我不得不承认，当我第一次读到上面这段录音文本时，我有些尴尬不安。

因为听上去我近乎于霸道，至少在说"我完全不同意"的时候是可怕的生硬。

但是，理查德却能坚持己见。我们成了朋友，像朋友一样在争论。

在随后的一次公开演讲中，因为注意到听众严肃的举止，理查德在他的讲话中加入了一些笑话。他把发生的这些事写信告诉了我，解释说他有多看重自己的参与：

理查德：我抖了个包袱，但大家都不敢回应。我停下来，冲他们微笑着说："这是个笑话。你们可以笑。"他们一下子放松下来。我又多加了几个笑话。我们都挺高兴的。后来我们不得不移步室外，因为到最后大家都挤在走廊周围想跟我说话。这是我做得最好的一次讲话。我觉得充满活力，成为大众的一分子。

道格：是，我理解你的意思。

理查德：对我来说这就是全部意义的所在——参与。

理查德·阿特菲尔德声称他喜欢做公开演讲，而认为被划归为孤独症的人都为人冷漠、对社会性参与不感兴趣的观念却由来已久，这两者之间形成了鲜明对比。

（三）能力假设

是否被当作一名参与者与这个人是否被视为有能力有关。如果不能让人认为你现在具备智力能力，参与很容易被拒绝。例如，穆霍帕德耶在回想起那位给他贴上智力迟钝标签的心理医生时，显得很宽容大度，但他认为如今的特教人员在评估一个个体的发展可能性时应该"更加开放"。他写道，他们应该从假设孩子能理解教师的话开始。当他们跟学生说话时，应当期待的是学生能听见，而不是把他们视为"耳朵有毛病"的人。教师应按照与学生年龄相符的方式对待他们，而不应该把他们当成幼儿一样来看待。他的这些观点正好与我早先提出的**能力的假设**遥相呼应（参见 Biklen and Cardinal, 1997）。

这个理念很简单，它推崇乐观，拒绝悲观。和穆霍帕德耶一样（尽管可能带些愤怒），鲁宾对世人说，再好好看看，"不要再偷懒"，"再多揭示几层"，去看看那些明摆着的事实。她争论说，尚未能用口语进行交流的人，也许可以通过多种其他方式彰显他们的智能。她指出，在凯纳 1943 年的研究中，他自己和很多孤独症儿童的父母都充当了细心的观察者，他们发现，艺术和音乐是非语言形式的表达方式，当以传统交流方式无法表达时，它们就会异军突起。事实上，穆霍帕德耶和鲁宾两人似乎都在说：以优度人，假定一个个体有能力，然后全力以赴寻找能力证明，还要支持他或她去发现新的表达方式。

与此相反的则为悲观的立场。它会这样告知残障人士："在给你机会之前你得先证明你自己。"它从失败的角度去看待在传统表达方式中所遇到的困难以及其他非传统表现方式。正如鲁宾所体会到的，沟通中对支持的需求以及总要被考验是否具有思考能力，对她来说是双重的挑战，让人感觉像是"一个极难逃离的深渊"。因此，从一个干预者的角度来看，能力假设是她身边的人能采取的更为实用也更为乐观的态度。我之所以提出**能力假设**这一理念与古德的主位观点（emic perspective）的出发点相类似。他认为，与一个人的密切接触以及对此人开放式的看法能使人避免专业诊断人员障碍探寻、缺陷锁定式的界定方式，也能使人通过融入和参与更加深入了解对方（Goode, 1992）。这也是林内曼所称的心智性能（mindedness, Linneman, 2001），亦即，一旦一个人因被宣称为患有智力障碍而导致他的心智能力被从观察者的想象中抹去，"心智在最大程度上也只能以经验的形式得以留存"（p.65）或重现。当一个人认定另一个人已被权威性地断言为智力低下，二者交往中，如果希望前者对后者有真正的了解，就"需要让他们进行密切的接触"（p.103）。林内曼认为，"智力障碍的阴影造成的是一系列期望的改变"（p.183）。于是，当一个人被认为"有孤独症但不具备智力障碍时，他或她的释义群体很有可能会认为'心智'存在于此个体但并未呈现。而如果智力障碍被察觉（亦即，认为存在而且当作实体来看待），那么此人的心智便会成为遭受质疑的对象"（p.183）。

二、可能影响行为表现的因素：头脑与身体

在这一部分，我将综合阐述本书中几位作者谈到的影响他们的一系列行为表现，甚至是思考状态的因素。他们的文字内容完全不符合那种所谓的他们缺乏心智性能的说法。

（一）感知觉体验

阿尔贝托·弗鲁戈内在文章一开始就谈到"感知觉异常"的问题。他描述有时视觉和听觉刺激让他感到难以承受，需要"关闭"身体对

多重感知觉体验的开放性接受方式，一次只接收一种感知信息。他解释说，他能注意听到了什么，但只有在同时屏蔽掉视觉刺激时才行。因而，以传统方式看电视就变得很困难。如果他挣扎着去注意看到了什么，可能就会错失通过口语传递的信息；如果他全神贯注于人们说的话，就又会忽略节目的情感氛围；只有当他在脑海中重放电视节目的片段，或在节目结束很长时间后有可能是下意识地想起时，他才能对节目传递的信息有个完整的感觉。如果他试图同时注意画面和声音内容，他的"注意力就会分散"。这就像在看一部外语电影，而你对那种语言一窍不通。你不得不通过画面，或许还有声音去了解大意，但话语的意思就无从知晓了。如果你真要停顿下来去翻译词句，就没法继续关注画面上的变化。蒂托·穆霍帕德耶将此窘况称为被"单通道"了；他一次只能做一件事，一次只能专注一种刺激。和弗鲁戈内一样，如果他注意看见了什么，就不能同时注意听见了什么。苏·鲁宾也遇到了和他们一样的困境。她的情况是，她喜欢看带字幕的电视，基本把电视当成一个视觉媒介。她发现书面文字能让她理解节目内容，得到的是整体画面印象而不是碎片式的内容。

突然身陷公共场所，特别是那些从没去过又无秩序的地方，可能会像电视节目一样令人感到迷惑，甚至更糟。穆霍帕德耶的妈妈带他去的市场，在印度班加洛尔的那个，或是弗鲁戈内的妈妈带他去的那个位于意大利拉帕洛的乡村中心，就是鲁宾所指的"经常有不可预测的，甚至不可挽回的事情发生"的现实世界。对这些环境的不确定的感觉需要时间和帮助才能适应。弗鲁戈内说他需要妈妈拉着他的手，特别是在他小的时候，否则各种各样的声音、颜色、活动，眼前呈现的事物，包括人，都会令他感到不知所措。在家里，他熟悉陈设布局，环境也大体是可以预期的。东西位置保持不变的话，他能更独立地自处，不需要被人牵着手。他可以在脑海中重放家里不同房间的样子，记住它们，记住自己在它们之间走动的情形，记住在那里发生的一系列活动的顺序，很像他重播电视节目那样。家里平和宁静，有可依赖的能记住的参照点。外部世界则截然不同。弗鲁戈内将外部世界运行的规则形容为"演绎推理法"，这规则不允许他享受在脑海中重复演示环境背景和各项活动的乐趣。每件事都在不停地变化着，就像是在一个感知杂物堆里。行走的路线，人们的面孔，物品的位置，不同的气味——所有的都在变化，让弗鲁戈内害怕得"不敢四下张望"。穆霍帕德耶管这叫开放情形的"混乱"。如果按常规标准去应对，需要注意你看到了什么，听到了什么，还有你自己和其他人的活动。如果尝试同时去接收多重感知觉信息的输入，冒险进入公共场所的确可能会令人无所适从。穆霍帕德耶将此种情况比作一个人突然被从观众席拎到了舞台上，他或她会觉得非常不自在，没有剧本的安排，不知道该做什么，也不知道该承担何种角色。

如果面对一屋子的人或物，没有明确的规则和预期，事事在变化着，选择有很多种，穆霍帕德耶觉得他想每样都试试，结果就是不能将注意力集中在任何一件事上。出人意料的是，这种情形引发的是让人想要逃避现实的反应，而不是参与进去。实际上，停下来专心致志地只做一件事，比如，重复的事情，能使人从"全然混乱不堪的"体验中喘口气。太多刺激实在令人无法承受。穆霍帕德耶采用的另外一种自我保护的策略是发出一种声音，起到阻断过滤器的作用。它能阻挡外界嘈杂的声音，将它们推入背景中。但他发现，他会一遍又一遍地发出同一种声音，自己停不下来，以致使他无可奈何地僵在那里，动弹不得。穆霍帕德耶为自己和别人如何跨越这种无助的境地提供了建议，我会在这一章的下一节做进一步阐述。

即便是在一个特定的感知觉领域，像听觉或视觉，也可能会有多重的感知体验。因而，你必须做出选择，决定要顾及这一感觉的哪个方面。例如，穆霍帕德耶指出，人人都知道"猫"是个再简单不过的词，但是说出它的嗓音不同，它听上去也就不同。如果你去注意声音，想根据它是由哪种类型或是哪个位置的嗓音发出的来区分它们，比如是从一个深邃的房间还是从一个小书房里发出的，那么这个词的意思很容易就变成次要的了。弗鲁戈内解释说，他可能会把注意力集中在话语的节奏上而不是单个单词听上去是什么，或是更关注声音本身而不是这个声音传递的词是什么含义。他对自己的耳朵感到很自豪，听到那些意欲令他头昏脑涨的声音，它会立显"弹性"，但在戏弄声音的过程中他也会迷失自己。他用"偶像"这个词作例子，他用一种节奏单调的方式不停地重复它，意图去**感受**而不是动脑子去**学习**它的含义；如此往复，他便形成了一套个人独特的对词语的释义，例如，"偶像"的意思是"麦当娜"——毋庸置疑，这是个偶像，但这是一个特定的偶像。

鲁宾说她在阅读词句时先看到碎片再拼合意思。弗鲁戈内描述说他曾经很喜欢摆弄字母和词语的形状，但注意力并不在这些形状的意思上。一个特定的词就是"一块墨渍里的图案"；观察它们的形状比知道这个词叫"*letta*"，或按这个顺序排列的一连串字母有个特殊含义更为重要。

如果被测试的人把注意力集中在与测试无关的要素上——那些由测试环境（像任何背景环境一样）带来的多种多样的感知体验，那么，可以想见这个人在正式测试中会遇到的困难，以及可能由此而产生的种种误解。鲁宾指出当她被测试时，她可能同时还会去注意测试之外的几乎每件事。如果她对测试者衣服上的一颗纽扣着迷，非常迫切地想研究一下它呢？又或者她是在听楼里什么地方的管道叮当作响的声音，或是盯着测试房间窗外那棵树上被风吹得沙沙而响的树叶呢？在这些情形下得到的测试低分又意味着什么呢？

与此类似，外人应该如何解读鲁宾站在水池边上观察水龙头里的水哗哗流出的习惯做法？她解释了她对水的着迷，看它如何流淌而下，它的速度，它可能闪烁着的点点光芒，还有它的优雅——一个观察者也许凭直觉无法获得的感知体验。读着她的叙述，我忍不住想到，艺术家们通常就是用与他人不同的方式看待这个世界的；而这通常被视为极具魅力的特质。那么，为什么，对鲁宾的方式就不这样看呢？

穆霍帕德耶说，他将人的声音分类，比方说，男性嗓音、女性嗓音和收音机嗓音；如果理解不同的声音太令人气馁，他会逃到自己的想象中去。他恰如其分地做出这样的注释：每个人都有可能有这种经历。而按他自己的形容，他只是在试图给这些不同声音分类时，被遇到的困惑搅得心绪不宁。弗鲁戈内则高兴地指出，渐渐地，经过他个人不断地打开关掉声音的过程，通过练习将词语和他听到的声音搭配起来，凭借在自己的记忆中处理词汇和意思，他最终形成了一种能力，使他无须为了获悉某词的意思而刻意去检索记忆，也能听懂那个词语。

（二）感知觉系统与社会交往

有若干特邀作者谈到，因为上述种种感知体验，要求他们与他人交往会给他们带来特殊挑战。穆霍帕德耶声称，要是与和书本这类事物打交道比较起来，和人相处可以说是令人"浑身不自在"。书是可预期的，他可以根据自己的规则随心所欲地处理它们；人，则相反，期望而且要求你和他之间产生互动，他们更加变幻莫测。书本要简单得多，它们就是给你用的。所以，在他的自传《超越静默》中，穆霍帕德耶描述说，去学校时，在书架前消磨时间比跟人在一起舒服多了。在学校里和其他男孩子打交道，你要适应交往的时机，还要应对各种声响，不同声音的意思，交织在一起的说话声，以及不熟悉环境里的视觉刺激。所有这一切都比埋头于静止的书本复杂得多。鲁宾解释说，任何一个人，不管有没有孤独症，当你走进一间屋子，面对一屋子陌生人时，你都可能会感到局促不安，身不由己地想要低头看自己的鞋子。与穆霍帕德耶报告的情况相类似，她说自己的这种反应，先关注事物再关注人，很可能是她对一个社会情境最经常性的第一反应。她强调，对于她来说，这是近乎强制性的反应；除非有支持性的辅助，要想做出其他任何反应都太难了。

鲁宾说看着别人的眼睛会很痛苦。穆霍帕德耶也说，直视并试图辨识人的面庞，令他很不舒服。他发现人脸比很多其他东西都更加不可预测。他在自己的脑海中通过各人说话不同的声音以及第一次见面的地点来识别一个人。穆霍帕德耶宁愿盯着件东西看——哪怕是一粒尘埃，或情愿通过倾听去识别，也不愿意看着人的眼睛和人产生关联。他解释说，所以，如果在一个不熟悉的或新的地方听到一个熟悉的声音，他会感到有些迷惑，得有一会儿他才能理清头绪。他用他的语言治疗师举了个例子，她可能会在公交车上跟他打招呼，而不是在平时见到她的治疗室里。他最初的反应是，为什么这个人要跟他打招呼，稍后他才能弄明白和他打招呼的人是他以前在不同地方见过的人。

在相互交谈时，一个人可能会打断另一个人；在相互交谈时，每个人都希望能产生与对方所说的话多少能联系得上的想法；而实际上，在做出反应的同时也希望能引导谈话。所以，穆霍帕德耶说他发现"单向交流比双向对话"要好。这一点也不令人感到惊讶，因为这样更容易让他表达出想法，更容易驾驭。同时，选择单向交流模式，而非对话方式，并不代表他背离了社交世界。写作可以创造出一种延迟的对话形式，读者给出"回馈"，思考作者的内容和风格；而穆霍帕德耶解释说，写作带来的反响继而激励他不断改进他的言词。

（三）联结大脑和身体

穆霍帕德耶说，小的时候他对自己的身体没什么感觉。他描述了感觉身体的困难，声称，当他把自己裹在喜欢的被单里，当他爬楼梯感受到重力的牵引，当他搭乘自动扶梯或乘车感受到所有那些震动，还有当他前后晃动身体，或像风扇那样一圈圈转动身体时，他似乎可以开始对自己的身体及其所在的位置有所感觉。他解释说，有时他会对身体的某一部分更有意识。比如说，对他的腿，比对另一部分，他的胳膊更有感觉。尽管他理解身体部位的含义，他也未见得能根据指令演示他知道。他回忆有回去游泳池，感觉在水里的腿跟水面以上的身体部位是不同的，水中的和空气中的部位是截然分离的。在此种状态下，他发现自己不确定立足点在哪儿，是"失去平衡"的感觉。他妈妈告诉我，当他躺在垫子上时，躯体意识会好些。这令人想起格兰丁的描述，她爬进自制的拥抱机后，在身体上施加轻微的压力，就会产生一种类似蚕茧的效应，让她能在空间感觉到自己的身体，这样她便能得到放松（Grandin, Scariano, 1986）。弗鲁戈内解释说他能够看到别人的动作，但却很难找到他自己身体部位的位置，并以相似的步骤移动它们；他无法就那么"自然而然"地模仿他人。如果你想在空间定位自己的身体和身体部位，以便能"激活"它们，而且，如果你需要想一下做这一步之前要先做哪一步，或是你的脚站在哪儿了，或是你是否保持着平衡，要想再去注意身边发生的其他事就可能会变得相当困难。

若是去除了对身体的感觉，几乎任何涉及身体的肢体动作，特别是那些哪怕只需要少许运动计划的动作，都变得几乎是不可能实现的。有很多方式可以模拟这种躯体意识缺失的情况。在四肢开始冻僵的时候它就可能发生。当一个人久卧床榻，要试图起来行走时，也可能会出现这种情况。这时候平衡感和深度知觉可能都已丧失，想要知道腿在哪儿也许就会很难。也可以试试用这些方法来模拟躯体意识障碍：（1）手臂向前伸直，交叉双臂，掌心相向，十指相扣，然后向内翻转紧扣的双手，举在胸前——以这个姿势，有可能很难按指令去定位特定的手指。（2）呈坐姿，双脚置于地上，左脚逆时针画标准圆，同时尝试在纸上写自己的名字或一句话。这种情况下，要么是书写，要么是腿的动作就会感到受阻。因为同时定位和有效控制这两个动作在能力上达不到。我并不想暗示这些活动实际上是在模拟孤独症的某一个方面，只是想说明，对身体位置的感觉是可以改变的。

有几位特邀作者描述说，有这样一副常常脱离他们的躯体，会令他们感觉深陷困境。他们说有时候他们的躯体看上去几乎有它们自己的生命。鲁宾认为之所以很难向没有孤独症体验的人解释什么是孤独症，这个不听话的身体就是难点之一。非孤独症人士可以如此随心所欲（即有意识）地做事、行动，还能随时"关掉"不想要的动作，即那些时而似乎是决意要附着在他或她身上的行为。鲁宾有时会做些她其实并不想做的事情；还有些时候，她又似乎做不了她希望能做到的事情。

弗鲁戈内描述了对事物的理解与付诸行动之间的脱节。在面对一个多步骤任务时，他或许能构想出所涉及的单独每一步，以及发生的顺序，但然后，即便是在重温这些步骤之后，他也常常不能开始着手进行第一步，不管那一步有可能会是多么简单。好像是因为对多项步骤的仔细斟酌，使得第一步不仅仅是一步了，因而变得不可实施。他还记得小时候做学生时的情形，要按老师的指令把积木放进一个盒子里他会感到很困难；他的迟钝、不活跃使得他看上去像个"懒虫"。但他所面临的并不是态度一类的问题，甚至也不是理解的问题。相反地，即便他知道让他干什么，即便他也看到别人做了完全相同的一套动作，即便他在自己脑海里有需要执行的各步骤的图像，他可能仍旧不能发起或贯彻完成一系列的动作。

如果需要完成的任务可以尽可能地保持简单化，哪怕是简化成单一的一个动作（比如，用手指牙刷，指炉子，指字母 Z），它们就不太容易引发焦虑。但大多数的游戏都高度复杂，都需要多重步骤，而且要求动作具有时间性（比如，接住一个腾空而过的球）。另外，在游戏中，每个游戏参与者经常必须对另一个参与者的一系列动作做出反应，而这些在目的性上时常很难预知。这样的复杂性可以制造焦虑，也会使需要做出反应的人呆滞不动。因此，穆霍帕德耶建议体育锻炼可能比大多数的游戏更可行（类似的分析参见 Shore, 2003）。在体育运动中，动作的运行范围以及对把握时机的要求都减少了。

看上去简单的活动——至少在所谓正常人眼里可能被看成是简单的活动，比如，系鞋带，布置饭桌，穿衣服，脱掉大衣把它挂起来，对弗鲁戈内、鲁宾和其他人来说，都可能是异常困难的，是弗鲁戈内所形容的"日常生活中沉重的大山"。他的形象化的描绘颇有意思，揭示了他对一个讽刺的理解，即对于其他人来说稀松平常的任务会被拿来作为衡量他的标杆。使情况更糟的是，因为不能成功完成一项特定的操作任务，甚至是不能开始执行，他会陷入刻板行为，比如在眼前晃动双手或轻弹手指。正是日常活动的执行困难与敏捷思维能力的明显证据之间表面上的矛盾，使得一个外界观察者感到困惑。弗鲁戈内说，一想到要伸手去触摸什么东西的动作，他就会立刻变得僵硬，就好像关于这个行动的想法致使他变成了一尊雕像。在智力上，甚至在实践上，这个动作都是可行的，但一旦尝试着去做，他就可能僵住或开始顾左右而言他。鲁宾解释了她如何也很有可能学会穿珠子或做其他类似的事，但完成这些令她感到望而却步的操作活动需要大量的练习。

在完成一项貌似简单的任务时，诸如和别人打招呼，鲁宾也经常需要从朋友或私人陪护那里得到辅助，例如，手放在她背上，再加一个口头提示（好比，"跟某某说你好"）。这一行为，即便她已进行过成百上千次了，仍然不能轻松自然地做出来。她说她仍需帮助来集中注意力和启始这个行为。布莱克曼描述了类似的现象：在某些场合，如果特别地放松，她可能会说你好，会叫人名字，但大多数时候，她需要别人提醒才能专注于打招呼这件事。和其他做起来有困难的事一样，不能主动打招呼的问题不在于理解而在于执行。鲁宾告诫说，对于她自己和许多（不是所有的）被划归为孤独症的人来说，最好不要指望他们主动发起互动交往 ① ；她说只有当她觉得非常必要时，才会主动跟别人交流，但也不得不很努力去做才行。即便如此，她的行为能力可能也会时时不同。

　　不同的环境带来的感知信号的变化也可能会影响一个人的执行能力。例如，布莱克曼说有些环境不可预知，可能会发出使她不太容易让自己适应的声音。她举例说，超市和许多街道就是这样的场合。背景越繁忙，嗡嗡的噪声就越多——例如从电风扇或强制热风供暖和制冷系统中发出的——她自己的行为也就越发混乱。在这样的情形下，她绝对需要一个个人助理，能像伙伴一样帮她应付任何必需的行动。

　　穆霍帕德耶解释说，这类困难与他对自己躯体的感知觉有限相关。他说，对每一项新的活动，他都需要有人碰触他的身体；如果不能获得对自己躯体的感觉，他就不能行动。他能完全理解一个行为的意思，比如，扔球是要他干什么，甚至怎么扔他都懂，但除非他对自己的身体有意识，否则他就不能付诸实际。即便是像用勺子舀起食物送到嘴里这类看上去很简单的事，他也需要刻意地去学。他发现他需要帮助，而且，加以练习，他可以最终自己完成一件事。正像鲁宾阐释的那样，别人认为很简单的行为动作，对她来说就不见得那么简单。当被要求从几个选项中指出正确答案时，她知道哪个答案是对的，她可能会在意识上让她的身体去指，但身体可能会干其他的事。伯克描述了另一

_____

① 原注：毋庸置疑，孤独症的概念包括了一系列的因素。其他带有孤独症标签的人不一定会经历这类序列动作障碍。

个版本的类似情形，早餐时即便他知道自己想要的是薄煎饼，也总是去选麦片，就像这是个自动的反应。

在公共场所行走出现问题时，布莱克曼偶尔采用的解决办法是盯住另外一个人的行动方式，以给自己作提示。然后就干脆直接跟着他们或按照他们走路的节拍一起走，这样就省得她自己还得特地组织安排怎么个走法。按照他人行动步骤所带来的提示，她实际上都有可能操纵自动驾驶仪。但如她所述，接下来的问题是，如果她盯着的那个人朝另一个方向走了，或因为什么原因停了下来，布莱克曼就可能发现自己会不知所措，会"惊恐万状"以致想大声尖叫，想咬自己的手掌根。

阿特菲尔德没有经历过这些运动困难。更确切地说，他把有可能遇到的任何困难都归结为运动失调性脑瘫。他描述了一个有困难的情境：他想在一个繁忙的商店里买几张明信片，他站在店的边沿，选好卡片，但接下来注意到店里很拥挤，只得说服妈妈挤进店里去付款。对于他来说，试图到达收银员那里需要左躲右闪、推挤冲撞，最后很有可能落得个"拧巴得没了形"的下场。他将此情形描述为很像一场隐密的军事行动，一件他认识到不能掉以轻心的事。这项任务需要良好的平衡和灵活性。然而，假以时日，他也能做到。刚开始读到这则趣闻，还有他所描述的身体活动能力的情况时，我本想将之理解为是运动功能紊乱的表现，与鲁宾、穆霍帕德耶和弗鲁戈内所解释过的现象相类似。但阿特菲尔德认为，他没有躯体意识或躯体控制方面的困难。这是一个很好的提示，对这些表现，外界观察者可能趋向于强加现成的诊断叙述，但你不可能知道另外一个人是如何体验一个事件的，除非他或她解释给你听。

三、实践策略与干预启示

在布莱克曼注意并模仿他人行走节奏的例子中，或在穆霍帕德耶有关练习的价值以及分步游戏的有用之处的反思中，我们可以看到对于干预人员的提示。在这一节，我想尝试列出部分相关策略。这些主题并不想暗示干预人员在自己的实践中确切地应当做什么，但却提供了一个背景，也许可以使大家从中得到对工作有益的新想法。

（一）遁入想象：初始策略

带有孤独症标签的人的一个普遍形象是喜欢独处一隅，与世隔绝，对现实世界**毫无兴趣**。这本书的自述部分看上去既支持又否定了这一描绘。有一部分作者**的确**阐述说他们常独自孤单一人，甚至迷失在个人的幻想之中。但对他们来说，追寻想象并非体现了他们对周围事物的漠不关心；相反，他们将之视为应对策略，用来应付那些最初看上去令人绝望的无法承受的外界信息。从这个意义上说，沉浸于自我想象之中看上去完全合理也极为平常，而对另外一部分作者来说，这可能是逃避拒绝的避难所。因而，独自一人相处从来就不是作为孤独症的本质呈现出来的；当然，也不是带标签的人永久或单一的状态。如果要说它到底是什么的话，它是当一个人思索如何参与到更广泛的社会环境中去时，一个坚持的策略。

弗鲁戈内描述说自己是个在天马行空的奇思妙想中找到安全感的人。用他自己的话说，他是一个"任由想象恣意驰骋"的人。他赋予自己特殊的力量，比如他会幻想，仅凭意志力，他就能让地上放着的一摞书自动升腾而起。穆霍帕德耶在他的"镜中旅行"中也发现了类似的逃避效果。鉴于现实世界有时太过复杂难以驾驭，他的秘密的镜中静默世界是他可以编织"自己小故事"的地方。这是一种逃避，逃避由各种声音或无线电造成的混乱，逃避周围对他的各种期待和为他操心的谈话。弗鲁戈内说他的确在自己的幻想中感觉到了"安全"；像是找到了抵御外部世界混乱的避难所。他略带嘲讽地将这种无秩序比作现实世界的潘多拉盒子，在那儿可以检验一个人是否真是一个人，是否能在不确定的境况下生存。他甚至将自己想象成"无所不能的"——只有当他妈妈"戳穿"他，问他一些关于他的假设能力的"吹毛求疵的问题"时，他才会恍然发现他的幻想当真是"赤裸裸"的幻想。然而，无疑地，幻想不仅仅是避难所，它们也成了应对混乱和不安的策略，一种在世间存在的方式。穆霍帕德耶描述在火车上一个想象的绅士令他安心；他最终被真人所替代。像弗鲁戈内不得不面对妈妈吹毛求疵的问题一样，穆霍帕德耶也决心用逻辑帮自己开始成长而不再"抓住梦幻不放"。相似地，弗鲁戈内在自己的头脑中玩图片，以他自己发明的方式，取得了一种"自我内心里学习"的效果。他还想象什么样的教学方法让他能学会做些实用的事情，比如，接球或扔球。他沮丧地将自己有关现实的想象称为"荒谬"的，因为它们通常都没什么用。但同时，这些努力确实反映了想象是如何成为一种对现实世界的反应方式，甚至是与之相连接的一种形式的——它当然不是一种漠不关心的象征。

这几位特邀作者真应该写下他们丰富的想象，结果会颇具讽刺意味，因为当前关于孤独症普遍流行的定义谈到的都是"缺乏与其发育水平相称的，多变的，自发的假想游戏……"（American Psychiatric Association, 2000, p.75）。特邀作者在他们的生活中创造的想象世界往往并不为外部观察者所见，但它们仍然是存在的，而且是丰富的。只有当作者们写到它们，谈到它们时，它们才能为世人所知。

（二）有效策略之自觉反思

寻找使自己行为成功的策略——无论是像布莱克曼所描述的从他人的行走方式中获得提示，以使自己也能走起来，还是像鲁宾所做的看带字幕的电视节目——可能多少都是无意识的。人们会去寻找并依赖有帮助的事物。有意识地这么做需要进行精心的自我监控和反省。

如果我问自己，我是怎么移动自己的手去拿起一个杯子的，我怀疑我不会马上就明白为什么。我可能会想，"我就这么做了啊"或者"这是自动的，我根本用不着想"。简而言之，每个人都能进行自评，但无论是对评定者自己还是其他想要自助的人，并非所有的自我评定都是有启发性的。

有些行为动作可能会被证实具有永久性的障碍，持续性的实践措施也仍无法使人获得独立执行的能力。鲁宾说她需要身边的工作人员提醒，告诉她不是每辆开过的凌志都是她妈妈那辆车。她在理智上是明白的，但不知怎么回事，每当一辆凌志开过，她还是会喊出妈妈丽塔的名字。她很想控制住这些突如其来的发作，但还没能做到。布莱克曼说她想把书翻到某一页时需要人帮忙。如果她得在图书馆的一摞摞书中找她想要的那本，会令她感到很"恐惧"。穆霍帕德耶描述了他妈妈如何坐在他身旁把球递给他，他再递回去的情形。等她挪得稍远些，尽管他知道这时候期望他做的是把球扔过去，但他做不到，他会站起来拿着球走到妈妈现在所在的位置。他妈妈的办法可能对别人有用，但那时候对他没用。到目前为止，这些例子都证明是令几位特邀撰稿人感到难以捉摸的行为表现类型。我列举在此是想强调有些行为动作可能非常难学；或者，为公平起见，也为了不要让学生去承担开辟每一个成功新途径的责任，我们得承认，教育者尚未找到学习所有技能的有效措施。

有一种鲁宾想要控制的行为是可能给人身和健康带来危害的行为。她描述说，自己很容易被环境中的某些因素影响，引发撞头行为的发作。这有可能是因为看见一辆车或看见繁忙的交通，但她的反应是在车窗上猛烈撞击自己的头。她说她不能控制脑袋里出现的眩晕的感觉。她的生活助理和家庭成员有时能凭直觉知道是什么导致了她的发作，但更多时候他们也不明就里。她解释说，最好的应急措施就是把她带离当时的情境，以防止她伤害到自己。这种情况的一个非危险性情形是当她陷入言语仿说，不停地重复别人的话时，要制止她的重复，需要有人告诉她，她在重复说话，或直截了当地跟她说"别说了"。

穆霍帕德耶解释说他的躯体意识的缺失，他对自己身体感觉能力的缺乏，也许可以部分解释他在从事不同活动时所遇到的困难。为了克服身体上的笨拙或不活动性，他需要感觉到自己的身体和身体部位。他说身体碰触总是很有帮助的，特别是在执行新任务时。他可能需要别人触摸他的肩膀以使他感知到自己的肩膀，接下来他才可以知道肩膀的位置并能活动它，比如，给自己打肥皂或拿起勺子来吃东西。他说，是否需要碰触取决于在特定的那一天他对自己的身体及其部位的意识状况。需要重申的是，那些要求多步骤和身体各部位协调合作才能完成的任务会更加困难些，因而需要更长时间的实践；学骑三轮车就是这种情况。学系鞋带时，他需要有人握住他的手，还需要不断重复练习。身体触摸甚至有助于他的语言。他妈妈会推着他的背让他能够"猛然吸气呼气"，并发出声音来。

（三）示范并记录行为

示范是另一个有用的策略。穆霍帕德耶的妈妈会把东西摆出来让他逐一指认。开始，她会把东西放在近处，之后再挪到远处。加以练习，他便发展出了可靠稳定的指认能力。

另外一个获得成功行为表现的办法不过就是把所需步骤想一遍。所以，理查德·阿特菲尔德在参加他的颁奖晚会时，事先在脑子里把各个场景都过了一遍。之后，当他的名字被叫到时，他妈妈为帮他在一旁轻轻推了他一把，但他已经在心里把整个过程预演了一遍：从位子上站起来，走向台阶，拾级而上，抓牢奖品，和大人物握个手，让人家给他拍个照，走回到台阶，再走回自己的座位，最后坐回到位子上。一切进行得相当顺利，除了在一级台阶上绊了一下，还有，摄影师的闪光灯出了些问题。回想起理查德这段幽默自嘲的陈述，我不得不承认，换了我身处同样境况，恐怕也会这么做，在心里设想好各种情节：听见叫到我名字了，走上台阶，接受奖品，发表几句感言，等等。

弗鲁戈内的情况似乎不太一样。他在准备要做的事时会在脑子里放电影，以便获得熟悉的感觉。一般来说，他觉得这些电影能使他准备好行动，而渐渐地，他了解到现实如何经常需要变化而与他想象的样子不同，他也能忍受了。最终，他发现自己越来越不需要这样的视觉准备，除非当预期的情况引起焦虑时，比如要和女生见面。可谁在这样的时候心里没犯过嘀咕呢？

（四）加强外部世界的可预期性

日常常规恐怕是使无序混乱的世界变得井然有序的最显而易见的途径——对每个人来说都是如此。苏·鲁宾说她的生活中"绝对"需要常规。作为一名成年人，她在生活助理的帮助下，在自己的家生活得越久，她说她执着于日常规则的需求就越小；她现在的常规比几年前松多了。主要是，她发现如果对过日子所必需的一些常规中的偏差有所准备，生活就更容易应对。同时，她认为她的助理人员劳苦功高，他们总是提醒她要学会耐心对待日常规则中预期不到的变化。所以，常规可能的确会很有用，但鲁宾也发现，学会将它们视为伴随生活的松散框架而不是每天严格固定的模式也颇为有益。

（五）对预期行为的智力演练

穆霍帕德耶的妈妈会跟他谈论他要从事的活动，希望通过这样的谈论，他就能更好地主动发起并完成这些行动。她说那是她的梦想，比如说他能够谈论拿起一只杯子，接着还真就能这么去做。最终，她希望他也许能跟自己说，他能控制自己的行为，比如，他会让自己保持平静，然后真的照做。与此相似，将试图要履行的行为写下来，或想象出它们真实的画面，证实能使人保持平静和专注。弗鲁戈内也描述了在某种程度上与此类似的现象。他说知道某件事情的内在逻辑，比如，为什么一个人需要出去，需要进城，再这么做时就容易些。不讨论一个行动或一系列行动的理由，他就不太想要让人牵着手去做事。

诚然，家门之外平常世界里每一天的生活需要更为自发的无计划性的行动，无可预知的事物可能在此会成为主导。如前所述，太多的选择也许会让人陷入困境。一个和你谈论眼前发生了什么情况的熟悉的声音可能会有帮助。为你重复他人说的话能帮助注意力的转移，描述事件的图片也能起到相同的作用。穆霍帕德耶提到他在认人，甚至是认熟人时遇到的困难，比如，他的语言治疗师。如果不是在通常和他们见面的环境中，他就很难理解他们在跟他说什么；在他们期待他对问候做出反应时，他还在努力回想他们到底是谁，还在对眼前的情况感到困惑不解。妈妈的一个迅速提醒能解决这一困难。当遇到一个生人，他的声音听起来完全不同以往时，他妈妈会重复那人说了什么，这样就给穆霍帕德耶一些时间来适应这个声音。等他开始熟悉这个声音后，妈妈就可以逐渐减少提供的帮助。这一重复策略与罗杰斯派治疗师（Rogerian therapist）重放病人所说的话相类似。这么做的另一个好处是，还能给人更多时间思考交谈中正在谈论的各种想法。

（六）日积月累见成效

持续不断地扩展经验范围，这是适应不可预知的世界的另一方法。穆霍帕德耶将此过程称为：获得应对外部世界基本能力的"主要挣扎"。这些能力或许包括容忍各色食物，勇于面对拥挤的公共场所，比如搭乘公共汽车。还有，愿意试穿新衣服。他建议以可衡量的尺度一点点去尝试。通过一遍又一遍地实践和练习，假以时日，他就变得

"对市场的拥挤不再过敏"。在此需要重申的是，任何一个人在遇到新的，不熟悉的以及复杂的事物时都会有这样的经历。

设想一下此类学习发生时的情形，就更容易理解它的渐进方式。这跟斯泰茜在《恋窗男孩》(*The Boy Who Loved Windows*, Stacy, 2003)里描述的情况类似，也很像以单通道方式来满足不能同时兼顾双重感知觉刺激的需要——要么注意视觉，要么注意听觉，一心无法二用。举例来说，弗鲁戈内让他妈妈录下鸟、水、门铃以及环境中其他事物的声音，以便他能在打字机上打出它们的名称。他继而进步到可以译解口头词语的意思。他发现如果能先读到口头语言的文字内容，他便能更好地理解它们。于是他开始练习这样做，并随后逐渐掌握了理解口语语言的能力。和其他任何一位读者一样，如今当他遇到一个不熟悉的词时，他会通过研究它的词根，考察它与上下文中其他词语的关系来破解它的含义。

穆霍帕德耶的妈妈从积木和拼图开始教他学习，心中铭记专家"让他保持忙碌"的建议。之后，她让他抄写字母和数字，再逐渐让他回答特殊问题。她会大声读出他的答案，向自己和任何听得见的人背诵出来。学习，以及学习的方式因此变成了习惯。穆霍帕德耶认为，这样的习惯变成了他生活的一个基本组成部分，一种指引。

（七）扩展沉迷事物

习惯的另一面是强迫性思维和行为或刻板规则的制定。有几位特邀作者提到了将规则用作应对不可预知性的策略。然而，如同弗鲁戈内所指出的，规则也可能成为陷阱；使人形成对现实世界不确定性的逃避。穆霍帕德耶称此逃避主义为毁灭性的灾难，鲁宾则将它称为对孤独症的"屈服"，也可以说是暂时离开"疯狂世界"的一种放松。在大多数情况下，他们需要老师或其他人的帮助以脱离沉迷和强迫性的状态，从而能扩展兴趣范围。穆霍帕德耶说小时候他对图案的理解力要超过对大的实景的理解。当他妈妈发现他用火柴棍摆弄各种图案时，她立刻意识到这一想象游戏是表明他正在学习的迹象，于是他和妈妈开始了数字的学习。对他来说，数字看上去就像他的那些图案。他妈妈使学习项目都显得能看得见摸得着；她告诉他他有名字，累加事物也有名字，一、二，等等。接下来她利用日历教他学会了加减法。

（八）探寻力所能及的游戏

对于一个有运动功能差异的人来说，很多游戏和活动可能都会显得比较困难。踢球时，如果一个人必须去想他（或她）的脚在哪儿，然后想球在哪儿，再想怎么操纵自己的腿，还要想球得往哪个方向走，这人怎么可能把球踢给同伴呢？这人一边揣摩着这些动作，一边还得考虑着怎么开始，而一切都可能令人感觉应接不暇。这时候，别的什么人可能已经把球踢走了。当穆霍帕德耶的妈妈把别的孩子请到家里来玩时，他发现自己并不知道该怎么玩。他不能在想好自己动作的同时还能跟得上其他孩子的动作，或搞清楚他们为什么会那么做，又或者闹明白他们之间的说说笑笑是怎么回事。有那么多可选的动作，他怎么知道哪个时候该做哪个？因而，相较于集体体育活动，步行、举重和其他方式的锻炼可能更受有运动差异的人青睐也就不足为怪了。

（九）严格而又观察敏锐的教师

阿尔贝托·弗鲁戈内认为是他妈妈帮他找到了生活的"平衡"。用他的话来说，她能够"给迟钝的儿子提供些逻辑"。她不怕当面指出他的那些幻想，而在他的成长岁月里，她又永远都在寻找有可能可以使他与他人交流并参与日常生活的途径。他赞叹妈妈那么不厌其烦地为他描述要做的动作的每一步，感叹她坚持不懈地要他一遍又一遍地练习这些步骤。藉此，他学会了吃饭、走路，还有独立打字。有些事对他来说还是太难，她就会帮他一下。比如，在餐桌上，吃晚饭时，她或她先生会帮阿尔贝托切肉。关于他教育方面的可行性措施，她希望他也能发表些意见，因为现在他能够与人交流了。她会和他谈心，讨论他的想法。我在第一章描述的情形很显然就是这样一个例子。当时他们两人讨论的是，如果妈妈出去了，阿尔贝托一个人在家遇到紧急情况时能赖以获得帮助的办法。

本书中的每一位作者，都与妈妈、其他家庭成员或看护者有着类似这样的关系。所有的特邀作者都指出，这些人在引导他们达到一定程度的独立以及实现自我管理上起到了至关重要的作用。他们也都打趣地说，陪护人员和老师多少就像是披荆斩棘的镰刀或是最值得信赖的同盟者。布莱克曼偶尔管她妈妈叫"那个老巫婆"，她指的其实是她的生活状态。在布莱克曼的心里，妈妈"长期遭受着折磨"。布莱克曼将她与妈妈的关系描绘为成人与成人之间的合作关系，而不是成人与孩子式的关系。布莱克曼持续不断地受到妈妈的鼓励，写下了她是如何体验这个世界的；她解释说，这个过程帮她看清自己与世界的关系，也更好地理解自己是如何学习的。

理查德·阿特菲尔德小时候被纳入普通学校上学，他认为妈妈早期为此所做的种种努力颇为英勇。他将妈妈称为自己的"同案犯"（私下交谈）。她把他送进了一所主流幼儿园，并找了一位运动治疗师教他们如何应对他的共济失调症，如何帮他学习走路，练习平衡，掌握协调能力，以及"全方位的运动技能"——除了孤独症的诊断外，他还被诊断为脑瘫。她每天都会协助他做运动练习。这些年来，她还是他的细心的观察者，例如，密切注意食物可能对他的健康产生的影响。另外，阿特菲尔德的妈妈想方设法为他创设交流方法，最开始用塑料字母，然后用一个儿童玩具，之后用可以供他打字的沟通装置。在我观察他大声朗读自己所写的散文时，有几次他卡在了多音节字词上，她便念出第一个音节来提醒他——这不难理解，因为他告诉我，"这些词我都能在脑子里清楚地发音"。

对特邀作者们来说，日常生活的参与中有一部分是需要父母或陪护人员帮助实现的。鲁宾解释说她很喜欢帮着料理草坪，也爱在厨房帮忙，但在使用尖利物品或器具时需要有人帮忙。她说，有很多日常活动她都需要家里的工作人员不断地提醒她。但显然，这与事事有人代劳完全不同。我经常觉得这事有点儿讽刺意味。鲁宾面试和雇用她自己的陪护人员，这些人职责中很重要的一部分就是提示引导她去从事日常活动，并帮助她执行那些她说她希望能够执行的行为，而她也会保留，甚至有时也会行使她开除员工的权力。我猜想陪护人员和一个执行助理所处的职位没什么不同。她们接受面试被雇为助理；一旦上岗，执行助理要做的事就是时常提醒、敦促老板，在老板跟前不停地絮叨。拿鲁宾来说，她的私人助手要提醒她去做大家商定好的日常事务（也就是，她告诉他们帮助她启始一些行为，或相反，让她不要陷入一些强迫性的行为）。

有人问穆霍帕德耶他是怎么被教出来的，他给了这样一个答案："一位非常严格的老师"。他说他妈妈会和他讨价还价，让他把铅笔握正确了，不然大家就都别吃午饭；把他绑在椅子上，直到他完成一章。如果说这样的方式很决绝，我却很确定他妈妈的方式充满了爱。当穆霍帕德耶在我们正在进行的谈话当中说"吃，吃，吃"时，他妈妈提醒他说"一点钟再吃"。如前所述，在我们交谈时，他可能会起身走到公寓外面，站到旁边屋顶的露台上，他妈妈会在后面追着喊"蒂托，蒂托，回来把它做完"。她会给他几分钟在附近溜达溜达，让他找找有可能令他着迷的东西，然后再叫他回来。为了让儿子完成一点任务，她会许诺下午去逛公园或奖励他个蛋筒冰激凌。这和很多父母的做法一样，我自己也不例外。

作为儿子的老师，她的一个主要策略是不断想办法让他参与进来。开始是积木，然后是彩色的小碗、拼图和数字，穆霍帕德耶一点点学起来，迅速变换着主题。他会提议学些什么课题。我去拜访他们时，他刚读完乔叟的著作，正准备接下来读一本英国文学选集；他那时十二岁。他妈妈对我解释说，因为缺乏成套的课程，她允许他放开了去追求符合他"奇思异想"的内容。

在每一位特邀作者的学习过程中，另外一个至关重要的环节是老师或家长细致入微的观察。布莱克曼的妈妈认识到当露茜说"Ho"来代表"Hot"（热）时，那是她描述洗澡水已经变凉了的一种方式。穆霍帕德耶的妈妈注意到儿子小时候能记住歌词，并显示出了注意倾听的迹象。他说他在英语学习上第一次质的飞跃就是听妈妈背诵诗歌。他妈妈做了很多家长都经常会去做的事：只要她看到他在注意听歌词，她就会一边跟他玩一边唱这首歌，而且故意把歌词唱错，好让他来纠正她。弗鲁戈内记得妈妈给他念带插图的童话故事。他那时六岁，会一心一意地去研究呈现在眼前的人物或情节之间的种种关系，尽管他没法告诉妈妈这些内在的智力活动。

（十）拒绝笨拙与能力之间的关联

这几位特邀撰稿人发现，在他们的成长岁月里，人们一直用他们能做什么不能做什么，以及他们与人们期望值的差距来评价他们。行为表现强行取代了智力水平。波格丹和泰勒写过一篇关于贴标签的经典文章，借用此文章的标题来说就是，那些被贴上标签的人一直"被人评判，而非自我主宰"（Bogdan, Taylor, 1976）。蒂托·穆霍帕德耶写道："你知道，你的聪慧或愚蠢都会藉由你的行为来衡量。可你总是会显得那么笨拙。别人说，'快点，我等着呢'，意思是，'你真是个笨蛋'。"

当然，被当成局外人的感觉不好受。穆霍帕德耶描述他屡次三番被各种学校拒之门外，连个参与的机会都没给过他，用他的话来说，那是种"刺痛"的感觉。"是的，我受到了伤害"，他写道。有些情形，令他回想起来时不免要对人品头论足。有一天在公园里，女孩子们对着他咯咯笑着，嬉闹着，让他觉得她们有些"幸灾乐祸"。他用一种嘲弄的口吻对我说，对别人来说，残疾人就是拿来取乐的，人们可能就想看看他们会有何表现，看看他们会有多么无能为力。弗鲁戈内说在他成长过程中有段时间曾想过，他宁愿放弃按世人的标准去表现的努力，也不愿去感受世俗"强大而令人无法接受的沉默"。话虽如此，但弗鲁戈内并没有退却。

为了防止像个笨重的废品一样被扔掉——穆霍帕德耶称自己为"聪明的废物"，特邀作者纷纷证明将理解力与动作行为等同起来是错误的。这对世人很具有启发性。按蒂托·穆霍帕德耶的说法，"迟钝"是个令人厌恶的标签。如果他的或另一个人的大脑无法调动自己的身体按所期望的那样去表现，这并不能证明他无力思考。带着鄙视，他指责那些将不能"听从基本指令"等同于不能理解这些指令的人。人们总是要根据运动的灵活程度，或是否能按特定方式说话，来判断有运动和沟通障碍的孩子的思维能力。按阿特菲尔德的理解，问题就在这里，这样的判定是很不公平很麻木不仁的。不能"说出所思所想"与没有任何想法不是一回事，然而，这类的武断恰恰是一位实习医生给阿特菲尔德留下的印象。这位医生既不直接跟他说话，也没有对他的想法表示出任何兴趣。

鲁宾知道人们通常很难将她的外表与她的智力对应起来。她可能**看上去**很冷淡漠然，**看上去**抽离于现实，然而，与此同时，她大学的成绩一直保持在平均分3.67分。她解释说她明白，按社会约定俗成的规则，她不能，至少不应该，一走进一个挤满人的房间就即刻沉浸在一件吸引她注意力的物件上，或开始在屋子里跑来跑去；她必须努力和在场的人互动——这是她能向大家证明她很聪明的一种方式。如果她选择不和周围的人打交道而是去沉迷于一件东西，她的"不规范的行为"会使人们得出"糟糕的假设"，认为她智力低下或根本没有智力。鲁宾发现具有讽刺意味的是，纵然有各式各样观察智力的方法，通常被选来应用于她的方法总是在显示她的能力时"最为无效"。那么，需要人们做的恐怕就是去观察能力的模式或细节，以及个体其他的才能。她说，这样的话，倒要看看那些经常盯着她或其他孤独症人看的人还能有什么理由再自以为是。

四、结语

说来奇怪，特邀作者中无人提及行为矫正是自己得以发展的关键，他们描述的都是一个更加开放的过程。当然，每个人都经常提到练习很重要，是成功的一个关键。他们每个人身后都有一位家长坚信，最重要的是他们的孩子应该拥有一名儿童成长的所有经验，包括家庭生活的全面参与，也包括与同龄人一起参与学校生活。他们的父母寻求平等的机会。作者中有几位，包括弗鲁戈内、穆霍帕德耶、鲁宾和布莱克曼都有父母和老师为他们提供提示和手把手示范等形式的帮助，以及其他类似的支持办法。他们每个人能参与到社会生活中的主要因素从来不是行为训练，而一向以来都是融合。

每位作者都谈到，与家长或其他人之间平等互爱的关系使他们得以快速进步，而每一轮进步都与高度的自我反省和自我引导分不开。总而言之，当他们在描述喜爱的老师和父母时，他们似乎在描述古德的主位（emic）关系这一观念。古德（Goode, 1992）对视听障碍人士进行了长期观察，他借用了人类学的研究方法，描述了两种截然相反的理解被观察者的方式。客位的（etic）观点是指以"客观的、分析的或临床的方法去理解文化和人类行为"（1992, p.198）。他指出，临床的观点，通常就是从客位框架出发，倾向于有错认定；也就是说，他们会"明确地以寻找缺陷并通过某种医治、疗法或训练来消灭缺陷为主旨"（p.198）[①]。与之相比，主位观点考察的则是处于某种环境的人

---

① 原注：残障文献经常指出所有的行为都是有沟通功能的。这也许是真的，但一个外界观察者无从知晓一个具体的行为到底要表达的是什么，除非被观察的人能通过某种方式对自己的行为进行解释。因而，对某行为强行施以常人假设是错误的。举例来说，将一个人的走开假定为漠不关心或一个人在他人哭泣时大笑假定为是高兴和麻木不仁，都是错误的。

如何理解他们自身的处境，并借此来关注"原生内部现实"。客位方法产生的是"对行为的描述"，认为"从公认的行为规范中偏离出去的行为没有价值"；而主位框架则"强调异常行为的价值和创造性"（p.198）。作为主位观点的核心要求，观察者必须学会去倾听、去领会，这反过来可能需要变换视角，特别是要对观察者自身的位置有批判性认识。

这本书从一开始就假设：被贴上孤独症标签的人对他们是如何感知世界的有自己主观的见解；而且，他们的这些观点很重要。基于这一乐观的起点，才有可能看到他们的叙述如何补充了，或说相反地，在很大程度上有悖于其他传统研究所得的发现。不约而同，他们的阐述都极大地偏离了现行的临床文献。这与作者们投射出的对残障权利或批判性残障理论的倡导有关。批判性残障研究文献（例如，Thomson, 1997; MacKay, 2003; Michalko, 2001）历来强调，需要对什么是能力与残疾，甚至是"不同"这一概念本身进行重新定义，须将它们视为短暂的、环境所致的，且是社会建构的（socially constructed）产物。这些自传性论述印证了坚持这一做法的必要性。它们的丰富性表明，让其他关于孤独症研究的形式享有特权是很危险的——就因为它们在某种程度上被看作是无可置疑的，是理所应当的权威。这些叙述巨大的说服力和一致性应当警示临床研究人员去质疑每一个涉及孤独症话题的假设。

特邀作者都是带有孤独症标签的人。我们在他们的叙述中读到很多极为具体的事例，了解到他们是如何与这个世界打交道的，这是分享他们的主观认识的另一价值所在。弗鲁戈内从家里走出去进入外部世界，当他对外部世界的不确定性感到不知所措时，他会去抓住妈妈的手。穆霍帕德耶在一本书中能找到安全感，而不是在他和妈妈拜访的学校里参与无法预知的人际交往；他对书本的嗜好，与鲁宾痴迷于某一物品相类似，并非是要拒绝他人，只是他们认为与人打交道极富挑战性。布莱克曼因看到某人而感到兴奋时会把一杯咖啡倒进垃圾桶。这不一定是故意的或不一定特别有效地表达了她欢迎对方的情感，但从布莱克曼的角度说，这就是有意义的，它反映的是她的兴奋。为了保持林内曼所提出的对一个人"思想性"的信念（Linneman, 2001），实践古德所提出的"主位"观点（Goode, 1992），遵守我所提出的"能力假设"原则（Biklen, 1997），观察者的责任因而就是，不要去假想另一个人做某件事的表面意义，而是要去假设背后一定自有其道理，然后尝试着去发现它——最为重要的是，从当事人的角度出发，用心倾听。

参考文献

American Psychiatric Association（2000）. *Diagnostic and statistical manual of mental disorders.* 4th ed. Washington, DC: American Psychiatric Association.

Biklen, D., and Cardinal, D. N.（1997）. Reframing the issue: Presuming competence. In D. Biklen and D. N. Cardinal（eds.）*Contested words, contested science*（pp. 187–198）. New York: Teachers College Press.

Bogdan, R., and Taylor, S.（1976）. The judged not the judges: An insider's view of mental retardation. *American psychologist, 31*, pp. 47–52.

Charlton, J. I.（1998）. *Nothing about us without us.* Berkeley: University of California Press.

Goode, D. A.（1992）. Who is Bobby? Ideology and method in the discovery of a Down syndrome person's competence. In P. M. Ferguson, D. L. Ferguson, and S. J. Taylor（eds.）, *Interpreting disability: A qualitative reader*（pp. 197–212）. New York: Teachers College Press.

Grandin, T., and Scariano, M.（1986）. *Emergence: Labeled autistic.* Novato, CA: Arena.

Linneman, R. D.（2001）. *Idiots: Stories about mindedness and mental retardation.*

New York: Peter Lang.

Linton, S. （1998）. *Claiming disability.* New York: New York University Press.

Mackay, R. （2003）. "Tell them who I was" : The social construction of aphasia. *Disability and society, 16,* pp. 811–826.

Michalko, R. （2001）. Blindness enters the classroom. *Disability and society, 16,* pp. 349–360.

Shore, S. （2003）. *Beyond the wall.* 2nd ed. Shawnee Mission, KS: Autism and Asperger Publishing.

Stacey, P. （2003）. *The boy who loved windows.* Boston: DeCapo Press.

Thomson, R. G. （1997）. *Extraordinary bodies: Figuring physical disability in American culture and literature.* New York: Columbia University Press.

Whale, J. （director）（1933）. *The invisible man.* Motion picture. Hollywood: Universal Studios.

作者简介

道格拉斯·比克伦是雪城大学教育学院的教育文化基础系（Cultural Foundations of Education）和教学与管理系（Teaching and Leadership）的教授，同时指导该学院融合教育专业（Inclusive Education Program）的教学研究工作。他还是雪城大学残障与政策法规研究中心（Center on Disability Studies, Law and Human Policy）的资深教授。比克伦教授著述颇丰，他独自撰写或与他人合著的著作包括：《人人都上文化课》（*Access to Academics for All Students*）和《话语之争，科学之争》（*Contested Words, Contested Science*）。他在HBO制作的《彼得上学去》（*Educating Peter*）一片中担任教育顾问，该片荣获了1992年奥斯卡最佳纪录短片奖。他是CNN于2004年制作的纪录短片《孤独亦是世界》（*Autism Is a World*）的联合制片人。

理查德·阿特菲尔德现居英国。他在那里从事写作，并有文章发表。十五岁时，他参加了"青少年作家大奖赛"，并从三万名参赛者中脱颖而出，赢得了生平第一个写作奖。他后来上了普通大学，并在就读期间荣获写作奖项；此外，学校还给他颁发过个人成就与杰出贡献奖。

拉里·比索内特是一位艺术家。他和姐姐生活在佛蒙特州。他的画作曾在一些艺术展上展出过，也曾出现在纽约、欧洲和他的居住地——佛蒙特州的画廊中。

露茜·布莱克曼生活在澳大利亚的昆士兰。她是一名研究生，还是一名作家。她的出版物中包括一本她的自传《露茜的故事：孤独症历险记》。

杰米·伯克是一名高中生，住在纽约州的雪城。一篇以他为主要研究对象的研究报告发表于 2001 年。他为录像纪录片《峭壁边缘》（*Inside the Edge*）撰写了解说部分，并亲自担任旁白。这部纪实短片讲述了一直通过打字与人沟通的他，终于在青少年时期开口说话的经历。

阿尔贝托·弗鲁戈内与母亲和继父生活在佐阿利，一座位于意大利地中海之滨的小城。从一所全纳性学校的高中毕业后，他通过了意大利高等教育入学资格考试，成为意大利第一位无口语能力的孤独症大学生。

蒂托·拉贾什·穆霍帕德耶出生在印度，他在母亲、一名语言治疗师和其他人的积极干预和大力支持下，学会了说话和写作。十一岁时他写了《超越静默》一书，并成为 BBC 所拍摄的一部纪录片的主角。

苏·鲁宾生长在南加利福尼亚州，现在是一名大学生。在十三岁以前，她一直被诊断为患有孤独症和重度智力障碍，专家们认为她没有基础文化的学习能力。CNN 的纪录频道为她拍摄的自传纪录片《孤独亦是世界》，由她亲自撰写解说词。

译 后 记

　　"带孤独症标签的人"（people with the autism label）或"被划归为孤独症的人"（people classified as autistic）是本书作者对书中的几位特邀撰稿人和其他可能有着类似经历和外部表现的人所使用的称谓，但翻译时为了使句子读起来不至过于拗口，在很多情况下，我还是将这两个短语译成了更为常用的"孤独症人"。这似乎有违作者的本意，因为他并不希望给他人贴标签。在他看来，"每个人都有给自己命名的权力，特别是当一个标签可能携带蔑视性释义时。"（p. 13）在这里，我想要强调一下贴标签的弊害。尽管在孤独症领域，甚至更为广泛的残障领域，我们可能无法避免在这样或那样的情形中对相关人士使用特定的标签，但我们需要了解的是，无论一个人被赋予什么样的标签，标签本身并不能提供每个单独个体的具体信息。例如，他是如何感受外部世界的，具备什么样的能力，又需要何种方式的教育和帮助。事实上，一个标签仅仅有可能回答了"是什么"的问题。通过诊断标签我们只能看到表面的状况，而非深层的情形。要想知道如何有效地对待某一被诊断出的状况，就必须超越标签本身，超越表面症状，去进一步探讨"是谁""如何""何时""哪些"和"为何"等问题。本书的几位特邀作者通过各自的叙述向世人展示了他们多层面的个性特征、鲜明的主观能动性和独特的个人品质，而这些每个人都会拥有的复杂特性往往会被标签本身所掩盖——"孤独症"很容易被视为是带有孤独症标签的人的核心特征和人格特质。我们应切忌用特殊标签抹煞残障个体的社会经验和个体差异。

　　本书的着眼点就是被划归为孤独症的人本人的主观认识——他们对孤独症的体验，对个人经验的反思，以及对自身与外部世界关系的理解和诠释。通过风格各异的文字，我们对几位特邀撰稿人无法用语言表达的内心世界和个人所面临的种种挣扎有了一定的了解。而在现实生活当中，他们可能有着更为丰富的社会经历，是我们从这些简短的自述中没有读到的。我在雪城大学攻读特殊教育学博士学位期间，与本书的三位特邀作者有过几次面对面的接触，因而对他们所表述的内容有更为感性的理解。他们经常应邀参加我校教育学院承办的会议或组织的各种活动，例如，融合教育全国性学术会议、电影讨论会、辅助沟通方法讲座等等。大多数时候他们都是作为嘉宾进行演讲，或是与听众进行互动交流，回答大家提出的问题。

苏·鲁宾走路时一摇一摆，手里总握着两把白色的塑料勺子，口中常重复念叨着一些词语。我们第一次交谈是在一个招待会上，当时我恰好坐在她身边，于是礼貌性地介绍了自己。她起初似乎没有任何反应。她妈妈坐在她的另一侧，温和地提示说，有人在跟她讲话。等了几秒之后，苏碰了妈妈一下，她妈妈便把打字器举到她眼前。她动作缓慢地敲出了一句话，问了一个关于中国的问题。我们之间的交谈很简短，感觉就像两个性格腼腆的人在紧张不安地应对不得不和陌生人攀谈的社交场合。苏曾提到，自己在社交场合中可能需要这样的辅助："别人先把手放在我的后背上引起我的注意，然后给我一个指令要我去做出反应……我需要一定程度的注意力水平和辅助才能按社会所能接受的方式做出反应。"（p. 70）尽管当时我并没有注意到，苏的妈妈是否把手放在了她的后背上，但却清楚记得她是经过妈妈几次敦促之后才开始对我的问候做出回应的。

杰米·伯克可以独立打字与人交流，但速度很慢，所以，多数时候他需要妈妈站在身后用两个手掌轻轻托着他的胳膊肘对他进行辅助。杰米跟同伴聊天时话题很多。有一次，他问另一位孤独症人在学校是否能看到很多漂亮的女孩子。同伴答，"没人理我。"那位妈妈（也是站在儿子身后，把一只手按在他肩膀上进行辅助）打趣地说，"得了吧，你每天都会爱上不同的女孩。"两位妈妈笑作一团，一边站在那里辅助一边相互聊了起来，而坐在前面的两个年轻人也在同时打着字。笑声、低语声、打字声交织在一起，十分热闹。不知在那一刻杰米是否满足了对"交到朋友的渴望"（p. 207）。

令我印象最为深刻的是拉里·比索内特与观众之间进行的一次互动交流。那是一个电影讨论会，放映的是关于拉里本人的一部影片：《我，一名艺术家的经典生活》（*My Classic Life as an Artist*）。影片开始前，我在走廊里见到了拉里。他一个人站在那儿，歪着头盯着正在放新闻的电视屏幕，嘴里发出咿咿呀呀的声音。我过去跟他搭讪，他没有看我，似乎也没有其他反应。影片放映结束后，观众开始对坐在台上的拉里进行提问，大家很快就被他的风趣幽默深深吸引，几百人鸦雀无声地静候拉里一个字母、一个字母地打字回答问题（辅助他的人坐在他身边，将一只手轻轻扶在他的肩头）。大屏幕上，一句完整的话展示出来之后，观众中总是会爆发出一阵笑声。拉里为本书提供的文字最少，但却最难翻译。我对他的每一个标题、每一段评注都进行了反反复复的斟酌，力图在准确清楚地翻译出意思的同时，还能保留他生动形象、诙谐幽默的行文风格。

对于本书中这几位已经发展出独立交流方式、能够传达单用口语无法表达的复杂信息，并向世人展示出自己所具备的思维水平和智力能力的孤独症人来说，作者提出的"能力假设"观点似乎得到了有效验证。当大多数专家认为他们存在重度智力障碍，以致无法从常规的学校教育和正规的文化课学习中受益的时候，他们的父母或身边的人却敏锐地觉察到了他们的"可教育性"，对他们的情感理解能力、思考能力和学习能力都持有乐观、开放的态度，从没有放弃过对发展他们各项能力所进行的种种尝试。

在阅读完本书中自传性叙述之后，你也许能够对带有孤独症标签的人在感知觉、行为、交流、情感、社交、学习等方面表现出的与众不同之处有更进一步的了解和理解。当你面对的个体未能展现出你所期待的能力时，你对他或她潜在能力的信念仍可以推动你为达到某一教育目标做出不懈的努力。

池朝阳

2014 年 11 月